ÉTUDES

DE

PATHOLOGIE CHIRURGICALE

EXOTIQUE

PAR

A. LE ROY DES BARRES

PROFESSEUR A L'ÉCOLE DE MÉDECINE DE HANOÏ

Avec 13 figures dans le texte.

PARIS

ASSELIN ET HOUZEAU

LIBRAIRES DE LA FACULTÉ DE MÉDECINE

PLACE DE L'ÉCOLE-DE-MÉDECINE

1912

ÉTUDES

DE

PATHOLOGIE CHIRURGICALE

EXOTIQUE

ÉTUDES

DE

PATHOLOGIE CHIRURGICALE

EXOTIQUE

PAR

A. LE ROY DES BARRES

PROFESSEUR A L'ÉCOLE DE MÉDECINE DE HANOÏ

Avec 13 figures dans le texte.

PARIS

ASSELIN ET HOUZEAU

LIBRAIRES DE LA FACULTÉ DE MÉDECINE

PLACE DE L'ÉCOLE-DE-MÉDECINE

1912

ÉTUDES

DE

PATHOLOGIE CHIRURGICALE EXOTIQUE

CHAPITRE PREMIER

GÉNÉRALITÉS SUR LA CHIRURGIE DANS LES PAYS CHAUDS

La chirurgie dans les pays chauds. — Salle d'opérations. — Traitement pré-opératoire du parasitisme intestinal, de l'opiomanie, du paludisme, des affections cutanées. — Asepsie et antisepsie. — Stérilisation des objets de pansement. — Conservation des instruments. — Tétanos et injections de quinine. — Paludisme et traumatisme.

La chirurgie dans les pays tropicaux. — Dire que les interventions chirurgicales ne présentent pas plus de gravité dans les pays tropicaux que dans les pays tempérés et sont aussi bien supportées par les Européens que par les indigènes semble être une banalité, et cependant, pendant longtemps, il a été admis que la chirurgie ne pouvait être exercée que d'une manière exceptionnelle dans les pays tropicaux, et que toute intervention y exposait à de grands dangers. A la suite d'interventions d'urgence pratiquées avec succès, les médecins se sont enhardis et ont considérablement agrandi les limites étroites dans lesquelles la chirurgie avait été confinée. Malgré tout, à l'heure actuelle, le public, et, malheureusement aussi, nombre de médecins sont persuadés que les interventions chirurgicales dans les pays chauds, et celles concernant les Européens en particulier, doivent être limitées aux opérations d'urgence, les conditions climatériques étant défavorables à une marche normale des suites opératoires.

Certes il existe dans les pays tropicaux des contre-indications opératoires, comme dans tous les pays d'ailleurs, et celles basées sur l'état général sont de la plus haute importance; c'est ainsi qu'un individu atteint de cachexie palustre, ou qu'un autre anémié profondément par l'ankylostomiase, se trouvent dans des conditions mauvaises pour subir une opération chirurgicale et qu'il est indispensable, à moins d'urgence absolue, de remonter préalablement leur état général avant tout acte opératoire. En ce qui concerne les Européens, le chirurgien devra même, dans certaines circonstances, soit ajourner son intervention jusqu'au moment du retour du malade, qui ira faire un séjour préalable dans un climat tempéré, soit conseiller à celui-ci de se faire opérer dans son pays natal; bien entendu, il ne saurait être question d'une intervention d'urgence, qui devra toujours être pratiquée, quitte à envoyer ensuite l'opéré achever sa convalescence en Europe.

Mais le retard apporté par le chirurgien dans l'intervention ou son refus à intervenir dans le pays ne devront être subordonnés qu'à une seule condition, à savoir : la possibilité d'une amélioration notable de l'état général par un séjour en Europe, sinon, à moins de contre-indication opératoire, le chirurgien devra intervenir.

Il est vrai que renvoyer un malade dans son pays natal est un moyen commode pour le médecin, non rompu à la chirurgie, d'éviter d'avoir à pratiquer une opération et que, d'autre part, c'est une occasion pour le malade d'aller faire un séjour dans la métropole; mais il est nécessaire de réagir contre cette manière de procéder, et les médecins ne devraient plus contribuer à entretenir dans le public européen l'idée que les interventions ne réussissent pas dans les pays chauds.

Cependant, si les opérations dans les pays chauds ne sont pas plus graves que celles pratiquées dans les climats tempérés, il n'en est pas moins indispensable, étant données les conditions dans lesquelles on est appelé à intervenir, de prendre certaines précautions et de tenir compte de certaines circonstances inhérentes à ces régions; c'est sur ces points particuliers qu'il nous a paru nécessaire de nous étendre un peu longuement.

La salle d'opération. — La salle d'opération devra être munie de grillages métalliques, afin d'éviter la venue à la lumière, lorsqu'on opérera le soir, de nombreux insectes qui pourraient venir souiller les objets de pansement ou le champ opératoire. Ces grillages métalliques peuvent être amovibles et supprimés au besoin pendant la journée.

L'éclairage diurne des salles d'opération est un problème assez difficile à résoudre ; les grandes baies vitrées sont souvent inutilisables, à cause de la réverbération ; l'éclairage par le haut, à l'aide de lanterneaux à toiture débordante, combiné avec des ouvertures latérales protégées également, le tout pour éviter les rayons directs du soleil, paraît être le système devant donner le meilleur résultat.

Salles et chambres de malades. — Les salles de malades devront être très aérées et protégées du soleil ; pendant la saison chaude, il sera nécessaire, dans les salles ou chambres réservées aux Européens, d'avoir recours à la ventilation artificielle, en ayant soin d'éviter aux malades des courants d'air trop violents.

Dans les chambres, un ventilateur de plafond, placé au-dessus du lit et tournant à très faible vitesse, est un bon mode de ventilation. Rappelons que d'une manière générale, et ceci seulement en vue d'éviter à l'opéré un séjour au lit plus ou moins prolongé pendant la saison chaude, il y a intérêt à pratiquer les opérations chirurgicales pendant la saison froide.

Il est bien entendu que, si les salles de malades ne sont pas munies de grillages métalliques, chaque lit sera garni d'une moustiquaire soigneusement bordée et soigneusement surveillée.

Préparation du malade. — I. Traitement préalable du parasitisme intestinal. — Avant toute opération un peu sérieuse, et en particulier avant toute intervention portant sur l'abdomen, il est indispensable de pratiquer un examen microscopique préalable des selles, afin d'être fixé sur la présence ou l'absence de parasites intestinaux. Le parasitisme intestinal est, en effet, très fréquent dans les pays chauds ; c'est ainsi qu'en Indo-Chine, par exemple, 95 p. 100 des indigènes sont porteurs de parasites ; chez les Européens, la proportion est moins forte ; mais, dans nos statistiques, elle atteint encore 52 p. 100.

Nous ne parlerons pas ici de tous les accidents causés par les parasites intestinaux, — accidents pouvant, dans certains cas, conduire le chirurgien à intervenir, — mais nous voulons simplement, pour le moment, signaler les complications sérieuses que ces parasites, et en particulier les ascarides, sont susceptibles de produire chez un opéré.

A la suite de l'administration du chloroforme, il n'est pas rare de voir les malades non traités préalablement vomir des vers ; ces vers peuvent même sortir par les narines, avant le complet réveil, comme nous avons eu l'occasion d'en observer quelques cas ; or rien ne saurait empêcher que ces vers, au lieu de gagner les fosses nasales ou la bouche, ne pénètrent dans le larynx et ne produisent des accidents d'asphyxie. Nous avons vu une fois un jeune malade qui, à la fin d'une anesthésie, fut pris de toux et de phénomènes asphyxiques ; en nettoyant le fond de la gorge, il fut possible d'en retirer un petit ascaride long d'une dizaine de centimètres ; les accidents cessèrent immédiatement. Il est probable que ce parasite était venu obstruer l'orifice laryngien.

Dans les anastomoses portant sur les divers segments du tube digestif, les vers intestinaux peuvent fort bien obstruer la nouvelle bouche ; nous n'en avons jamais observé d'exemple ; d'ailleurs, tous nos opérés sont soumis à un traitement antihelminthique préalable, lorsqu'il est possible ; mais nous avons vu des opérés de gastro-entéro-anastomose pour pylore imperméable rendre par vomissement, peu après l'intervention, des ascarides ; dans ces conditions, on est obligé d'admettre que ces parasites se sont introduits dans l'estomac par la nouvelle bouche. Or ce que nous savons des phénomènes d'obstruction intestinale, d'étranglement herniaire (1), etc., par les parasites intestinaux, permet de redouter l'éventualité d'une obstruction de la bouche anastomotique.

Aussi doit-on toujours prendre la précaution de débarrasser le malade, avant toute opération, des ascarides et des ténias dont il peut être porteur.

L'ankylostomiase, qui est une cause d'anémie, devra être également ment traitée, si possible, avant l'acte opératoire.

II. Traitement préalable de l'opiomanie. — Dans les pays où l'usage de l'opium est répandu, le chirurgien devra toujours penser à la possibilité de ce vice, malheureusement extrêmement répandu, même dans la population européenne.

---

(1) Le Roy des Barres, *Rev. méd. de l'Indo-Chine française*, 1908.

L'opiomane avoue assez facilement sa funeste habitude, mais ne dit que très rarement d'emblée la quantité exacte de pipes fumées par lui ; ce renseignement est cependant de la plus haute importance pour le traitement préalable à lui faire suivre.

Les opiomanes sont exposés à des accidents souvent mortels au cours de la chloroformisation ; c'est ainsi que la mort subite survient chez les opiomanes dans une proportion plus forte que chez les non-intoxiqués. Nous avons observé des accidents syncopaux, parfois mortels, chez des opiomanes, qui, avant de subir une opération, avaient augmenté leur dose journalière d'opium. Enfin, d'une manière générale, les opiomanes sont très déprimés après une intervention ayant nécessité une anesthésie de quelque durée ; aussi n'hésitons-nous pas, s'il n'a pas été possible de guérir préalablement l'opéré de son vice, à lui faire immédiatement après le réveil une injection de morphine, qui est répétée, si cela est nécessaire, une ou plusieurs fois dans la journée.

Nous n'aborderons pas l'étude du traitement de l'opiomanie, mais nous dirons quelques mots de notre pratique, lorsque le malade a été opéré sans traitement préalable, et que nous profitons, ce qui est pour nous la règle, de cette circonstance pour le guérir de sa funeste habitude. Nous avons vu que nous n'hésitions pas, le premier jour, à pratiquer une ou plusieurs injections de morphine après l'intervention, en tenant compte, d'une part, du nombre de pipes que fumait le malade et, d'autre part, de la réaction de ce dernier à la privation d'opium. Les jours suivants, nous continuons la morphine, mais en diminuant d'au moins 1 centigramme par jour ; au cinquième ou au sixième jour, nous remplaçons la morphine soit par la nappeline, soit par l'héroïne, soit par la dionine ou le pantopon, que nous donnons à doses décroissantes jusqu'à suppression, en ayant soin de ne pas prescrire le même médicament plus de deux ou trois jours de suite.

En même temps, pour soutenir le malade, nous avons recours au début à la strychnine, voire même, si cela est nécessaire, à la caféine (en potion ou en injection suivant le cas), aux injections d'huile camphrée ; plus tard, nous utilisons toujours les préparations de kola ou de coca, l'arsenic, les glycéro-phosphates ou la phytine, etc.

Si, chez les opiomanes, nous profitons toujours de l'intervention pour les guérir, nous n'avons jamais recours, à cause des accidents qui pourraient en résulter dans ces conditions, à la suppression brusque ; nous préférons la méthode de substitution, que nous venons de décrire, qui a l'avantage de ne pas priver, les premiers jours, l'opéré d'un calmant de la douleur tel que la morphine, et qui, par la variété des médicaments employés les jours suivants, ne saurait exposer à une nouvelle toxicomanie (morphine, héroïne).

Il ne faut pas oublier que, s'il y a intérêt à désintoxiquer le plus rapidement possible l'opiomane, cette désintoxication rapide peut s'accompagner de phénomènes de dépression générale et de collapsus chez les grands fumeurs ; aussi, en présence d'accidents graves, survenant les premiers jours et ne cédant pas à l'emploi des stimulants (caféine, huile camphrée), il ne faut pas craindre d'augmenter un peu la dose de morphine. Il ne faut pas non plus mettre toujours sur le compte de la chloroformisation les vomissements abondants se produisant souvent chez les opérés à la suite de la suppression de l'opium, et il faut savoir les arrêter par l'emploi judicieux de la morphine, car ils peuvent être l'indice d'une réaction à la privation d'opium.

En résumé, s'il est avantageux de profiter d'une intervention pour guérir l'opiomane de son vice, il faut que, les premiers jours, l'opéré soit très attentivement surveillé, et qu'une médication énergique puisse être rapidement appliquée en cas de complication.

III. Traitement préalable du paludisme. — Chez les individus atteints de paludisme aigu ou chronique, pour lesquels le chirurgien peut être appelé à intervenir, il est avantageux, si cela est possible, de les soumettre à un traitement antipaludéen, ceci en vue de remonter leur état général. La base de ce traitement sera d'abord la quinine (en injections, au moins tant que l'on constatera la présence d'hématozoaires dans le sang périphérique), puis le quinquina, l'arsenic, le fer.

Nous étudierons plus loin les relations qui peuvent exister entre le paludisme et les divers traumatismes.

IV. Traitement préalable des infections cutanées. — La fréquence des affections cutanées parasitaires dans les pays tropicaux, particulièrement chez les indigènes, est souvent un obstacle à l'acte opératoire et une cause d'infection en cas d'intervention d'urgence. On traitera donc soigneusement toutes ces dermatoses : gale, ecthyma, impétigo, trichophyties, etc. Chez les Européens, la sudation exagérée amène l'apparition d'une éruption miliaire connue sous les noms de *bourbouilles*, *gale bédouine*, *prackly heat*, etc., dont les vésicules renferment, entre autres microbes parasites de la peau, des staphylocoques ; il est indispensable d'obtenir, préalablement à toute intervention, la guérison de cette affection ; c'est également à cause de l'absence ordinaire de cette éruption pendant la saison froide qu'il est indiqué, autant que possible, de pratiquer les opérations pendant cette saison.

Asepsie et antisepsie. — Il est inutile d'insister sur les emplois de l'asepsie et de l'antisepsie ; les indications sont les mêmes que dans les autres pays. Nous signalerons cependant l'intérêt qu'il y a à n'employer que des substances antiseptiques non irritantes : le salol, l'iodoforme, les solutions de sublimé ne doivent être utilisés, chez les Européens en particulier, qu'avec beaucoup de circonspection ; outre que leur, emploi n'est jamais indispensable, ces substances occasionnent souvent dans les pays chauds, sur les peaux sensibles, des érythèmes locaux ou généralisés des plus désagréables, parfois même dangereux. Parmi les poudres, le peroxyde de zinc, et, parmi les liquides, l'eau oxygénée à titre faible sont les antiseptiques qui nous ont toujours donné les meilleurs résultats.

Désinfection des mains du chirurgien ; emploi des gants. — La désinfection des mains du chirurgien avant l'acte opératoire ne donne lieu à aucune considération particulière ; il en est de même de l'emploi des gants de caoutchouc, lorsqu'il s'agit d'interventions septiques.

Cependant, si le chirurgien opère beaucoup, ou si sa peau est sensible, il n'est pas rare, pendant la saison chaude, que ses mains et ses avant-bras soient le siège d'érythèmes ou d'infections folliculaires ou de bourbouilles. Dans ces cas, il devra s'abstenir d'opérer jusqu'à guérison complète ; cette guérison sera rapidement obtenue par le repos ; elle sera hâtée par l'emploi·

de pâtes (1) (à l'ichtyol ou au goudron) ou du baume Durct (2).

La sudation des mains du chirurgien au cours de l'intervention doit être surveillée, et de fréquents lavages à l'eau stérilisée, suivis d'un essuyage avec des compresses stérilisées sèches, constituent le meilleur préservatif contre les accidents qu'elle pourrait produire. Notons que l'emploi des gants de fil ne protège pas contre ces accidents, et que ces gants paraissent au contraire exagérer cette sudation.

Les gants de caoutchouc, à la condition d'être absolument étanches, mettent sûrement à l'abri des accidents de la sudation, mais ont le grave défaut d'atténuer la sensibilité tactile. La conservation des gants de caoutchouc exige de grandes précau-

(1) Voici une formule de pâte à l'ichtyol qui nous a toujours donné d'excellents résultats :

Vaseline.		
Lanoline.	$\widetilde{aa}$......................	10 grammes.
Oxyde de zinc.		
Amidon.		
Acide borique porphyrisé.................	5	—
Ichtyol	2	—

(2) Le baume Duret est une excellente préparation dont l'exécution est cependant assez délicate. Il comprend les substances suivantes :

Goudron.................................	18 grammes.	
Huile de cade...........................	15	—
Résorcine...............................	2	—
Menthol. Gaïacol. $\widetilde{aa}$........................	5	—
Camphre.................................	40	—
Soufre..................................	15	—
Borax..................................	36	—
Glycérine...............................	54	—
Acétone.................................	80	—
Huile de ricin..........................	40	—
Lanoline................................	100	—

Le camphre, le gaïacol et le menthol seront broyés ensemble dans un mortier jusqu'à la formation d'un liquide épais.

Le borax et la résorcine seront broyés dans la glycérine.

Le soufre, le goudron, l'huile de cade, l'huile de ricin et la lanoline seront chauffés en vase clos à 130° pendant trois quarts d'heure environ.

Le soufre sera obtenu par refroidissement de la solution saturée chaude dans l'essence de térébenthine ; il devra être finement précipité et préparé quelques instants avant l'emploi.

Les trois liquides ainsi obtenus par les manipulations précédentes seront mélangés en présence de l'acétone.

Si ce baume, à cause de la chaleur, était trop liquide, on pourrait diminuer ou même supprimer l'huile de ricin et la remplacer par une même quantité de lanoline.

tions dans les pays tropicaux ; ils doivent être constamment conservés dans l'eau, sans cela ils deviennent cassants.

Désinfection des téguments du malade. — La désinfection des
téguments de la région à opérer par la seule application de teinture d'iode nous a toujours donné d'excellents résultats (1); chez
les personnes à peau délicate, au lieu de la teinture d'iode pure
du nouveau *Codex*, nous utilisons cette teinture étendue d'un
cinquième environ d'alcool à 95°; dans tous les cas, il ne faut
utiliser que de la teinture d'iode de fabrication récente. L'opération terminée, nous recouvrons la plaie de compresses aseptiques
imbibées d'alcool et exprimées, ce qui enlève l'iode restée en
excès sur les téguments.

**Stérilisation des objets de pansement, des instru-
ments ; conservation des instruments.** — La stérilisation
des objets et linges de pansement ne présente aucune particularité ; ce qu'il ne faut pas oublier, c'est que, dans les pays tropicaux chauds et humides, l'humidité pénètre peu à peu les
objets de pansement et favorise l'envahissement de proche en
proche des moisissures. Aussi ne devra-t-on utiliser que des objets
de pansement stérilisés le jour même, ou au plus la veille de
l'intervention, à moins que ces objets n'aient été conservés dans
des boîtes hermétiquement soudées.

La stérilisation des instruments en métal ne saurait prêter à
aucune considération ; il n'en est pas de même de leur conservation ; dans les climats tropicaux, l'acier se rouille rapidement,
en quelques heures même; aussi doit-on apporter le plus grand
soin à l'entretien des instruments. De nombreuses formules de
vernis destinés à être appliqués sur les instruments en vue de
les protéger de la rouille ont été indiquées ; voici une de ces formules, qui donne de bons résultats :

> Paraffine............................... 20 grammes.
> Benzine................................ 200   —

Plonger les instruments séchés et chauffés dans cette solution et
laisser évaporer.

---

(1) Degorce et Le Roy des Barres, A propos de la désinfection pré-opératoire de
la peau par les badigeonnages iodés (*Revue méd. de l'Indo-Chine française*, 1909).

Pour notre part, nous avons renoncé, depuis fort longtemps, à l'emploi de vernis de ce genre. Après un essuyage soigné des instruments avec un linge sec et chaud, nous les plongeons dans du pétrole de bonne qualité et les disposons ensuite sans les essuyer sur une couche d'ouate dans les tiroirs de notre arsenal ; de temps à autre, nous leur faisons subir le même traitement. En procédant de cette façon, nous avons pu conserver depuis près de dix ans, et en les employant de nombreuses fois, des instruments qui ne présentent encore aucune altération.

Il est de toute nécessité, dans les pays tropicaux, de ne se servir que d'instruments d'excellente fabrication et d'un nickelage irréprochable ; il y a même avantage à utiliser le plus possible les instruments en nickel.

Les sondes en caoutchouc se conservent en général assez bien, à la condition de ne pas les exposer à la lumière ; cependant les sondes fines devraient être tenues constamment dans l'eau ; sans cela, elles deviennent cassantes au bout d'un certain temps.

Les sondes et les bougies en gomme demandent beaucoup de soins ; abandonnées à l'air libre, leur gomme fond, et les sondes deviennent molles et absolument inutilisables. Si l'on veut conserver ces instruments en bon état, il est nécessaire de les soustraire à l'humidité ; ils seront placés dans des casiers à fond perforé de trous et placés eux-mêmes dans une boîte hermétiquement fermée, dont l'air sera asséché par des morceaux de chaux vive. En renouvelant fréquemment la chaux, et en prenant soin d'essuyer soigneusement, de temps à autre, ces instruments, on pourra réussir à les conserver assez longtemps.

Au moment de la saison chaude et humide, la désinfection des sondes et bougies en gomme par les vapeurs d'aldéhyde formique (soit à l'aide de stérilisateurs spéciaux, soit par l'emploi du trioxyméthylène) ne peut être utilisée, car, au bout de quelques heures, la gomme est complètement ramollie.

Nous avons toujours obtenu de très bons résultats, au point de vue tant de la désinfection que de la conservation de ces instruments, en faisant bouillir rapidement ces sondes, puis en les laissant séjourner pendant une heure dans une solution de nitrate d'argent à 1 p. 1000. Il ne faut pas oublier que certains insectes, tels que les cancrelas, sont très friands de la gomme des instruments.

Tétanos et injections de quinine. — Odovaine (1),
Segard (2) et, à leur suite, nombre d'auteurs ont accusé les injections de quinine de favoriser l'éclosion du tétanos ; un certain
nombre de faits cliniques semblaient leur donner raison ; c'est
ainsi que pendant la campagne de Madagascar (1895), très fréquemment, les cas de tétanos observés étaient consécutifs à des
injections de quinine ; mais ce n'était là qu'une cause occasionnelle, et Burot (3), Émery-Desbrousses (4), démontrèrent que la
pratique d'une asepsie rigoureuse mettait sûrement à l'abri du
tétanos et que ce n'était pas la quinine qu'il fallait incriminer,
mais une faute technique. Vincent (5), en 1904, reprenait la
question au point de vue expérimental et montrait que la nécrose
des tissus déterminée par l'action du sel de quinine au point
d'injection favorisait l'infection tétanique ; il conseillait, pour
mettre le malade à l'abri de cette terrible complication, de
pratiquer préventivement une injection de sérum antitétanique.

Malgré l'appoint apporté aux idées d'Odovaine et de Ségard
par l'expérimentation, la clinique n'en démontre pas moins l'inno-
cuité absolue des injections de quinine faites d'une manière parfaitement aseptique. La question semblait définitivement réglée,
lorsqu'elle revint en discussion à la Société d'hygiène et de
médecine tropicale (1911) (6), où la majorité des personnes ayant
pris part à la discussion se rallièrent à l'opinion d'une faute probable d'asepsie, lorsque le tétanos se déclare à l'occasion d'une
piqûre de quinine.

Notre expérience personnelle nous permet d'affirmer que les
injections de quinine bien faites ne donnent pas le tétanos ; à
l'hôpital indigène de Hanoï, pays où le tétanos est loin d'être
rare, il est pratiqué journellement une trentaine d'injections de
quinine chez des individus présentant souvent des excoriations
ou des plaies non soignées ; or, depuis six ans, époque à laquelle
nous avons pu faire remonter nos constatations, jamais aucun
cas de tétanos n'a eu lieu consécutivement à une injection de

(1) Odovaine, *Indian medical Gazette*, 1871.
(2) Segard, *Archives de médecine navale*, t. XLVI, p. 886.
(3) Burot, *Comptes rendus de l'Académie de médecine*. Rapport de Polaillon.
(4) Émery-Desbrousses, *Bulletin de thérapeutique*, 1901.
(5) Vincent, *Annales de l'Institut Pasteur*, 1904.
(6) *Bulletin de la Société d'hygiène et de médecine tropicales de Paris*, 1911.

quinine. Il est bien entendu que nous n'envisageons pas les cas de traumatismes graves ou de plaies manifestement souillées par la terre, pour lesquels une injection préventive de sérum antitétanique est toujours pratiquée.

Nous devons ajouter que la solution employée pour ces injections de quinine était dosée à $0^{gr},25$ de bichlorhydrate ou de formiate de quinine par centimètre cube.

Il existerait donc une contradiction entre l'expérimentation et la clinique ; à notre avis, cette contradiction est plus apparente que réelle, car les conditions de l'expérimentation et celles de la clinique ne sont pas les mêmes ; c'est ainsi, par exemple, que l'injection expérimentale d'une culture sporulée privée de toxines introduit dans l'organisme un nombre de bacilles considérable, nombre qui est exceptionnellement atteint en clinique, même dans les excoriations ou plaies légères non soignées. Enfin mentionnons que, dans ses expériences, Vincent employait une solution de quinine à 1 p. 2, titre auquel les médecins ont renoncé depuis longtemps déjà.

Paludisme et traumatisme. — Boyer le premier, Verneuil et James Payet, ensuite, étudièrent l'influence des diathèses sur l'évolution des traumatismes, et, parmi les diathèses, ils classaient le paludisme ; ces relations firent encore l'objet des recherches de Mazzoni, Monig, Liegey, Valerami, Cocut et de Deriand, Moriez, Dubergé et Taïeb Ould Morsly (1). Nombre de ces travaux ont été publiés avant la découverte ou la reconnaissance sans conteste, comme agent du paludisme, de l'hématozoaire de Laveran, et beaucoup à une époque où les pratiques d'antisepsie et d'asepsie rigoureuses n'étaient pas devenues courantes dans la chirurgie des pays chauds. Une propreté chirurgicale absolue n'a pas toujours été le fait des divers observateurs qui ont publié des cas concernant les relations pouvant exister entre le paludisme et les divers traumatismes. Citons, parmi les observations récentes, celles de Bell Stewart (2), Moore (3), Billet (4). Verneuil et ses élèves avaient émis les propositions suivantes :

(1) Verneuil, *Mémoires de chirurgie.*
(2) Bell Stewart, *Journal of tropical medecine.*
(3) Moore, *Medical Record*, 1903.
(4) Billet, *Bulletin médical d'Algérie*, 1903.

Si le blessé est déjà paludique, sa blessure aggravera les accès et précipitera leur retour ;

Si le blessé n'est pas un paludique, mais qu'il habite un pays contaminé, le trauma fera éclore la maladie ;

Si le blessé a jadis été paludéen, le trauma réveillera les accès.

Si le blessé a jadis habité un pays paludéen sans être malade, le trauma fera éclore la maladie ;

Si le blessé est né de parents paludiques, le trauma fera éclore le paludisme.

Le paludisme peut imprimer le type intermittent aux complications des blessures : douleur, hémorragie, érysipèle, et amener au niveau de la blessure des complications non intermittentes graves.

Pour notre part, nous n'avons observé que d'une manière exceptionnelle des accès paludéens consécutivement à des traumatismes ; cette opinion paraît en contradiction avec celle émise par nombre de médecins exerçant dans les pays chauds ; mais cette contradiction n'est qu'apparente. Dans les pays où règne le paludisme, il est de règle, pour ainsi dire, de rapporter à l'infection paludéenne toutes les manifestations fébriles que l'on peut observer ; or seuls doivent être considérés comme paludéens les accès fébriles où l'examen du sang démontre la présence d'hématozoaires. Il est d'autre part indiscutable qu'un traumatisme, chirurgical ou autre, est susceptible d'amener chez un paludéen l'éclosion d'un accès fébrile paludéen, mais alors doivent intervenir des causes adjuvantes particulières, sur lesquelles nous reviendrons.

La deuxième proposition de Verneuil n'est pas admissible, car qui dit paludéen dit infection par l'hématozoaire ; dans certains cas on peut admettre qu'il existait une infection discrète n'ayant pas occasionné de manifestations bruyantes susceptibles d'en imposer souvenir au malade ; c'est également ce même paludisme discret qui pourrait expliquer le fait d'un blessé ayant jadis habité un pays paludéen sans être malade et qui présenterait des accidents d'origine palustre. Ce paludisme latent peut aussi expliquer le fait d'un blessé, né de parents paludiques, chez qui le traumatisme ferait éclore des accès paludéens, soit qu'il s'agisse d'une infection passée inaperçue dans le jeune âge, soit de paludisme congénital sur l'existence duquel les auteurs ne sont pas complètement d'accord.

Il est facile de comprendre que, chez un paludéen qui a des manifestations fébriles ou qui en a présenté récemment, un traumatisme aggrave les accès ou en précipite le retour.

Comment expliquer le retour des manifestations paludéennes à la suite d'un traumatisme? Pour expliquer ce retour, en dehors des réinfections, la majorité des auteurs admettent une cause occasionnelle : excès, refroidissement, changement de température ambiante, état électrique de l'air, troubles digestifs, etc. Le traumatisme chirurgical ou accidentel n'agit, lui aussi, que comme cause occasionnelle, mais il n'agit comme cause occasionnelle que dans certaines circonstances.

Les contusions de la rate, même légères, peuvent s'accompagner chez les paludéens d'accès fébriles (Verneuil, Matton); nous en avons observé des exemples ; cependant, à la suite des splénectomies, les accès fébriles paludéens, si l'on opère chez les individus n'ayant pas eu d'accès depuis assez longtemps, sont très rares ; le fait s'explique peut-être par la rapidité de l'intervention, qui ne permet pas aux hématozoaires de sortir de la rate où ils étaient réfugiés.

A notre avis, les accès fébriles paludéens se manifestent consécutivement à un traumatisme, lorsque l'une ou l'autre des conditions suivantes se rencontre : une infection légère ou la résorption de produits toxiques. L'infection n'a pas besoin d'être suivie de suppuration, ainsi que nous en avons rapporté des exemples (1), et, chose plus curieuse, si la suppuration est abondante, si par elle-même elle est susceptible de produire de l'hyperthermie, elle ne réveillera pas d'accès paludéen: le parasite le plus élevé, qui est l'hématozoaire, s'efface et disparaît, quand survient une infection par le fait d'invasion microbienne. Les plaies où l'écoulement du pus se fait facilement ne paraissent que rarement occasionner des accès palustres; les plaies où la résorption du pus ne se produit pas, telles que les ulcères chroniques, s'accompagnent exceptionnellement du réveil des accès paludéens ; vient-on à les curetter, un accès fébrile peut se déclarer.

Les traumatismes fermés (les fractures en particulier) peuvent s'accompagner d'accès fébriles paludéens ; à notre avis, ce sont les traumatismes avec épanchement sanguin abondant qui réveillent les manifestations fébriles ; en l'absence d'épanchement sanguin,

____

(1) Le Roy des Barres et Gaide, *Gazette des hôpitaux*, 1904.

nous n'avons pas, à moins de causes particulières, observé d'accès
fébrile. Comment agit cet épanchement? Nous en sommes réduits
aux hypothèses ; la résorption d'éléments du sang modifiés ayant
donné naissance à des toxines paraît l'hypothèse la plus vraisemblable. La production d'hyperthermie par résorption d'épanchements sanguins aseptiques, et en dehors de tout paludisme
(Volkmann et Gengmer) permet d'admettre l'existence de ces
toxines.

Nombre d'auteurs ont insisté sur l'influence de l'impaludisme
sur la marche des plaies et lui ont attribué certaines complications. Il ne saurait être question des complications d'ordre infectieux (tétanos, érysipèle), dont la véritable nature était inconnue à l'époque où ces travaux furent publiés, mais nous dirons
un mot des névralgies et des hémorragies.

Il est incontestable qu'un traumatime peut devenir le point de
départ de manifestations névralgiques paludéennes ; ces névralgies se développent d'ailleurs en dehors de tout traumatisme ;
rien d'étonnant à ce qu'une lésion des tissus en favorise l'éclosion.

Quant aux hémorragies intermittentes, nous n'en avons jamais
observé un seul cas ; et, en dehors des cas où le foie est atteint,
nous ne pensons pas que le blessé paludéen soit plus exposé à
faire des hémorragies; à notre avis, les auteurs ont surtout
décrit des hémorragies survenant au niveau des plaies infectées,
des hémorragies secondaires et pas autre chose. Nous n'avons
pas non plus observé de retard dans la consolidation des fractures,
à moins qu'il ne s'agisse d'individus cachectiques.

Il est bien certain que la cachexie paludéenne, comme toute
cachexie, est un état de moindre résistance pour le sujet qui en
est atteint, et qu'il sera beaucoup moins apte qu'un autre à supporter un traumatisme, une opération chirurgicale grave, une
infection ; mais, chez un paludéen dont l'état général est bon, les
traumatismes et les interventions chirugicales ne présentent
pas de gravité bien particulière. Malgré le rôle atténué joué
par le paludisme en chirurgie, il n'en joue pas moins un
rôle, et disons-nous bien avec Moriez (1) : « Il ne contre-
indique pas les opérations chirurgicales, mais il devient une
source d'indications spéciales. » Quant à administrer d'une

____

(1) Moriez, in *Mémoires de chirurgie de Verneuil*, t. III, p. 467.

manière systématique, avant toute opération, dès que la rate est accessible, du sérum par la voie buccale ou en injection sous-cutanée, comme le veut Fontoynont (1), nous estimons que c'est là de l'exagération ; mais nous y avons volontiers recours, ainsi qu'à l'injection de sérum gélatiné, ou à l'administration de chlorure de calcium chez les paludéens cachectiques dont le foie est hypertrophié, ou dans les interventions sur la rate.

(1).Fontoynont, *Société de l'Internat de Paris*, 1910.

CHAPITRE II

ULCÈRE PHAGÉDÉNIQUE DES PAYS CHAUDS (PHAGÉDÉNISME TROPICAL)

Définition. — Géographie. — Historique. — Étiologie : causes prédisposantes, bactériologie (bacille de Le Dantec, spirochète de Vincent, associations microbiennes). — Rapports entre le phagédénisme, la pourriture d'hôpital et le noma. — Pathogénie. — Anatomie pathologique. — Symptomatologie. — Variétés cliniques. — Complications. — Diagnostic. — Traitement (traitement prophylactique, traitement curateur).

Définition. — L'*ulcère tropical* (*ulcus tropicum*), appelé encore *ulcère phagédénique* (φαγεῖν = manger, ἀδήν = abondant), est une ulcération qui complique fréquemment les plaies dans les pays tropicaux ; il consiste en une gangrène à marche spontanément rapide de la peau et des tissus sous-jacents, et qui se traduit cliniquement par la transformation de la plaie en un ulcère, à la surface duquel existe un exsudat pulpeux, diphtéroïde, grisâtre, souvent fétide.

Cette complication reconnaît pour cause la pullulation au niveau de la plaie de microorganismes, qui sont, sinon identiques, au moins très rapprochés du microbe de la pourriture d'hôpital. La dénomination de *phagédénisme tropical* serait plus exacte.

Mais il ne faut pas confondre l'ulcère phagédénique tropical avec les diverses autres manifestations phagédéniques susceptibles de se rencontrer également dans les pays chauds, tels que le phagédénisme chancrelleux, le phagédénisme syphilitique, etc.

Synonymes. — L'ulcère tropical a été décrit sous les noms des pays où les médecins l'ont observé, avant qu'une étude synthétique ne montrât l'unicité de tous ces ulcères. C'est ainsi

2

que nous trouvons les noms d'*ulcères de l'Yémen, du Mozambique, de Cochinchine, de la Guyane, du Soudan, du Sénégal,
d'ulcère annamite, d'ulcère malgache*, etc.

Géographie. — L'ulcère tropical existe dans toute la zone
tropicale de l'ancien et du nouveau continent.

En Amérique, le Mexique, l'Amérique centrale, les Antilles
et les Guyanes sont des pays de prédilection pour cette affection.

En Afrique, on l'a signalé un peu partout, mais surtout sur le
littoral sud-est, particulièrement en Mozambique et à Madagascar, et aussi sur les bords de la mer Rouge.

En Asie, l'ulcère tropical est banal dans les Indes, la pénin-
sule malaise, l'archipel malais, les côtes de Chine.

D'une manière générale, le phagédénisme tropical existe surtout dans les pays d'alluvions (côtes, deltas) et est rare dans les
pays où les eaux s'écoulent sans séjourner ; c'est ainsi que cette
affection est rare chez les habitants de la montagne.

Historique. — Vinson, en 1857 (1), décrivit l'ulcère de
Mozambique ; Chapuis, en 1861 (2), observant à la Guyane des
ulcères phagédéniques, les identifia à l'ulcère de Mozambique.

L'expédition de Cochinchine permit l'étude de l'ulcère annamite (Richaud) (3).

En 1862, Le Roy de Méricourt (4) et Rochard (5), en compa-
rant les divers ulcères des pays chauds décrits jusqu'à cette
époque, concluent en faveur de leur unité, et leur donnent le nom
générique d'*ulcère phagédénique des pays chauds*. Jusqu'à cette
époque l'affection était restée dans le domaine de la clinique.
En 1884, Le Dantec (6) fit des recherches bactériologiques,
recherches qui furent bientôt contrôlées par de nombreux observateurs et confirmèrent l'unicité des divers ulcères tropicaux.

(1) Vinson, Ulcère de Mozambique (*Union médicale*, janvier 1857). Thèse de Paris,
1858.
(2) Chapuis, De l'identité de l'ulcère observé à la Guyane française et de l'ulcère
de Mozambique (*Archives de médecine navale*, 1864).
(3) Richaud, *Archives de médecine navale*, 1864.
(4) Le Roy de Méricourt, *Archives de médecine*, 1864.
(5) Rochard, *Archives générales de médecine*, 1862 ; *Archives de médecine navale*,
1871.
(6) Le Dantec, *Archives de médecine navale*, 1885.

Des examens bactériologiques ultérieurs [Vincent (1), Coyon], tendent à démontrer l'identité de l'ulcère tropical et de la pourriture d'hôpital ; cliniquement, d'ailleurs, cette identité avait été soupçonnée par Thorel, Monestier (2), Fontan (3).

Étiologie. — Causes prédisposantes. — Nombreuses étaient autrefois les causes invoquées pour expliquer l'ulcère tropical. C'est ainsi que, successivement, l'anémie tropicale, la chaleur excessive, la dysenterie, l'alcoolisme, surtout le paludisme, furent invoqués pour expliquer le phagédénisme tropical. Certains auteurs incriminèrent la syphilis, mais la constatation d'un accident primitif chez les sujets porteurs depuis longtemps d'un ulcère tropical permit d'affirmer que la syphilis ne saurait être la cause déterminante de cette affection.

D'autres auteurs assimilèrent l'ulcère tropical au phagédénisme chancrelleux ; mais là, d'une part la clinique, d'autre part la bactériologie démontrèrent que ces deux affections étaient distinctes.

Certaines races, au dire de quelques auteurs, seraient plus particulièrement frappées par la phagédénisme. Il est à peu près démontré aujourd'hui que la race pas plus que le sexe n'ont d'influence directe sur l'apparition d'un ulcère tropical. C'est surtout dans le mode d'habillement différent des Européens qu'il faut voir l'immunité dont ils semblent jouir. Et ce qui le prouve bien, c'est qu'il a suffi de modifier le costume des tirailleurs tonkinois, de leur faire porter des jambières, pour diminuer chez eux la fréquence de l'affection.

Les professions jouent un grand rôle dans l'apparition de cette maladie ; c'est ainsi que les individus travaillant dans la vase, ou les cultivateurs des rizières, sont plus fréquemment atteints.

Si les adultes sont plus souvent frappés, c'est que leurs travaux les exposent davantage.

Cross (4), en 1900, est revenu sur les relations qui peuvent exister entre l'ulcère tropical et le paludisme, et il considère le rôle de cette dernière affection comme capital ; c'est ainsi qu'il appelle

(1) Vincent, *Annales de l'Institut Pasteur*, 1896 ; *Caducée*, 1905.
(2) Monestier, *Archives de médecine navale*, 1867.
(3) Fontan, *Archives de médecine navale*, 1888.
(4) Cross, *The Journal of Tropical medicine*, 1900, p. 85.

l'ulcère tropical *malarial ulcere* ou *fever sol* et déclare qu'il est rare qu'un Européen soit atteint d'ulcère s'il n'a un séjour d'au moins un an ou deux dans les pays tropicaux, s'il n'a eu plusieurs accès de fièvre paludéenne et s'il n'est déjà plus ou moins profondément débilité.

Cette opinion nous paraît exagérée : nous avons vu l'ulcère tropical exister chez des Européens arrivés depuis peu dans les pays chauds. Que le paludisme crée un terrain favorable à cette affection en débilitant le malade, rien, de plus vrai, mais il n'est pas la cause nécessaire de l'apparition de l'ulcère tropical ; si, chez les individus atteints d'ulcère phagédénique, on constate très souvent le paludisme dans les antécédents, c'est que le paludisme est l'affection banale pour ainsi dire dans les pays chauds ; mais, en dehors de tout paludisme, l'ulcère tropical peut exister ; nous l'avons vu survenir chez des individus cachectisés par la dysenterie, et chez lesquels le paludisme ne pouvait pas être incriminé.

Ce qui est certain, c'est que toutes les maladies déprimantes, cachectisantes, le surmenage, la misère physiologique, sont des causes prédiposantes indiscutables à l'apparition d'un ulcère tropical ; c'est ainsi que chez les troupes en campagne, surmenées, vivant dans de mauvaises conditions hygiéniques, l'ulcère tropical est fréquent.

La contagion existe [Vinson, Bassignot (1),Col, Boinet, (2) etc.], bien qu'elle ait été niée par quelques auteurs (Jourdeuil, qui échoua dans l'inoculation sur l'homme) ; on a même signalé de véritables épidémies.

Pour Brault (3), la contagion est faible. Il est certain que, dans les milieux hospitaliers bien tenus, elle est minime ; Bouffard (4) a cité un cas typique chez un de ses infirmiers. Mais, en dehors de l'hôpital, la contagion est fréquente, et il nous arriva plusieurs fois de donner nos soins à plusieurs membres d'une même famille atteints de phagédénisme.

La contagion est donc indiscutable ; elle se fait par l'intermédiaire des mains et des objets souillés par le pus. Nous avons observé plusieurs cas d'auto-contagion.

(1) Bassignot, De l'ulcère de Cochinchine (*Thèse de Strasbourg*, 1864).
(2) Boinet, *Annales de dermatologie et de syphiligraphie*, 1890.
(3) Brault, *Annales de dermatologie et de syphiligraphie*, 1896.
(4) Bouffard, *Annales d'hygiène et de médecine coloniales*, n° 3, 1905.

Vinson fait jouer un rôle aux mouches dans la contagion, ce qui est très admissible.

La contagion est d'autant plus facile que le sujet récepteur est plus anémié.

Toutes les plaies peuvent être le point de départ d'un ulcère tropical; c'est ainsi que les écorchures, les piqûres de puces, chiques, sangsues, moustiques, les égratignures par les épines, les échardes de bambou, une injection de quinine (Collomb, Good), peuvent en être l'origine.

La clinique démontre donc, d'une part, l'importance de la préparation du terrain, d'autre part la possibilité de la contagion et de l'inoculation d'une plaie antérieure, c'est à-dire qu'elle conduit à l'hypothèse de la nature infectieuse de l'ulcère tropical; cette nature infectieuse devait être démontrée par la bactériologie.

Recherches bactériologiques. — Les premières recherches bactériologiques sont dues à Le Dantec (1884), qui découvrit dans l'ulcère tropical des bacilles ne se généralisant pas dans le sang. Clarac (1), Petit (2), Boinet, confirmèrent cette découverte. En 1896, Vincent, étudiant l'ulcère tropical sur des Arabes de retour de la campagne de Madagascar, l'assimile à la pourriture d'hôpital et décrit comme bacille de la pourriture d'hôpital le même bacille vu par Le Dantec; à côté de ce bacille, il signale la fréquence d'un spirille.

La présence du bacille de Le Dantec dans le pus des ulcères tropicaux a été confirmée par de nombreux auteurs, en particulier par Bouffard, Séguin (3) et nous-même (4); Bouchet (5) a signalé la présence dans ces ulcérations du *Bacillus rabesus*, du *Bacillus* Potry et du *Bacillus* Aazaki.

Le rôle joué par le spirille rencontré par Vincent a été diversement interprété ; tandis qu'avec Vincent la majorité des auteurs croient à une symbiose spiro-bacillaire, quelques-uns ont tendance à considérer le spirille comme l'agent pathogène unique de l'*ulcus tropicum* (von Rowazek, Neisser, Smith et Perll, Patton).

(1) Clarac, *Archives de médecine navale*, 1886.
(2) Petit, *Ibid.*, 1886.
(3) Séguin, cité par Le Roy des Barres.
(4) Le Roy des Barres, *Bulletin médical de l'Indo-Chine française*, 1906.
(5) Bouchet, *Presse médicale*, 1906.

Bacille de Le Dantec. — Le bacille de Le Dantec se présente sous deux types distincts, qui ont été bien étudiés par Keysselitz et Mayer (1), qui ont utilisé pour cette étude le Giemsa, colorant qui permet de saisir des différences à peine sensibles avec les autres procédés de coloration.

Le type le plus fréquent, qui se colore en rouge violet par le Giemsa, a une longueur moyenne de 6 à 7 μ ; son épaisseur est de trois quarts de μ à sa partie moyenne ; ses extrémités sont effilées, mais cependant légèrement arrondies. La bacille est droit, parfois recourbé lorsqu'il dépasse une dizaine de μ de longueur; dans certains cas, il revêt la forme filamenteuse, pouvant alors atteindre jusqu'à 30 μ. Les bacilles se réunissent parfois en chaînettes de trois à cinq éléments. Dans l'intérieur du bacille, il est possible de distinguer des grains de chromatine colorés en rouge ou en violet, et des parties claires entre les grains.

Le centre du corps bacillaire renferme quelquefois une partie claire étranglée en anneau et qui est suivie d'une division transversale.

Le deuxième type, appelé *type bariolé* par Le Dantec, est plus petit que le précédent; il se colore en bleu pâle par le Giemsa, tandis que les grains chromatiques et les vacuoles apparaissent avec une grande netteté.

Ces bacilles se colorent facilement par les couleurs basiques d'aniline ; la thionine phéniquée, le bleu de méthylène sont pour eux d'excellents colorants ; le Ziehl dilué les colore également assez bien, mais le Giemsa très dilué est le meilleur des colorants. Le bacille de Le Dantec ne prend pas le Gram ; examiné à l'état frais, il est immobile pour Le Dantec, doué d'une légère mobilité pour Bouffard ; cette mobilité ne nous a jamais paru bien nette sur les préparations que nous avons examinées.

Jusqu'à présent, le bacille n'a pas pu être cultivé; Le Dantec met en doute les résultats positifs de Petit et de Boinet ; en utilisant le milieu de Lenglet à la peau humaine, nous n'avons pas obtenu de résultats véritablement indiscutables, car nos cultures étaient presque toujours impures.

Les inoculations de pus pratiquées sur des animaux ont presque constamment échoué; seul, Vincent a obtenu des résultats en opérant sur un lapin cachectique tuberculeux, ou en inocu-

---

(1) Keysselitz et Mayer, *Arch. für Schiffs und trop. Hyg.*, 1909.

lant sous la peau d'un lapin sain de la pulpe desséchée d'ulcère mélangée à des cultures de colibacilles et de staphylocoques.

Spirochète de Vincent. — Ce microbe a été rencontré pour la première fois par Vincent ; il a été étudié ensuite plus complètement par Schaudinn. Il est constant ou presque constant dans les frottis, mais son abondance est extrêmement variable. Au point de vue de la classification, il s'agit d'un spirochète et non d'un spirille, ressemblant à celui de la balanite érosive circinée, mais plus fin.

Ce spirochète, ordinairement d'une longueur de 12 à 25 μ, présente des ondulations à grande courbure et en nombre variable. A l'état vivant, il est possible de distinguer une membrane ondulante à bords perceptibles ; il est très mobile, s'accroche aux globules rouges et les entraîne.

Après coloration par le Giemsa, on constate dans l'intérieur du corps du spirochète l'existence de granulations de chromatine et de vacuoles. Ce spirochète ne prend pas le Gram.

Dans un certain nombre de cas, on observe des formes variées : spirochètes enroulés soit en totalité, soit à l'une de leurs extrémités ; ce sont des formes de repos, dont le vrai type est un anneau, formé par enroulement et adhérence des spires entre elles.

La multiplication se fait par division longitudinale commençant par une extrémité. Tous les essais de culture ont échoué.

Associations microbiennes. — Bacille de Le Dantec et spirochète de Vincent peuvent être les seuls microorganismes rencontrés au niveau des ulcères récents ou en voie de guérison ; mais, très fréquemment, ils sont associés à d'autres microbes : staphylocoques, tétragènes, streptocoques, champignons, spirilles ou spirochètes divers.

Vincent a décrit, dans un cas d'ulcère phagédénique, un staphylocoque un peu particulier ; il s'agissait là vraisemblablement d'une affection secondaire, car les ulcérations phagédéniques dans lesquelles le seul staphylocoque serait en cause n'ont pas, à notre connaissance, été signalées à nouveau.

Quant aux spirilles et spirochètes rencontrés en dehors du spirochète de Vincent, ils s'en distinguent soit par leur forme plus grêle ou plus épaisse, soit par la régularité et la finesse de leurs ondulations.

Les associations microbiennes ne paraissent pas augmenter beaucoup la gravité de l'affection, sauf la présence du strepto-coque. Ce microbe existait dans les rares cas d'adénite suppurée consécutive aux ulcères tropicaux que nous avons observés.

Cause efficiente. — La cause efficiente de l'ulcère tropical est l'association spiro-bacillaire du bacille de Le Dantec et du spiro-chète de Vincent ; cette association est pour ainsi dire constante dans l'*ulcus tropicum*, et ce n'est que d'une manière exception-nelle que l'on rencontre la forme bacillaire pure, dont nous avons cependant observé des cas absolument indiscutables. Gros (1) n'a jamais rencontré que le bacille.

Habitat des microorganismes de l'ulcère tropical. — L'ha-bitat ordinaire de ces microorganismes paraît être la terre humide ; malheureusement les recherches faites jusqu'à ce jour pour déceler la présence de ces microorganismes dans la terre ont échoué à peu près complètement. Une seule fois Le Dantec a obtenu un résul-tat positif « en plaçant chez le cobaye, sous la peau de la région dorsale, une écharde de bambou souillée avec de la terre de Cochinchine. La pulpe de l'ulcère renfermait un bacille ne prenant pas le Gram et ne cultivant pas sur les milieux ordinaires en usage en bactériologie ».

Prowazek a recherché sans succès les spirilles de l'ulcère tro-pical dans les boues des rivières et dans le tube digestif des sangsues terrestres de Java.

L'étude des conditions dans lesquelles l'ulcère phagédénique se développe montre que ce sont les régions exposées à être souillées par la terre qui sont ordinairement atteintes, et qu'il suffit de protéger les membres inférieurs des souillures de la terre, et particulièrement de la vase, pour éviter presque complè-tement l'apparition du phagédénisme. En temps ordinaire, les ulcérations atteintes de phagédénisme siègent au pied et à la jambe ; au moment du repiquage du riz, les ulcérations sont fré-quentes au bras, les membres supérieurs étant dans cette opé-ration exposés aux souillures par la vase.

Cet habitat dans le sol humide est également mis en évidence par le rôle des professions qui prédisposent à l'ulcère tropical, par la répartition de la maladie dans les pays d'alluvions, par la

(1) Gros, *Société de pathologie exotique,* 13 mai 1908.

fréquence de cette affection au moment de la saison dite des pluies et sa rareté pendant la saison sèche.

Rapports entre l'ulcère tropical, la pourriture d'hôpital et le noma. — Bien avant les recherches bactériologiques Thorel, Morestin, Fontan avaient signalé les analogies qui existent entre l'ulcère tropical et la pourriture d'hôpital. Observant des ulcères malgaches à Alger, Raynaud, Gémy, Legrain concluaient à l'existence de la pourriture d'hôpital, et Vincent, examinant l'exsudat de ces ulcérations, découvrait un bacille que Le Dantec identifia avec celui décrit par lui dans l'ulcère tropical. Coyon, dans un cas de gangrène ordinaire chez un sujet n'ayant jamais quitté la France, rencontra ce même microbe (1896). A partir de cette époque, l'ulcère phagédénique et la pourriture d'hôpital sont considérés comme la même affection due au microbe décrit par Le Dantec et Vincent, et même Matzenauer (1) réunit dans un même groupe, reconnaissant le même microbe pathogène, la gangrène spontanée des organes génitaux, l'ulcère phagédénique des pays chauds, certains nomas et la pourriture d'hôpital.

En 1900, cependant, Vincent (2) n'admettait pas la spécificité du bacille de Le Dantec et déclarait que l'ulcère tropical pouvait reconnaître d'autres agents.

Le Dantec lui-même, en 1902, semble admettre la possibilité de microbes différents : « De même qu'il y a diphtérie et pseudo-diphtérie, de même il y a phagédénisme et pseudo-phagédénisme, et, dans l'un et l'autre cas, le microscope devient indispensable pour distinguer les diverses formes les unes des autres (3). »

Vincent, en 1905 (4), prouve l'identité de l'*ulcus tropicum* avec la pourriture d'hôpital et la stomatite ulcéro-membraneuse ; dans tous ces cas, il a retrouvé l'association fuso-spirillaire.

Actuellement l'opinion de Vincent tend à prévaloir, et presque tous les auteurs admettent l'identité de ces trois affections, qui sont dues à une symbiose fuso-spirillaire. Il nous semble nécessaire de faire quelques réserves sur la spécificité de l'association bacille de Le Dantec et spirochète de Vincent ; d'autres microbes et d'autres spirilles, associés ou non, semblent bien pouvoir, dans

(1) Matzenauer, *Congrès de dermatologie de Paris*, 1900.
(2) Vincent, *Annales de dermatologie*, 1900.
(3) Cité par Raynaud, in *la Pratique dermatologique*, t. III.
(4) Vincent, *le Caducée*, 15 avril 1905.

certains cas, donner le même aspect clinique aux plaies qu'ils infectent, et sans distinguer un phagédénisme et un pseudo-phagédénisme, et peut-être une pourriture d'hôpital et une pseudo-pourriture d'hôpital, nous pensons que la gangrène et l'exsudat membraneux caractéristique de ces lésions, s'ils sont dus, dans la très grande majorité des cas, à la symbiose fuso-spirillaire du bacille de Le Dantec et du spirochète de Vincent, peuvent être réalisés par d'autres microorganismes, soit seuls (ce qui paraît exceptionnel), soit associés, mais cette restriction n'exclut pas à nos yeux l'identité clinique qui existe entre la pourriture d'hôpital et l'ulcère tropical.

Mais, si la pourriture d'hôpital et l'ulcère tropical sont une seule et même affection, il n'en est pas moins vrai que, par les conditions dans lesquelles il se produit, par certains caractères cliniques particuliers, ce dernier mérite une description à part.

Pathogénie. — L'étude des conditions étiologiques dans lesquelles se développe l'ulcère tropical rend facilement compte de sa pathogénie ; l'*ulcus tropicum* nécessite l'introduction au niveau des téguments des microorganismes incriminés comme cause de l'ulcère : cette introduction se fait soit au moment d'un traumatisme, soit à l'occasion d'une lésion déjà existante (plaie, piqûre d'insecte, etc.). Les agents pathogènes viennent infecter la place soit à l'occasion d'une souillure par la boue (ce qui est le cas le plus fréquent), soit par contagion.

D'une manière générale, on peut dire que deux conditions surtout paraissent nécessaires au développement du phagédénisme :

1º L'existence d'une solution de continuité ;

2º L'exposition de cette plaie aux souillures d'un sol humide.

Anatomie pathologique. — L'ulcère tropical sur une section transversale montre à la surface une couenne plus ou moins épaisse, formée de débris de tissus sphacélés et, à la profondeur, des tissus voisins plus ou moins altérés et enflammés. Lorsque la couenne est tombée, il existe un tissu embryonnaire qui forme les granulations.

Au voisinage immédiat des bords de l'ulcère, on retrouve les différentes couches de la peau, mais avec des altérations plus ou moins considérables : épaississement de la couche cornée, hypertrophie des papilles, infiltration embryonnaire du derme, dilatation et béance des capillaires, etc. Les muscles sous-jacents sont atteints de dégénérescence granulo-graisseuse ; les os sont atteints d'ostéite destructive, s'ils sont mis à nu ; s'ils sont recouverts de tissu, ils peuvent présenter des lésions d'ostéite condensante et hypertrophiante.

Lorsque l'ulcère dure depuis longtemps, les lésions vasculaires sont fréquentes ; c'est ainsi qu'il existe des thromboses veineuses et artérielles des vaisseaux voisins de l'ulcération ; à distance de l'ulcère, les vaisseaux peuvent être inclus dans une gaine de tissu scléreux et rester béants à la coupe.

Les filets nerveux peuvent être atteints de sclérose intra et extrafasciculaire. Sur des coupes de l'ulcère colorées par le procédé à l'argent de Levaditi, on constate que les spirochètes se rencontrent beaucoup plus profondément dans les tissus que les bacilles (Keysselitz et Mayer) ; on les voit disposés par amas entre les cellules.

Symptomatologie. — *Début.* — Le début se fait suivant deux modalités différentes : ou bien l'ulcère se développe d'une manière en apparence spontanée, ou bien le phagédénisme envahit une plaie (c'est le cas de beaucoup le plus fréquent).

Dans le premier cas, la porte d'entrée des microbes n'est pas manifeste ; c'est à la faveur d'une légère érosion, d'une fissure superficielle de la peau, d'une piqûre, toutes lésions passées inaperçues, que se fait l'inoculation. Au début, on observe un bouton papuleux entouré d'un léger gonflement, bouton accompagné ou non de prurit ; puis la papule devient vésicule. La vésicule est rompue soit spontanément, soit par grattage, et laisse écouler de la sérosité. Une escarre humide de couleur grisâtre apparaît alors. Puis le sphacèle s'étend sur la périphérie et creuse la peau ainsi que le tissu cellulaire sous-cutané.

Lorsque l'ulcère tropical succède à une plaie antérieure, on observe un certain nombre de signes locaux prémonitoires : les bourgeons charnus deviennent violacés ; la suppuration augmente, prend une odeur fétide ; la plaie est douloureuse ; puis, au bout de quelques jours, la surface de la plaie se couvre d'un exsudat grisâtre ou verdâtre, mollasse, extrêmement adhérent aux plans sous-jacents. Au début, on a signalé, dans certains cas, un léger mouvement fébrile.

Période d'état. — La plaie résultant de la progression de la

lésion présente une escarre grisâtre ou jaune verdâtre baignée
d'un liquide séro-purulent, jaunâtre, extrêmement fétide, dont
l'odeur a été comparée à celle du suif pourri. Au bout de
quelques jours, l'escarre se ramollit, et l'extension périphérique
s'arrête le plus souvent. Mais, chez les individus cachectiques,
l'ulcère gagne en largeur et en profondeur : les muscles, les ten-
dons, les nerfs, les vaisseaux et même les os sont mis à nu, et les
articulations peuvent être ouvertes. Le plus ordinairement, après
une semaine ou deux d'extension, la marche de l'ulcère est arrêtée,
et alors deux cas se présentent : l'ulcère guérit ou l'ulcère devient
chronique.

Guérison de l'ulcère. — Si l'ulcère doit guérir, l'escarre disparaît peu à peu par désagrégation, laissant à nu les tissus sous-
jacents ; la suppuration perd graduellement sa fétidité, et son
abondance diminue peu à peu ; une fois l'escarre éliminée, des
bourgeons charnus s'élèvent, et la cicatrisation se fait, mais souvent est longue à s'effectuer.

Cette guérison spontanée en l'absence de tout traitement est
relativement rare, et le passage à l'état chronique est de beaucoup plus fréquent.

Ulcère tropical chronique. — Les *ulcères chroniques* sont circulaires, à bords saillants, irréguliers, indurés, parfois décollés,
roulés en dedans et même déchiquetés. Le fond de l'ulcère est
occupé par une masse pulpeuse grisâtre, formée par les tissus
sphacélés. La suppuration de cet ulcère est abondante, fétide,
ordinairement brunâtre. L'ulcération saigne assez facilement.

Le fond de l'ulcère est souvent à peine sensible, mais la sensibilité des bords est très accusée, particulièrement quand
les muscles sous-jacents sont envahis (Bassignol) (1) ; cette
sensibilité est plus accusée lorsque l'ulcération est encore en
évolution que dans les cas chroniques. En dehors des cas
où il s'agit d'ulcérations lépreuses, il n'existe jamais de zones
anesthésiques au pourtour de la plaie. Corre, qui signale cette
anesthésie, fait remarquer qu'elle n'est pas liée à l'absence de
nerfs dans les tissus cicatriciels, car l'anesthésie plantaire a été
notée à la suite d'ulcères de la région dorsale ; il est à peu près

____

(1) Bassignol, *Thèse de Strasbourg*, 1864.

certain que, dans les cas auxquels Corre fait allusion, il s'agissait
de lèpre ou d'ulcères tropicaux évoluant chez un lépreux.

Fièvre. — Nous avons signalé l'existence possible d'un léger
mouvement fébrile au moment où une plaie commence à être
envahie par le phagédénisme. Certains auteurs déclarent avoir
observé, chez les paludéens, qu'à la suite d'accès de fièvre les
ulcérations phagédéniques s'étendaient en surface et en profondeur.
Nous n'avons jamais constaté rien de semblable, c'est-à-dire
d'accès paludéen indiscutable suivi
d'une aggravation de l'état local ;
nous avons constaté des mouvements
fébriles d'origine toxi-infectieuse consécutifs à une évolution plus sévère
de l'ulcération et des accès paludéens vrais survenant au cours d'une
aggravation de l'état local, mais non
le précédant ; dans ce cas, l'extension
de l'ulcère serait au contraire la cause
occasionnelle de l'accès paludéen.

Siège de l'ulcère. — Nous avons
déjà signalé la prédilection de l'*ulcus
tropicum* pour les membres inférieurs (face dorsale du pied et face
antérieure de la jambe, et ceci dans
la proportion de 95 p. 100 des cas).
Nous avons vu également que les
membres supérieurs pouvaient être
le siège d'ulcères tropicaux, chez

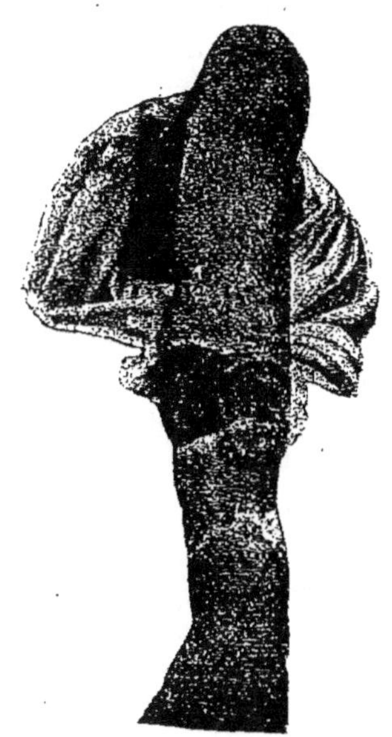

Fig. 1. — Ulcère phagédénique
de la jambe.

les individus occupés au repiquage du riz, par exemple.

Mais, si certaines régions plus exposées aux souillures par la
terre sont plus particulièrement atteintes, les ulcères tropicaux,
surtout ceux qui se développent sur une plaie préexistante, peuvent siéger sur n'importe quel point du corps (épaule, pénil,
paroi abdominale, lobule de l'oreille, doigt, bourses, etc.).

Dans l'ulcère tropical des bourses, les testicules peuvent pendre
à nu hors de la plaie ; mais, lorsque l'ulcère se guérit, la réparation
se fait très vite, car l'œdème cellulaire disparaît, et le scrotum,
qui s'était rétracté sur le tissu cellulaire sous-jacent enflammé,

redevient souple, et encore très suffisant pour recouvrir les testicules. Degorce (1) a bien mis en évidence ce fait.

Variétés cliniques. — Au point de vue clinique, on peut distinguer une *forme légère*, qui évolue spontanément vers la guérison en un mois environ ; une *forme ulcéreuse commune*, déjà décrite, qui a tendance à donner naissance à un *ulcère tropical chronique*, dont la guérison peut être longtemps retardée ; une *forme grave* ou *envahissante* se développant chez les individus dont l'état général est mauvais. L'ulcération, dans ce cas, gagne en largeur et en profondeur ; les muscles sont dissociés et détruits, les vaisseaux ouverts ou thrombosés, les os mis à nu et nécrosés, les articulations ouvertes, et, si une amputation n'est pas pratiquée à temps, la mort arrive par infection ou par cachexie. Cette variété peut également se rencontrer chez des individus dont l'état général était satisfaisant au début de l'évolution de l'ulcère ; dans ces cas, le rôle des associations microbiennes pourrait peut-être entrer en cause. Dans certains cas, l'enduit pulpeux qui recouvre l'ulcère, au lieu de tomber en déliquium, s'épaissit par couches stratifiées et arrive ainsi à surplomber les tissus ; on est alors en présence de la *forme proliférante* (Fontoynont et Jourdan).

Complications. — On est étonné, en voyant l'état de saleté dans lequel le plus ordinairement arrivent à l'hôpital les indigènes porteurs d'ulcères tropicaux, de la rareté relative des complications graves, malgré l'absence de tout pansement et souvent même malgré la saleté du pansement (feuilles pilées ou mâchées, toiles d'araignées, guenilles, etc.); c'est ainsi que, sur plus d'un millier d'ulcères tropicaux que nous avons examinés ou dont nous avons pu compulser les observations, nous n'avons rencontré par exemple qu'un seul cas de tétanos, qui se termina d'ailleurs par la guérison, et qu'une trentaine d'autres complications infectieuses (abcès, adénites).

Il semble exister là un phénomène analogue à celui que l'on observe au niveau des ulcérations syphilitiques, qui elles aussi se compliquent rarement. S'agit-il là d'une modification du terrain qui localement n'est pas favorable au développement des autres

____

(1) Degorce, *Bulletin médical de l'Indo-Chine française*, 1907.

microbes, ou bien les vaisseaux sanguins et lymphatiques sont-ils le siège d'une oblitération qui empêche en partie la pénétration des microbes et la diffusion de leurs toxines? Ce sont là des hypothèses qui demandent confirmation; mais la seconde nous paraît plus vraisemblable,

L'*envahissement par les vers* a été observé nombre de fois.

La *gangrène du segment du membre où siège l'ulcère* est rare et ne se produit qu'en cas d'ulcère très étendu, ayant amené l'oblitération des troncs artériels.

L'*érysipèle* et la *lymphangite* ont été assez souvent notés.

Les *adénites suppurées* sont relativement peu fréquentes à la suite de l'*ulcus tropicum* ; dans les très rares cas que nous avons observés, nous n'avons rencontré dans le pus que des staphylocoques ou des streptocoques. Chez presque tous les porteurs d'ulcères tropicaux, les ganglions sont plus ou moins engorgés, mais ordinairement indolores; il est difficile, d'ailleurs, de savoir la part qui revient exactement à l'ulcère, car ces malades ont tous ou ont tous eu antérieurement soit la gale, soit des plaies diverses, affections qui ont pu retentir sur le système ganglionnaire.

Les *infections généralisées* (*septicémie* et *pyohémie*) sont exceptionnelles.

Lorsque le phagédénisme envahit les tissus dans la profondeur, on peut

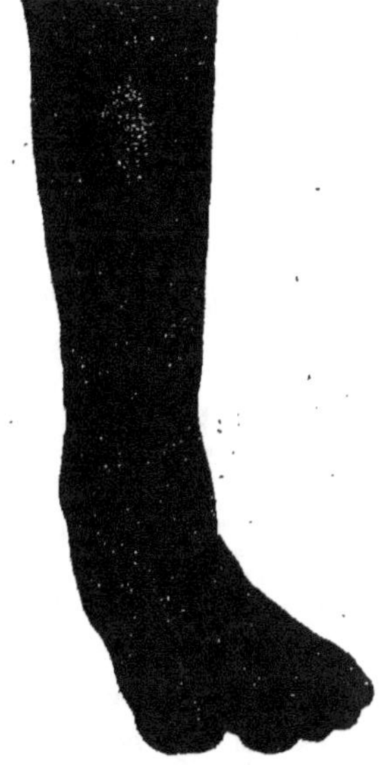

Fig. 2. — Ulcère phagédénique de la jambe avec nécrose du tibia.

observer des *lésions des parois vasculaires* pouvant se traduire par des hémorragies, des *infections des cavités articulaires*. Ce sont les arthrites des articulations des os du tarse et du métatarse qui sont les plus fréquentes. Les os voisins de l'ulcère peuvent être atteints d'*ostéite*, de *nécrose*.

A la suite d'ulcérations d'une certaine étendue et guéries, il n'est pas rare d'observer des *rétractions cicatricielles* cutanées et même tendineuses pouvant amener des troubles fonctionnels parfois fort graves.

Les rétractions tendineuses et cutanées, les lésions articulaires peuvent produire des *raideurs* et des *déformations articulaires*. C'est ainsi que l'on a signalé des *pieds bots* consécutifs à des ulcères tropicaux.

Lorsque les ulcères sont très étendus et très profonds, ils peuvent, par la suppuration abondante dont ils sont le siège, contribuer à l'aggravation du mauvais état général.

Diagnostic. — Il ne faut pas oublier que le phagédénisme peut se développer sur toutes les plaies ou ulcérations préexistantes, et que le diagnostic doit être posé en se basant, au point de vue clinique, sur la présence de l'exsudat gris jaunâtre, sorte de fausse membrane, à la surface de la plaie, et, au point de vue bactériologique, sur l'existence d'une symbiose spiro-bacillaire ou la constatation du seul bacille de Le Dantec.

Aussi le diagnostic avec les ulcérations non recouvertes d'un exsudat est-il des plus facile.

L'*ulcération syphilitique simple* ne comporte pas de fausses membranes; sa sécrétion n'est pas fétide, elle est plutôt séreuse que purulente; l'ulcération a des caractères un peu spéciaux; enfin il existe le plus ordinairement d'autres manifestations syphilitiques, soit cutanées, soit osseuses.

Les ulcérations qui peuvent accompagner le *pian* et les affections analogues ou similaires (*tonga*, *ki-mo*, etc.) ne sauraient prêter à confusion avec l'ulcère tropical; dans ces affections, on constate une éruption à éléments assez nombreux et saillants, dont les caractères sont tout à fait particuliers.

Les *ulcères atoniques*, qui peuvent exister aussi bien dans les pays tropicaux que dans les pays tempérés, sont d'un diagnostic facile.

Quant aux *ulcères variqueux*, qui ne paraissent exister que chez les Européens, ils seront reconnus par la coexistence de lésions veineuses.

Les *ulcères lépreux* seront facilement reconnus par l'existence des signes caractéristiques de la lèpre et par la présence de bacilles de Hansen dans le liquide sécrété par l'ulcération.

Quant aux *ulcères paludéens* signalés par Kelsch et Kiener, ils ne nous paraissent pas devoir être considérés comme une entité morbide; il s'agit soit de plaies atones, soit d'ulcères tropicaux développés chez des sujets fortement impaludés.

L'*ulcus rodens* a des caractères suffisamment particuliers pour éviter toute confusion.

La *diphtérie* envahissant une plaie peut être confondue avec l'ulcère tropical ; mais, dans la diphtérie, la couenne est moins épaisse et moins adhérente ; il existe un engorgement ganglionnaire précoce ; les symptômes généraux sont graves ; de plus la diphtérie cutanée succède à une autre localisation du bacille diphtérique (gorge, fosses nasales, larynx) ; en dernier lieu, l'examen bactériologique lèverait tous les doutes.

Le *phagédénisme chancrelleux* et le *phagédénisme syphilitique* non compliqué d'ulcère tropical sont faciles à diagnostiquer.

Mais le diagnostic devient des plus difficile lorsque l'ulcère tropical est en voie de guérison, car, à ce moment, l'exsudat a disparu ; c'est alors qu'il faudra interroger soigneusement le malade sur l'évolution de la lésion et sur ses antécédents. D'ailleurs, le diagnostic n'a plus alors qu'un intérêt rétrospectif, l'ulcère tropical étant transformé en plaie banale.

Le diagnostic précis est également difficile lorsque l'ulcère tropical se développe sur une ulcération syphilitique ou lépreuse préexistante, et souvent l'on méconnaît la coexistence des lésions qu'un examen attentif du malade et la recherche des antécédents permettent cependant d'affirmer ; le fait est fréquent pour la syphilis : c'est ainsi que, si chez des sujets sur lesquels tous les pansements et médicaments externes n'ont pas réussi à guérir l'ulcération, on vient à administrer le traitement antisyphilitique, l'ulcération guérit rapidement, quel que soit le traitement externe employé. Ces faits pourraient faire admettre que, dans nombre de cas, la syphilis est seule en cause, et que beaucoup d'ulcérations classées comme ulcères tropicaux ne sont, en réalité, que des ulcères syphilitiques (Jeanselme) (1). Or il n'en est rien, car la coexistence des deux affections est parfaitement établie. Il existe des cas où, après une amélioration très rapide par le traitement antisyphilitique, l'ulcération reste stationnaire et ne guérit que par un traitement externe vigoureux. En outre, dans des ulcérations ayant guéri par la simple application du traitement mercuriel, nous avons constaté l'association spiro-bacillaire ; dans ce dernier cas, il semble que, le terrain sur lequel évoluaient les microorganismes

____

(1) Jeanselme, *Cours de dermatologie exotique*, 1904.

venant à être modifié, l'ulcère tropical reprend son évolution naturelle vers la guérison.

Pronostic. — Lorsque la plaie est pansée avec soin et que l'état général est bon, la guérison rapide est pour ainsi dire la règle; mais le défaut de pansement ou les pansements malpropres, comme ceux appliqués par les indigènes des pays chauds, permettent à l'ulcère de passer à l'état chronique.

La forme grave qui envahit les tissus sous-cutanés a un pronostic particulièrement sérieux; la guérison peut n'être obtenue qu'au prix de cicatrices vicieuses ou même de déformations articulaires.

Traitement. — Le traitement est prophylactique et curatif.

Traitement prophylactique. — Des conditions dans lesquelles se développe l'ulcère tropical découlent les précautions prophylactiques.

Tout d'abord, on évitera que les individus portant des plaies de jambe ne soient employés au travail des rizières ou des terres humides; en tout cas ils ne se livreront à ces travaux qu'après application d'un pansement occlusif.

Le port de jambières, de sandales, en diminuant les chances de lésions cutanées, diminue la fréquence des cas de phagédénisme, ainsi que l'a prouvé l'expérience.

Le phagédénisme étant contagieux, les malades devront être l'objet d'un isolement relatif, et dans les hôpitaux des salles spéciales devront leur être réservées.

Traitement local. — Comme traitement local, on a essayé avec succès tous les pansements antiseptiques possibles; aussi nous garderons-nous bien de les passer en revue; nous devons cependant déclarer que l'iodoforme et les pansements humides au sublimé doivent être complètement rejetés de la thérapeutique des ulcères tropicaux; l'usage prolongé de ces substances provoque très souvent des érythèmes avec vésicules, et nous avons vu parfois l'ulcération non seulement ne pas guérir, mais encore s'étendre avec ces pansements.

Les indications à remplir sont les suivantes :

1º Désinfecter la plaie et la débarrasser des microbes d'infection secondaire et de ceux qui causent l'ulcère tropical, en un mot la transformer en plaie simple ;

2o Exciter la vitalité des tissus et favoriser l'épidermisation de la plaie.

1° *Désinfection de la plaie*. — Les auteurs ont eu recours au thermocautère, au curettage, à l'application de pansements antiseptiques.

Le thermocautère, à notre avis, est dangereux ; dans l'impossibilité où l'on se trouve de détruire complètement les agents de l'ulcère tropical, on risque, après la chute de l'escarre, de se trouver en présence d'une ulcération phagédénique beaucoup plus grande que la première.

Le curettage n'est pas passible du même reproche, mais nous paraît exceptionnellement indiqué.

L'ébouillantement, souvent très douloureux, ne semble pas devoir être employé d'une manière courante.

Les attouchements à la teinture d'iode, à l'alcool phéniqué fort, suivis de pansements fréquents à l'eau bouillie, donnent de très bons résultats.

L'emploi de l'eau oxygénée donne des résultats remarquables ; à défaut d'eau oxygénée, on peut avoir recours au permanganate de potasse en solution faible. Ce dernier médicament peut être utilisé, en solution forte à 1 p. 15, en attouchements suivis d'applications de pansements à l'eau bouillie ; mais les résultats obtenus par l'emploi du permanganate de potasse sont moins bons que ceux donnés par l'usage de l'eau oxygénée. Dans le même ordre d'idées, on peut utiliser le peroxyde de zinc et le perborate de soude, mais en ayant soin de déterger très soigneusement la surface de l'ulcère.

Lorsqu'il s'agit d'ulcères tropicaux proliférants, on peut utiliser avec avantage le traitement de Jules Félix (de Bruxelles) : les ulcères sont cautérisés avec une pâte ainsi composée :

<pre>
Farine de froment........................ 112 grammes.
Amidon..................................   45   —
Sublimé corrosif. ⎫
Aristol.   ⎬ āā....................   1   —
Cocaïne.   ⎭
Bromure de camphre.   ⎫
Acide phénique cristallisé.   ⎬ āā............   10   —
Chlorure de zinc sec.................... 120   —
</pre>

Avec un peu d'eau distillée, on fait une pâte à laquelle on ajoute de la glycérine pour la rendre plus malléable. La pâte est étendue sur la plaie sur une épaisseur de 2 à 3 millimètres, puis un pansement ouaté est appliqué. Ce pansement est changé toutes les vingt-quatre heures, jusqu'à ce que l'escarre atteigne les tissus sains ; à chaque changement de pansement, on dissèque par tranches la surface cautérisée. Une fois les tissus malades complètement détruits, la plaie est pansée tous les deux ou trois jours avec de la gaze imbibée de glycérine phéniquée à 2,5 p. 100. L'escarre se détache du sixième au septième jour ; les mêmes pansements à la glycérine phéniquée sont continués jusqu'à guérison.

L'exposition à la lumière solaire, utilisée par les médecins chinois, a été appliquée avec succès par Fontoynont et par Forest (1) ; on peut l'associer à des badigeonnages de la plaie avec une solution d'éosine.

Nous avons obtenu également de bons résultats avec l'air chaud.

Mais ce qu'il ne faut pas perdre de vue, c'est que, dans la grande majorité des cas, avec des pansements à l'eau stérilisée ou bouillie, on guérit très facilement les ulcères tropicaux.

2° *Excitation de la vitalité des tissus.* — Dans les ulcères chroniques, même après la désinfection de la plaie, celle-ci a peu de tendances vers la guérison ; les bourgeons charnus qui la recouvrent restent pâles. On peut avoir recours, pour exciter leur vitalité, à des attouchements à la teinture d'iode, au nitrate d'argent, au chlorure de zinc, à des pansements à l'onguent styrax, à l'occlusion de la plaie avec des sparadraps divers (diachylum, de Vigo, de Vidal). Nous avons obtenu d'excellents résultats avec les pansements faits avec une solution picriquée saturée, de moins bons avec l'ichtyol en solution ou en pommades.

Dans certains cas, particulièrement rebelles, il peut être indiqué de faire des scarifications ou même un curettage de la plaie.

Lorsque cette dernière est très étendue, il y a avantage à pratiquer des greffes ou une autoplastie ; on évite ainsi une durée trop considérable de la lésion et la possibililté de rétractions cicatricielles.

Bruas (2) avait obtenu, par l'application de la méthode de Bier,

(1) Forest, *Revue de médecine et d'hygiène tropicales.* 1905.
(2) Bruas, *Bulletin médical de l'Indo-Chine française.* 1907.

des résultats remarquables; malheureusement ces résultats n'ont pas été confirmés par d'autres auteurs (Degorce) (1), et nous-même, nous n'avons jamais obtenu de résultats bien appréciables par l'emploi de cette méthode.

Traitement des complications. — Quant aux complications dues à la marche envahissante de l'ulcération (arthrites, adhérences tendineuses, rétractions tendineuses et cutanées), elles nécessitent un traitement particulier. Les autoplasties cutanées et tendineuses présentent souvent de grosses difficultés dans les cas de ce genre, à cause du peu de vitalité des tissus.

Enfin, lorsque les articulations sont ouvertes et que les os sont détruits, on peut être conduit à pratiquer des résections ou des amputations.

De la marche chez les individus atteints d'ulcère tropical des membres inférieurs. — Une question qui se pose est celle-ci : doit-on laisser marcher les individus atteints d'ulcère tropical des membres inférieurs? Sans doute le repos au lit hâte la guérison dans des proportions considérables ; en tous les cas dans certaines plantations, dans certaines exploitations agricoles où les coolies pas trop malades doivent continuer leurs travaux, il y a intérêt à rendre le pansement appliqué imperméable ; on peut alors, après avoir recouvert la plaie d'une poudre (peroxyde de zinc par exemple) et d'une feuille de coton stérilisé, maintenir celle-ci soit avec du stérésol, soit avec le mélange de Tochndnowsky :

```
Iodol.........................................  5gr,00
Glycérine pure...............................  0gr,50
Poudre de gomme arabique....................  1gr,00
Alcool absolu...............................  35gr,00
```

Traitement général. — Il ne faut pas oublier que l'ulcère phagédénique apparaît le plus ordinairement chez des individus débilités, par le paludisme en particulier; il est donc de la plus haute importance de soigner l'état général de tels malades : le quinquina, le fer, l'arsenic sont alors particulièrement indiqués.

Lorsque l'ulcère tropical se développe sur des lésions syphilitiques, ou même chez un syphilitique, il est indispensable de sou-

(1) Degorce, *Revue médicale de l'Indô-Chine française*, 1909.

mettre le malade au traitement antisyphilitique ; sans cela, le traitement local de l'ulcère en déterminera bien la désinfection, mais l'ulcération peut rester atone ; enfin nous savons que des ulcères tropicaux développés sur des ulcérations syphilitiques peuvent guérir par le seul traitement antisyphilitique (1).

(1) Étant donnés les bons résultats obtenus par le traitement local des lésions spirillo-bacillaires (stomatites ulcéro-gangreneuses, angines de Vincent, etc.) par le 606, notre maître le Dr Darier a appelé notre attention sur le traitement possible des ulcères phagédéniques par ce médicament. Nous nous proposons de l'appliquer systématiquement dans les cas que nous aurons l'occasion d'observer.

CHAPITRE III

LES GRANDS ABCÈS DU FOIE DANS LES PAYS CHAUDS

Définition. — Historique. — Étiologie : conditions climatériques, conditions indi-
viduelles, rôle du paludisme, rôle de l'alcoolisme, rôle de la dysenterie, rôle des
autres infections intestinales, rôle de l'opiomanie ; causes supplémentaires. —
Anatomie pathologique : abcès unique, abcès multiples ; siège ; caractères du pus,
microorganismes et bactéries ; stérilité des abcès du foie ; cavité de l'abcès ; parois ;
état du foie ; lésions microscopiques ; migration des abcès. — Pathogénie : voies
d'infection du foie (sanguine et lymphatique).

Définition. — Les suppurations hépatiques succèdent toujours à une infection et peuvent reconnaître des causes variées :
traumatismes et en particulier traumatismes craniens, plaies infectées, rupture du foie, corps étranger, calcul hépatique, parasites,
infection biliaire, kyste hydatique suppuré, infections générales
[fièvre typhoïde, septicémie d'origine appendiculaire, pyohémie,
infection puerpérale, grippe, anthrax (Ricard)] ; mais ces divers
abcès sont beaucoup moins fréquents que ceux qui se développent
chez des malades ayant séjourné plus ou moins longtemps dans
les pays chauds. A ces abcès, qui, par les conditions étiologiques dans lesquelles ils se produisent, ont pu être considérés
comme une forme spéciale, on donne le nom d'*abcès tropicaux
du foie*, ce qui ne veut pas dire que, dans les pays tropicaux, les
diverses suppurations hépatiques succédant aux diverses causes
que nous venons de signaler ne puissent pas, mais beaucoup
plus rarement, se rencontrer.

Ces abcès tropicaux peuvent également, comme toutes les suppurations hépatiques, être constitués soit par des collections
presque microscopiques, soit au contraire par une ou plusieurs
collections volumineuses.

Les petits abcès relèvent de la septicémie ou des angiocholites ;

nous ne les étudierons pas. Nous n'aborderons l'étude que des grandes suppurations hépatiques, et comme, dans les pays chauds, la variété dite abcès tropical consécutive à la dysenterie est la plus fréquente de beaucoup, c'est elle que nous aurons surtout en vue dans notre description.

Historique (1). — Hippocrate (2), Celse (3), Arétée (4), Galien (5), dans l'antiquité, ont décrit les abcès du foie; leur description est reprise par les auteurs tels que Oribase (6), Paul d'Égine (7). Les médecins arabes Avicenne (8), Hali-Abbas (9), Albucasis (10), les étudient avec soin. Puis aucune étude originale n'en est plus faite jusqu'à Bonet (11), Ambroise Paré (12), Fabrice d'Aquapendente (13), Fabrice de Hilden (14) et Boerhave (15). Signalons que le Hollandais Bontius avait appelé l'attention sur les hépatites suppurées des Indes orientales dès 1745.

Pringle (16), de la Motte (17), J.-L. Petit (18) et Petit (le fils) (19), Morand (20), David (21), publient d'intéressantes études et observations sur l'hépatite suppurée. Pouppée-Desportes (22), Fermin (23),

---

(1) Pour plus de détails sur l'historique, consulter le remarquable *Traité de l'hépatite suppurée des pays chauds* de Bertrand et Fontan (1895).

(2) Hippocrate, *Traduction Littré*, t. V, p. 423; t. VII, chap. xxvii, xxviii, xxix.

(3) Celse, *Édition de l'Encyclopédie*, 1837, p. 157, liv. IV, chap. iii.

(4) Arétée, liv. I, chap. xiii, *De causis et notis diuturnum morborum*.

(5) Galien, chap. viii, liv. V, *Traduction Daremberg*, 1856, p. 11.

(6) Oribase, *Synops. ad Eusthatium filium*.

(7) Paul d'Égine, lib. III, chap. xlvi.

(8) Avicenne, *Canon medicinal*, lib. III, fen. xiv, tract. 3.

(9) Hali-Abbas, *Pratique*, liv. IX, chap. lxxv. — (10) Albucasis, vol. I, cités tous deux par Allan Webb, *Pathologia indica*, Calcutta, 1848.

(11) Bonet, *Sepulchretum*, t. II, sect. XVII.

(12) Ambroise Paré, *Œuvres*, liv. X.

(13) Fabrice d'Aquapendente, *Œuvres*, 1670.

(14) Fabrice de Hilden, *Opera*, Francfort-sur-le-Mein, 1646.

(15) Boerhave, *Commentaires de Van Swieten sur Boerhave*, Paris, 1758.

(16) Pringle, *Observations sur les maladies des armées*, 1752.

(17) De la Motte, *Traité complet de chirurgie*, 3e édit., par Sabatier, 1771, t. I.

(18) J.-L. Petit, *Mém. de l'Académie royale de chirurgie*, t. I, 1774.

(19) Petit (fils), *Ibid.*, t. IV, 1774.

(20) Morand, *Ibid.*

(21) David, *Prix de l'Académie de chirurgie*, t. IX et X, 1778.

(22) Pouppée-Desportes, *Histoire des maladies de Saint-Domingue*, Paris, 1770.

(23) Fermin, *Traité des maladies les plus fréquentes à Surinam*, Maëstricht, 1764.

Bajon (1), Lind (2), Clarck (3), Fontana (4), mentionnent à nouveau les abcès du foie des pays chauds ; c'est le moment où les peuples d'Occident deviennent colonisateurs ; les observations d'hépatite suppurée des pays tropicaux vont se multiplier, grâce aux travaux surtout des médecins anglais Girdlestone (5), William Hunter (6), Curtis (7), Marshall (8), Annestley (9).

En France, nous devons citer les travaux de Valleix (10), Fauconneau-Dufresne (11), Larrey (12), Campet (13). Puis les recherches sur l'hépatite suppurée se multiplient, et l'énumération des ouvrages publiés depuis cette époque deviendrait fastidieuse ; aussi citerons-nous simplement le traité de Budd (14), où il attribue l'origine des abcès du foie à la résorption septique intestinale, les travaux de Laveran, Haspel, qui attribue un rôle considérable au paludisme ; Catteloup, Cambay (15), Rouis (16), Dutrouleau (17), Fayrer (18), Allan Webb, Morhead (19), Kelsch et Kiener (20), etc.

Avec Kartulis (1887), les rapports entre la dysenterie et les abcès tropicaux du foie se précisent ; cet auteur décrit dans

(1) Bajon, *Mémoires pour servir à l'histoire de Cayenne et de la Guyane française*, 1777.

(2) Lind, *An essai on diseases incidental to Europeans in hot climates*, 1771.

(3) Clarck, *Obs. on the diseases in long voyages in hot climates*, 1773.

(4) Fontana, *Des maladies qui attaquent les Européens dans les climats chauds*, Paris, 1818.

(5) Girdlestone, *Essays on the hepatitis*, 1788.

(6) William Hunter, *An essay on the diseases incidental to Indian seemen or lascars on long voyages*, Calcutta, 1804.

(7) Curtis, *An account of the diseases of India*, Édimbourg, 1807.

(8) Marshall, *Notes on the med. topogr. of Ceylon*, London, 1821.

(9) Annestley, *Sketches of the most preval. dis. of India*, 1829 ; *Researches into the causes, nat.*, 1828.

(10) Valleix, *Guide du médecin praticien*, 1845.

(11) Fauconneau-Dufresne, *Soc. de méd. de Paris*, 1846.

(12) Larrey, *Clinique chirurgicale*, 1829.

(13) Campet, *Traité pratique des maladies graves des pays chauds*, 1802.

(14) Budd, *On diseases of the Liver*, 1845.

(15) Cambay, *Recueil des mémoires de médecine, de chirurgie et de pharmacie militaires*, 1842, 1843, 1845, 1851.

(16) Rouis, *Recherches sur les suppurations endémiques du foie*, 1860.

(17) Dutrouleau, *Traité des maladies des Européens dans les pays chauds*, 1868.

(18) Fayrer, *Tropical diseases*, 1881.

(19) Morhead, *The Madras quartely medical Journal*, 1839.

(20) Kelsch et Kiener, *Traité des maladies des pays chauds*, 1889.

le pus hépatique les mêmes amibes qu'il avait rencontrés dans les selles dysentériques (1).

Osler (2), Lutz (3), Nasse (4), Eichelberg (5), Edwards et Watermann (6), Councilman et Lafleur (7) confirment ces résultats.

Zancarol (8) trouve dans les abcès du foie les mêmes streptocoques qu'il avait rencontrés dans des cas de dysenterie et leur attribue la formation de ces suppurations.

, Puis les recherches ultérieures précisent davantage les rapports de la dysenterie et des abcès tropicaux du foie, ainsi que le rôle des amibes, et l'expérimentation confirme, ainsi que nous le verrons plus loin, les données de la clinique. Cependant Pétrides (9) attribue encore au streptocoque la dysenterie des pays chauds et déclare avoir rencontré ce microbe dans le pus des abcès du foie et dans le sang.

Géographie. — Kelsch et Kiener ont montré que l'hépatite suppurée des pays chauds n'avait ni foyers endémiques, ni épidémies propres, et que, partout et toujours, elle accompagnait la dysenterie. C'est ainsi que l'abcès tropical du foie est surtout fréquent en Asie (Perse, Indes, Ceylan, Indo-Chine, côte méridionale de Chine, Japon, Philippines); mais il paraît moins fréquent aux Indes occidentales qu'en Extrême-Orient (P. Manson) (10).

On le rencontre fréquemment en Afrique (Égypte, Madagascar, île Maurice, Sénégal, Gabon).

En Amérique, il a été observé assez souvent au Mexique, dans l'Amérique centrale, au Chili, au Pérou.

---

(1) Kartulis, *Centralblatt f. Bakt.*, Bd. II, p. 745, 1887 ; *Virch. Arch.*, 1889, Bd. CXVIII, p. 97 ; *Centralbl. f. Bakt.*, Bd. XXXVII, 1904 ; *Congrès égyptien de médecine*, 1903.

(2) Osler, *Centralbl. f. Bakt.*, 1890, Bd. VII, p. 736.

(3) Lutz, *Ibid.*, 1891, Bd. X, p. 241.

(4) Nasse, *Deutsch. med. Wochenschr.*, 1891, n° 28, p. 881.

(5) Eichelberg, *Med. News*, 1891, n° 971, et *The med. News*, LIX, 1891, n° 8, p. 201.

(6) Edwards et Watermann, *Pacific medical Journal*, 1892.

(7) Councilman et Lafleur, *The John Hopkin's Hospital Reports*, 1891, 11.

(8) Zancarol, *Revue de chirurgie*, 1893, n° 8; le *Progrès médical*, 1895, n° 24, p. 393.

(9) Pétrides, *Annales de micrographie*, 1898.

(10) P. Manson, *Maladies des pays chauds*, 4° édit.

En Australie (partie nord) et en Nouvelle-Calédonie, l'hépatite suppurée est assez fréquente.

Enfin, dans l'Europe méridionale (Italie, Grèce, Roumanie, sud de la Russie), on en observe des cas de temps à autre.

Étiologie. — Conditions climatériques. — Les abcès du foie se développent surtout chez des individus habitant ou ayant habité des régions chaudes et humides ; ils ont tendance à se déclarer aux changements de saison et en particulier au début de la saison froide.

Race. — Les Européens paient un lourd tribut à l'affection, tandis que les indigènes sont moins souvent atteints, et, lorsqu'ils le sont, l'évolution chez eux de l'hépatite suppurée est ordinairement plus lente et plus bénigne. Cependant certaines races d'indigènes seraient plus sensibles les unes que les autres ; c'est ainsi que, chez les indigènes de la Nigeria, l'abcès du foie serait plus commun que chez les indigènes de l'Inde (Rées, cité par P. Manson). A quelles causes doit-on attribuer l'immunité, toute relative d'ailleurs, dont jouissent les indigènes ?

Il est indiscutable que l'Européen est déprimé par le climat chaud et humide de la zone tropicale ; mais trop souvent il ne sait pas, dans ces régions, observer une hygiène convenable ; il irrite son estomac et son intestin par une nourriture excessive, trop épicée ; il surmène son foie par une alimentation fournissant trop de déchets toxiques, et très fréquemment il abuse des boissons alcooliques.

La rareté relative de l'alcoolisme chez les indigènes est certainement, comme nous le verrons, un facteur de la moindre fréquence chez eux de l'hépatite suppurée, mais ce n'est pas le seul, il faut tenir compte également de ce que la dysenterie, qui joue un rôle primordial dans l'apparition de cette affection, est ordinairement chez les indigènes très bénigne et de courte durée, quoique très fréquente. On a voulu voir également dans la nourriture des indigènes une cause de la rareté des abcès tropicaux du foie chez eux ; or cette nourriture est bien souvent composée d'aliments qui ne sont pas de toute première fraîcheur et contiennent des substances toxiques dues à des fermentations ; mais très probablement il existe une accoutumance à cette intoxication, et le foie détruit les poisons ingérés sans réagir d'une manière pathologique.

Les Européens sont surtout frappés au début de leur séjour colonial (d'un an et demi à trois années après leur arrivée)*; c'est à cette époque d'ailleurs qu'ils sont le plus facilement victimes de la dysenterie ; plus tard, ce sont les surmenés, les déprimés par les excès ou les maladies, qui sont atteints d'abcès hépatique ; cette règle souffre cependant d'assez nombreuses exceptions.

Sexe. — L'abcès du foie est rare chez la femme ; faut-il y voir une différence due à ce que la femme se livre à des travaux moins pénibles, ou que chez elle l'alcoolisme est plus rare, ce qui reviendrait à admettre que le sexe n'a aucune influence (J.-L. Faure et G. Labey) ?

Au Tonkin, c'est à peine si nous avons rencontré 1 cas chez les femmes pour 6 cas chez les hommes, et les femmes indigènes se livrent à des travaux pénibles ; l'alcoolisme, par contre, paraît jouer un rôle considérable.

Age. — L'hépatite suppurée se rencontre surtout de vingt à quarante ans ; on l'a signalée cependant chez de jeunes enfants [Boucher (1), huit mois ; Brovon, douze mois] ; par contre, après soixante ans, cette affection est d'une extrême rareté.

Rôle du paludisme. — On a voulu anciennement incriminer le paludisme comme cause de l'abcès tropical, mais actuellement cette opinion n'est plus admise. Tomaselli (2) cependant pense que, dans certains cas, c'est le paludisme qu'il faut incriminer.

Le paludisme agit comme cause prédisposante en affaiblissant l'organisme et en altérant le parenchyme hépatique ; d'ailleurs l'hématozoaire de Laveran n'est pas un parasite pyogène.

Certains auteurs décrivent une dysenterie palustre s'accompagnant de lésions de la muqueuse [Grall (3), Kergroten, Garnier,

(1) Boucher. *Caducée*, p. 193, 1909.
(2) Tomaselli, *Gaz. degli Ospedali*, 26 mars 1899.
(3) Grall, *Traité de pathologie exotique*, 1910.

Bernardo Sichavozzi]; comme toute dysenterie, elle semblerait pouvoir se compliquer de suppuration hépatique ; or aucun cas de ce genre n'a été signalé à notre connaissance et, de plus, l'existence de la dysenterie paludéenne est loin d'être prouvée d'une manière irréfutable.

Rôle de l'alcoolisme. — L'alcoolisme joue un grand rôle dans l'apparition de l'hépatite suppurée. Sachs a insisté particulièrement sur cette influence de l'alcool, et Waring (cité par P. Manson) déclare que 65 p. 100 des abcès du foie se rencontrent chez des alcooliques. Hâtons-nous de dire que l'alcoolisme n'existe pas constamment à l'origine de tout abcès du foie et que nous avons opéré plusieurs personnes qui étaient d'une sobriété exemplaire.

C'est surtout lorsque l'alcoolisme commence à léser le foie, au moment où celui-ci est le siège de poussées congestives que l'abcès a le plus de chance de faire son apparition ; c'est ce qui explique la rareté relative de la cirrhose du foie constatée au cours des interventions ou des autopsies. Les vieux alcooliques à foie rétracté nous ont paru moins prédisposés à l'hépatite suppurée ; il semble que le tissu cirrhotique soit un mauvais terrain pour l'évolution de l'abcès.

Ce qui prouve bien que, chez les Européens, l'alcoolisme joue un rôle important, c'est que, chez les indigènes, la prédisposition aux abcès du foie augmente lorsqu'ils prennent les habitudes européennes et se livrent aux boissons alcooliques. Giordano attribue à l'alcoolisme le nombre croissant des abcès du foie observés en Italie.

Rôle de la dysenterie. — Cambay et Dutrouleau ont bien mis en évidence le rôle joué par la dysenterie dans l'éclosion des abcès hépatiques. Kelsch et Kiener, reprenant cette question, établissent que dans 75 p. 100 des cas d'abcès tropical du foie on retrouve des antécédents dysentériques. Kruse et Pasquale (1) réussissent, par l'injection du pus stérile d'abcès hépatique, à reproduire chez le chat une dysenterie amibienne et en concluent que l'*Amœba dysenteriœ* est non seulement la cause de

____

(1) Kruse et Pasquale, *Zeitschr. f. Hygiene*, Bd. XVI, 1894, n° 1. — Kruse, *Deutsche med. Wochenschr.*, 1893, n°ˢ 15 et 16.

la dysenterie des pays chauds, mais encore des abcès hépatiques post-dysentériques. Babès et Sigura (1), Manner (2), Fajardo (3), Peyrot et Roger (4), Buxton (5), Poteienki (6), etc., confirment les recherches précédentes ; enfin Rist et Boudet ont reproduit expérimentalement l'abcès hépatique amibien chez le chat.

Mais il n'existe pas qu'une dysenterie, et les recherches récentes ont montré que toutes les variétés de dysenteries étaient susceptibles de se compliquer d'une suppuration hépatique. Laissant de côté la dysenterie paludéenne, dont nous avons déjà parlé et qui ne paraît pas entraîner à sa suite d'abcès du foie, les dysenteries amibienne, bacillaire, à *Balantidium coli*, bilharzienne, peuvent se compliquer de suppuration hépatique.

La *dysenterie amibienne* est causée par une amibe spéciale (*Amœba dysenterica* de Councilman et Lafleur ; *Entamœba histolytica* de Schaudinn). C'est cette même amibe qui a été retrouvée par Kartulis dans le pus des abcès du foie et dans les selles des dysentériques ; nous avons vu que les expériences de Kruse et Pasquale, Rist et Boudet avaient confirmé le rôle de l'*Entamœba histolytica* dans la genèse de l'hépatite suppurée des pays chauds. Citons encore les expériences de Marchoux, qui a provoqué chez le chat l'abcès du foie secondaire à la dysenterie amibienne et, avec le pus amibien de ces abcès hépatiques expérimentaux, donna la dysenterie au chat.

La *dysenterie bacillaire*, qui peut être due à des microbes plus ou moins voisins (*bacille du type Shiga, bacille du type Flexner*), est surtout une affection des pays tempérés, évoluant d'une manière épidémique, mais susceptible cependant de se rencontrer dans les pays tropicaux. Tandis que la dysenterie amibienne se complique très fréquemment d'abcès de foie, la dysenterie bacillaire ne paraît qu'exceptionnellement être suivie de cette complication, qui se produirait surtout à la faveur des infections secondaires. Le pus hépatique, à côté du bacille dysentérique,

(1) Babès et Sigura, *Annales de l'Instit. pathol. et bact. de Bucarest*, 1895, p. 24.
(2) Manner, *Wiener klin. Wochenschr.*, 1906, n°s 8 et 9.
(3) Fajardo, *Centralblatt f. Bakt.*, 1896, Bd, XIX, n° 20, p. 753.
(4) Peyrot et Roger, *Gazette des hôp.*, 1896, p. 435.
(5) Buxton, *Proceedings of the pathological Society of Philadelphia*, 1er janvier, 1899.
(6) Poteienki, *Meditz obozrenil*, 1899, p. 530.

renferme des microbes divers ; l'existence du seul bacille dysentérique dans ce pus est très rare. Dopter (1), Bertrand (2), Widal et Martin, Chantemesse ont apporté des exemples d'hépatite suppurée consécutive à la dysenterie bacillaire.

La *dysenterie due au Balantidium coli* peut aussi s'accompagner d'abcès du foie (Winogradow).

La *dysenterie bilharzienne* peut se compliquer d'abcès du foie [Adamides (3), Ali-Labir (4)].

La dysenterie n'est pas toujours facile à retrouver dans les antécédents des malades ; souvent cette affection est oubliée par eux, parce qu'elle n'a duré que peu de temps et a été prise pour une diarrhée simple, ou tout simplement parce que cette affection a pu rester pour ainsi dire à l'état latent. Combien de fois n'avons-nous pas constaté au microscope, dans les selles de malades n'ayant pas cliniquement la dysenterie, la présence de l'*Entamœba histolytica*. C'est ainsi que, chez un malade ayant un abcès du foie et qui déclarait n'avoir jamais eu la dysenterie, mais par contre des selles dures et entourées de glaires, nous avons rencontré à l'examen microscopique des amibes dysentériques. Vincent (5) a constaté, chez des individus guéris d'une dysenterie amibienne antérieure, la présence d'amibes dix et onze mois après la disparition des troubles intestinaux.

Dans d'autres cas, ce n'est qu'à l'autopsie, à l'examen de l'intestin présentant soit des ulcérations, soit des cicatrices, qu'il est possible de porter ce diagnostic rétrospectif de dysenterie [Neid Macleod (6), Zancarol].

Ces particularités nous expliquent les chiffres différents donnés par les auteurs lorsqu'il s'agit de l'appréciation de la proportion des antécédents dysentériques dans les abcès du foie (Kartulis, 55 à 60 p. 100 ; Zancarol, 59 p. 100 ; Rogers, 95 p. 100).

Ordinairement la dysenterie précède de quelques semaines l'apparition de l'hépatite suppurée, parfois de plusieurs mois. Certains auteurs ont signalé la coïncidence possible de l'apparition de l'abcès hépatique et de la dysenterie ; quelques-uns

(1) Dopter, *les Dysenteries*, 1909, 125.
(2) Bertrand, *Caducée*, 19 févr. 1907.
(3) Adamides, *Congrès de médecine égyptien du Caire*, 1902.
(4) Ali-Labir, *Ibid.*
(5) Vincent, *Soc. de biol.*, 10 février 1909.
(6) Neid Macleod, *Brit. med. Journ.*, 26 oct. 1894.

même ont cité des faits d'abcès précédant l'apparition de la dysenterie. Jeanselme et Rist (1) déclarent que, jusqu'à présent, « on n'a jamais encore fourni la preuve d'une pareille antécédence » ; cette antécédence cependant n'est pas à rejeter, étant donnée la latence possible de l'amibiase intestinale avant l'éclosion d'accidents dysentériques.

La possibilité d'une période parfois fort longue [vingt et un ans, dans un cas de Pel (2), vingt-quatre ans dans un cas de Bitot (3)] s'écoulant entre la guérison clinique de la dysenterie et l'apparition des premiers symptômes de l'hépatite suppurée s'explique facilement par la connaissance des faits de dysenterie latente, où, après la guérison apparente de l'affection, on retrouve encore dans les selles des amibes dysentériques, et à l'autopsie des ulcérations intestinales encore en évolution. Mais, dans certains cas, ne serait-il pas possible de donner une autre explication de cette période de latence ? Une malade d'une quarantaine d'années, que nous avons opérée d'hépatite suppurée, avait séjourné quatre années auparavant à Panama, où elle avait contracté une dysenterie, à la suite de laquelle elle avait présenté plusieurs poussées de congestion hépatique fébriles et graves ayant nécessité son rapatriement. Une quinzaine de jours après son arrivée en France, elle avait été complètement guérie et ne s'était jamais ressentie de sa maladie antérieure. Après un séjour de trois ans et demi en France, elle arrive au Tonkin, ayant fait un voyage pénible à cause de la chaleur très élevée ; peu de jours après son débarquement, elle est prise de fièvre, de vagues douleurs dans l'hypocondre droit. A l'examen, nous constatons une légère hypertrophie du foie et une sensibilité assez vive de toute la région ; une ponction exploratrice confirme le diagnostic d'abcès du foie. Or, au cours de l'intervention pratiquée, il fut possible d'ouvrir une collection du volume d'une mandarine siégeant dans la partie antérieure du lobe droit, près de la ligne mamelonnaire ; cette collection était limitée par une coque épaisse et constituée par un liquide séreux de coloration foncée contenant des débris caséeux. En arrière de cette collection existait un abcès du volume d'une orange, séparé du premier par une épaisseur de deux travers de doigt de parenchyme hépatique sain ; c'est dans

(1) Jeanselme et Rist, *Traité des maladies tropicale* 1909.
(2) Pel, *Berliner klin. Wochenschr.*, 1904.
(3) Bitot, Rabère et Angistron, *Soc. d'anat. et de phys de Bordeaux*, 1910.

ce deuxième abcès qu'avait été faite la ponction exploratrice. On peut très bien admettre qu'il s'agissait de deux collections anciennes, dont l'une se serait réinfectée sous une influence quelconque. Legrand (1), d'ailleurs, admet que la grippe peut provoquer « le réveil d'abcès latents du foie depuis un séjour datant de trois, cinq, six ans, dans les pays chauds où une dysenterie avait été contractée »; dans le cas de Bitot, l'abcès paraît avoir été réveillé par la grippe vingt-quatre ans après.

D'ailleurs, comme nous le verrons à la pathogénie, au début l'abcès est formé par un foyer nécrosique peu volumineux, susceptible de rester latent un temps plus ou moins long, et même de se résorber et de se cicatriser. Ce nodule peut toujours s'infecter avant sa cicatrisation complète, mais cette infection peut ne se réaliser que fort tard après sa formation; il n'en est pas moins certain que la dysenterie a été le point de départ de l'abcès.

Toutes les formes de la dysenterie ne sont pas susceptibles de se compliquer au même degré d'hépatite suppurée; c'est ainsi que la dysenterie aiguë est fréquemment notée à l'origine des abcès tropicaux du foie, tandis que la dysenterie chronique entraîne rarement cette complication; de plus, on peut dire que, sauf exceptions rares, c'est la dysenterie amibienne qui est la cause de l'hépatite suppurée des pays chauds.

Mais, si la dysenterie amibienne est l'apanage des pays tropicaux, et si, dans la plupart des cas de dysenterie amibienne observés dans les pays tempérés sur des sujets n'ayant jamais séjourné aux colonies, on retrouve la contagion par des dysentériques amibiens rapatriés des colonies [Dopter (2), Lemoine (3)], par des «porteurs d'amibes », il n'en est pas moins vrai que Caussade et Joltrain (4) ont vu un abcès du foie consécutif à une dysenterie amibienne survenue chez un sujet habitant Paris et n'ayant jamais été en contact avec un colonial.

D'ailleurs un autre cas de dysenterie amibienne contracté à Paris en dehors de tout contact avec un colonial a été également rapporté par Laperche (5).

(1) Legrand, *Comptes rendus du Iᵉʳ Congrès égyptien de médecine et de chirurgie,* Le Caire, 1905.

(2) Dopter, *Société méd. des hôpitaux*, 28 oct. 1904.

(3) Lemoine, *Société médicale des hôpitaux*, 8 mai 1908.

(4) Caussade et Joltrain, *Société médicale des hôpitaux*, févr. 1907.

(5) Laperche, *Thèse de Paris*, 1909.

Rôle des autres infections intestinales. — Les diverses infections intestinales autres que les dysenteries sont susceptibles, dans les climats tropicaux, de donner naissance aux grands abcès du foie, c'est ainsi que l'on a signalé plusieurs cas de fièvre typhoïde ayant été suivis de cette complication. Giordano a appelé l'attention sur la fréquence, en Italie, de gros abcès du foie consécutifs à des entérites sans amibes.

Rôle de l'opiomanie. — Pour Gaide (1), l'hépatite suppurée serait assez fréquente chez les intoxiqués par l'opium, et, fait important à signaler, cette affection se présenterait alors sous une forme insidieuse et torpide ; elle serait beaucoup plus grave que normalement.

A notre avis, l'opiomanie ne paraît jouer aucun rôle dans l'étiologie de l'abcès du foie, à moins qu'elle ne soit accompagnée d'alcoolisme ; étant donné le nombre considérable d'opiomanes, tant européens qu'indigènes, qui existent au Tonkin, les abcès du foie devraient être d'une fréquence extrême ; mais ce qui est vrai, c'est que l'hépatite suppurée a souvent une marche insidieuse et un pronostic plus grave chez les opiomanes.

Causes supplémentaires. — P. Manson insiste sur le rôle joué, en cas d'un foie prédisposé, par plusieurs causes diverses autres que la dysenterie, telles qu'un traumatisme, une augmentation de la congestion à la suite d'un refroidissement ou d'un excès, causes qui peuvent « suffire parfois à amener la suppuration ».

Rosette (*cité* par Legrand) a observé chez un dysentérique une contusion du foie qui a donné naissance à un abcès hépatique à amibes.

Le rôle joué par le refroidissement paraît confirmé par ce fait que les abcès tropicaux sont plus fréquents au moment des changements de saison, et en particulier au commencement de la saison froide.

Fraissinet (2) a signalé un abcès du foie consécutif à la distomatose hépatique. Malgré la fréquence de la distomatose hépatique dans les pays chauds, cette infection ne paraît pas souvent invoquée dans la genèse de l'abcès tropical.

(1) Gaide, *Bulletin médical de l'Indo-Chine française*, 1906.
(2) Fraissinet, *Annales d'hygiène et de médecine coloniales*, 1906, p. 595.

En résumé, les abcès tropicaux du foie sont dus à une infection le plus ordinairement amibienne ; cette infection se produit dans la très grande majorité des cas à l'occasion d'une dysenterie ; l'apparition de l'hépatite suppurée est favorisée par un état congestif du foie pouvant succéder soit à des excès de boisson ou alimentaires, soit à un refroidissement, soit à un traumatisme.

Reprenant une classification étiologique proposée par Dutrouleau, Le Dantec divise les abcès du foie des pays chauds en : abcès post-dysentériques et en abcès idiopathiques ou d'emblée, ces derniers étant presque toujours d'origine bactérienne ; cette division n'a aucune raison d'être conservée, car nombre d'abcès dysentériques sont, comme nous le verrons, amibo-bactériens, et un certain nombre bacillaires purs ; de plus, l'abcès idiopathique succède souvent à une infection intestinale ; il est souvent secondaire et ne mérite pas le nom d'abcès d'emblée ; en dernier lieu, au point de vue clinique, les abcès tropicaux du foie, quelle qu'en soit l'origine, évoluent suivant la même symptomatologie. Jaboulay (1), récemment, a émis l'opinion qu'il existait un abcès idiopathique des pays chauds, indépendant de la dysenterie, et que celle-ci pourrait même être secondaire à l'abcès par suite d'une thrombose des branches de la veine porte.

Anatomie pathologique. — L'anatomie pathologique des abcès du foie a été bien étudiée en France par Laveran, Rendu (2), Cornil et Ranvier, Kelsch et Kiener, Bertrand et Fontan, Chauffard, Gilbert et Surmont.

Nombre. — Les grands abcès tropicaux du foie sont le plus souvent uniques (69,5 p. 100 des cas environ) ; les abcès doubles se rencontrent dans 17,5 p. 100 des cas, les abcès triples dans 4,5 p. 100, les abcès multiples dans 8,5 p. 100. Mais ces chiffres, empruntés à la statistique de Rendu, n'ont rien d'absolu et varient avec les auteurs ; c'est ainsi que les abcès multiples figurent dans la statistique de Mondon pour 56 p. 100 des cas, et dans celle de Gaide pour 30 p. 100. Pour expliquer ces divergences, il faut tenir compte du fait suivant : si l'on intervient

---

(1) Jaboulay, *in* Thèse Lubet, Thèse de Lyon, 1907.
(2) Rendu, *Dictionnaire encyclopédique*.

d'une façon précoce, on peut ouvrir successivement deux ou trois poches voisines, qui, avec le temps, se seraient fusionnées en un abcès unique; la preuve en est fournie par la fréquente constatation, en cas d'abcès unique, de deux ou trois loges communiquant avec une cavité en général plus volumineuse. Dans le même ordre d'idées, Gaide signale qu'à l'hôpital militaire de Hanoï, où les interventions sont pratiquées d'une manière précoce, la statistique comporte 36 abcès multiples pour 30 abcès simples.

Le nombre des abcès multiples est variable : ordinairement limité à 2 ou 3, il peut atteindre le chiffre de 18 [Bertrand et Fontan (1)].

Siège. — Le lobe droit est atteint dans 97 p. 100 des cas [Fontan (2)], puis vient le lobe gauche; le lobe carré et le lobe de Spiegel ne sont atteints que d'une manière tout à fait exceptionnelle.

Les abcès siègent de préférence près de la face convexe (60 p. 100 des cas environ) ; mais l'abcès débute ordinairement à une certaine distance de la surface du foie, et ce n'est que dans la suite qu'il se porte vers l'une ou l'autre face ; aussi est-il difficile de conclure, dans nombre de cas, s'il s'agissait d'un abcès primitivement profond ou superficiel, ce qui donne peu de valeur aux statistiques qui ne comportent pas que des cas récents.

Disposition des abcès multiples. — Les abcès multiples peuvent être plus ou moins éloignés les uns des autres; en général, ils sont très rapprochés ; parfois il s'agit de multiples loges purulentes, rappelant un peu l'abcès aréolaire de Chauffard consécutif aux angiocholites infectieuses, abcès angiocholitique qui peut d'ailleurs se rencontrer dans les pays chauds, ainsi que nous en avons observé un exemple chez un Annamite à la suite d'une obstruction calculeuse.

Les abcès multiples débutent en général à la même époque, même s'ils sont très éloignés les uns des autres; mais, s'ils présentent souvent des variations dans leur développement, ils ont tendance à se fusionner lorsqu'ils sont voisins.

(1) Bertrand et Fontan, *Traité de l'hépatite suppurée des pays chauds*, 1895.
(2) Fontan, *Les grands abcès du foie*, 1909.

Volume. — Le volume des grands abcès tropicaux est des plus variable : atteignant ordinairement celui d'une grosse orange, il peut devenir plus considérable (8^l,500 de pus dans un cas de Lavigerie); plus un abcès a de durée, plus il a de chance d'acquérir un gros volume.

Caractères du pus. — Le pus a ordinairement un aspect caractéristique : il est épais, visqueux, d'une teinte brun-chocolat assez spéciale. « Il est si épais et si visqueux qu'il imbibe difficilement les pansements et s'étend sur la surface de la gaze comme la mélasse sur le pain, de sorte qu'au lieu de rester dans le pansement il s'écoule à l'extérieur » (**P. Manson**).

Souvent la couleur du pus n'est pas uniforme : le pus contenu dans les parties déclives, où il est mélangé avec des détritus hépatiques, est fréquemment plus coloré que les parties évacuées au moment de l'incision de la poche. Parfois il est mélangé de bile, et sa teinte varie du jaune au vert, avec présence de matières muqueuses; s'il y a beaucoup de bile, le pus peut prendre l'aspect *marc d'huile* des anciens auteurs.

Dans certains cas, d'ailleurs assez rares, le pus est jaune verdâtre, crémeux et a l'aspect du pus louable.

A mesure que le pus vieillit, il devient homogène et prend l'aspect *café au lait*. Dans les anciens abcès qui n'ont pas migré et n'ont pas entraîné la mort du malade, le pus subit des transformations ; il s'épaissit, devient crémeux ou sirupeux, ou même séreux avec flocons caséeux. Ce liquide est alors renfermé dans une coque fibreuse; c'est à ces abcès que Kelsch et Kiener ont donné le nom d'*abcès fibreux*; Bertrand et Fontan les appellent avec plus de raison *abcès enkystés*, par opposition aux abcès en évolution, auxquels on a donné le nom d'*abcès phlegmoneux* (Kelsch et Kiener), ou d'abcès ulcératifs (Bertrand et Fontan). Notons en passant que la quantité de pus renfermée dans les abcès enkystés est loin d'être toujours minime (1 litre dans un cas de Bertrand et Fontan).

En général, les débris de tissu hépatique contenus dans le pus sont extrêmement petits ; on rencontre cependant parfois des morceaux sphacélés assez volumineux. Dans les cas où l'intervention a été précoce, le pus n'est pour ainsi dire pas encore collecté et est formé d'une bouillie rougeâtre.

S'il existe des communications avec le tube digestif, ou si

l'abcès, très rapproché de celui-ci, a pu être envahi par des microbes intestinaux, on observe une suppuration fétide avec présence possible de gaz dans la poche ; cette suppuration fétide est presque caractéristique de cette invasion par les microbes saprophytes (1), la suppuration des abcès tropicaux du foie présentant d'habitude une odeur fade, mais non fétide.

Examen microscopique du pus. — L'examen microscopique de pus permet de constater la présence de leucocytes polynucléaires, mais en proportions moindres que dans le pus ordinaire, d'hématies, de cellules hépatiques nécrosées, de gouttelettes graisseuses, de cristaux de Charcot-Leyden, de cristaux de cholestérine et de cristaux d'hématoïdine.

Microorganismes. — Le pus des abcès tropicaux du foie renferme des amibes décelàbles dans plus de la moitié des cas ; si, au lieu d'examiner le pus lui-même, on examine le produit de raclage de la paroi, on les rencontre presque constamment. Ce dernier fait explique la possibilité, signalée par Manson, de trouver des amibes dans le pus qui s'écoule quatre à cinq jours après l'intervention, alors qu'un examen pratiqué le premier jour sur le pus recueilli à l'incision avait été négatif : au bout de quelques jours, la paroi se déterge et les amibes tombent dans le pus de la cavité.

Nous n'insisterons pas sur la description de l'*Entamœba histolytica*, nous contentant d'en rappeler rapidement les principaux caractères. Observée à l'état frais à une température moyenne, elle présente des mouvements très actifs, envoyant des pseudopodes dans tous les sens ; malgré ces mouvements, interrompus par des périodes de repos, l'amibe se déplace peu sur le champ de la préparation. A l'état de repos, sa forme est arrondie ou ovalaire ; son diamètre est de 15 à 30 μ ; d'ailleurs les chiffres donnés par les auteurs sont variables. A l'état frais, le corps amibien se compose de deux parties : l'une, l'*ectoplasme*, claire et transparente, surtout visible au moment des mouvements ; l'autre, plus sombre, granuleuse, l'*endoplasme*, renfermant le noyau (peu visible) avec un nucléole. L'endoplasme peut contenir des hématies, des leucocytes, des bactéries plus ou moins digérées. Après fixation et coloration,

____

(1) Le Dentu, *Soc. int. de chirurgie* (Congrès de Bruxelles, 1908).

on ne distingue plus ni endoplasme, ni ectoplasme ; le corps de l'amibe est formé d'un protoplasma vacuolaire avec noyau excentrique, autour duquel on note une auréole qui n'est probablement que l'ectoplasme rétracté.

Les amibes se colorent très facilement par les méthodes de Laveran et de Giemsa ; mais l'examen du pus à l'état frais est bien supérieur à celui pratiqué après fixation et coloration.

Les amibes persistent souvent fort longtemps dans la suppuration de l'abcès ; on les a rencontrées jusqu'à la guérison complète.

Dans le pus, outre les amibes vivantes, il est possible de retrouver des amibes mortes ; ces microorganismes, qui sont alors souvent difficiles à reconnaître, se présentent sous forme de masses rondes plus ou moins granuleuses et à noyau plus ou moins altéré.

Certains auteurs ont décrit des espèces différentes de l'*Entamœba histolytica*, en particulier l'*Entamœba africana* d'Hartmann, l'*Entamœba tetragena* de Viereck ; mais, jusqu'à présent, la spécificité de ces parasites n'est pas encore absolument démontrée, non plus que la possibilité pour eux de déterminer des abcès du foie. Noc a cependant décrit, dans un abcès du foie contracté en Indo-Chine, une amibe spéciale se reproduisant le plus souvent par bourgeonnement interne.

On a rencontré, outre les amibes, divers microorganismes dans le pus de l'hépatite suppurée des pays chauds : des œufs de *Bilharzia hœmatobia*, le *Balantidium coli*.

Bactériologie des abcès tropicaux du foie. — Les microbes les plus divers, soit seuls, soit associés aux amibes, ont été rencontrés dans le pus des abcès ; ces microbes sont *aérobies* ou *anaérobies* ; ces derniers seraient certainement rencontrés plus souvent si leur recherche systématique était toujours pratiquée.

Citons, parmi les microbes les plus fréquemment signalés : le *streptocoque* (Kartulis, Zancarol), les *staphylocoques* (Kartulis, Rogers), le *Bacterium coli commune* (Veillon et Jayle) (1) ; le *Bacillus proteus vulgaris*, le *Bacillus theboïdes*, le *Bacillus serpens* ; le *Bacillus perfringens*, le *Bacillus ramosus*, le *Bacil-*

____

(1) Veillon et Jayle, *Semaine médicale*, 1891, n° 2.

lus fragilis, l'*entérocoque* [Gilbert et Lippmann (1)], le *Bacillus fundibuliformis*, le *Bacille pyocyanique* [Ganducheau] (2). Rappelons que les *bacilles dysentériques* peuvent se rencontrer dans le pus hépatique.

De la stérilité des abcès. — Bokai, Talamon, Lauenstein, signalèrent les premiers la stérilité fréquente des abcès du foie. Kartulis (3) revint également sur la question ; cette stérilité a été retrouvée par beaucoup d'auteurs.

Cependant il est nécessaire de faire observer que les cultures anaérobies n'ont pas été essayées systématiquement dans tous les cas ; aussi est-on en droit de se demander si cette stérilité est bien aussi fréquente que l'admet l'opinion courante. Un fait intéressant à noter, c'est que la formule leucocytaire est celle d'une infection bactérienne, car les infections à protozoaires donnent lieu à une mononucléose et non à une polynucléose ; l'abcès du foie est donc bactérien dès le début [Marchoux (4)].

D'ailleurs, dans le pus des abcès stériles à la culture, l'examen microscopique a permis de déceler la présence de microbes morts (Fontan, Arnaud et Dastrol, Zancarol), si bien que la stérilité n'est dans ces cas que secondaire ; « il s'agit là d'un fait analogue à ce qui se passe dans les vieilles salpingites, dont le pus, depuis longtemps enkysté, est si souvent aseptique » [J.-L. Faure et G. Labey (5)].

De nombreuses théories ont été mises en avant pour expliquer la stérilité des abcès du foie ; nous ne les examinerons pas ; nous dirons seulement, en ce qui concerne les abcès secondairement stériles, qu'on peut admettre que les microbes, par les toxines qu'ils sécrètent, ont rendu le milieu impropre à leur existence. Il nous paraît nécessaire également de tenir compte de la phagocytose qui s'exerce et dans la paroi de l'abcès et dans le liquide purulent lui-même.

Forme des abcès ; aspect de la paroi. — Les abcès tropicaux sont en général arrondis ; cependant, lorsqu'il s'agit d'un abcès formé par la réunion de plusieurs poches et pas trop ancien,

(1) Gilbert et Lippmann, *Société de biologie*, 1906.

(2) Ganducheau, *Gaz. hebd. des sc. méd. de Bordeaux*, 1906.

(3) Kartulis, *Centralbl. für Bakt. und Parasit.*, II, n° 25, 1887, et *Arch. für pathol. Anat. und Physiol.*, CXVIII, 1889.

(4) Marchoux, *Presse médicale*, 1909.

(5) J.-L. Faure et G. Labey, *Nouveau traité de chirurgie*, XXVII, p. 84.

la forme générale de la cavité est irrégulière. Lorsque les abcès multiples viennent à se réunir, les orifices de communication peuvent être fort larges, ou très étroits, réduits parfois à un orifice très petit; dans quelques cas, la communication se fait par un tunnel étroit et tortueux. La paroi de la cavité est irrégulière, tomenteuse, recouverte de lambeaux hépatiques sphacélés, plus ou moins flottants dans la cavité. Les anfractuosités de la poche sont surtout accusées dans les formes qui se rapprochent de l'abcès aréolaire de Chauffard. La cavité de l'abcès peut être traversée par des vaisseaux sanguins ou des canaux biliaires ayant résisté à la suppuration, ou par des cloisons fibreuses plus ou moins épaisses.

Dans les cas d'abcès enkysté, la cavité est presque régulière; la paroi est lisse, épaisse, scléreuse; le tissu hépatique sain se trouve séparé de la collection par une véritable coque fibreuse plus ou moins épaisse (quelquefois elle atteint 1 centimètre d'épaisseur). Il est tout à fait exceptionnel de voir la paroi d'un abcès phlegmoneux tapissée d'une membrane pyogénique; dans ce cas, il s'agit ordinairement d'abcès ancien dont l'évolution est arrêtée.

État du foie. — Au voisinage immédiat de l'abcès, le foie est atteint d'une inflammation vive; sa couleur est violacée; à moins qu'il ne s'agisse que d'un petit abcès récent, l'organe est congestionné dans sa totalité. Lorsque la suppuration a duré longtemps, ou lorsque le foie est le siège d'abcès multiples, le parenchyme hépatique présente dans sa totalité un aspect jaunâtre ou ardoisé; l'organe peut alors peser de 2 à 6 kilogrammes.

A côté d'un ou de plusieurs gros abcès, on peut en rencontrer une infinité de petits; le foie est alors transformé en une éponge purulente; nous avons eu l'occasion d'observer plusieurs cas de ce genre au Tonkin.

Dès que l'abcès se rapproche de la surface, le péritoine hépatique est constamment enflammé, et des adhérences se forment avec les organes voisins; par contre, lorsque l'abcès est profond, le péritoine reste intact, et rien extérieurement, sauf l'augmentation de volume de l'organe, ne peut faire soupçonner la présence d'une collection purulente.

Histologie pathologique. — Dans le voisinage de l'abcès, sur une épaisseur de 1 à 2 centimètres, le parenchyme hépatique est le siège d'une infiltration leucocytique abondante. La paroi elle-même de l'abcès est constituée par le tissu hépatique plus ou moins altéré ; les cellules sont en dégénérescence granulo-graisseuse. Au milieu de ces cellules altérées, l'on rencontre presque constamment des amibes.

Lorsque la suppuration dure depuis longtemps, ou encore en cas d'abcès nombreux, la totalité du parenchyme hépatique est altérée (infiltration leucocytaire plus ou moins diffuse et dégénérescence granulo-graisseuse des cellules hépatiques).

Dans les abcès enkystés, la paroi est formée par un tissu fibreux stratifié de néoformation avec nombreux vaisseaux embryonnaires ; pour certains auteurs, cette paroi précéderait l'apparition de l'abcès (Kelsch et Kiener) ; mais, avec Chauffard, nous estimons qu'il s'agit d'une réaction périphérique sclérosante, comparable aux réactions fibreuses du tubercule fibreux, et, à notre avis, il s'agit là d'un processus de guérison, soit que l'agent infectieux n'ait qu'une faible virulence, soit que le foie réagisse rapidement et énergiquement. Les vaisseaux sanguins et biliaires qui traversent la poche de l'abcès, ou sont en contact avec sa paroi, sont atteints de thrombose ; l'obstruction ainsi réalisée des canaux biliaires a reçu de Rendu le nom de *thrombose biliaire*.

Lésions de début. — Les lésions que nous venons de décrire sont celles de l'abcès confirmé, définitivement constitué ; mais comment débutent ces abcès et quelles sont les lésions présentées par le foie dans les premiers moments de son envahissement ?

Ces lésions initiales, on les constate surtout sur le foie des individus décédés à la suite de la dysenterie et ayant présenté dans les derniers jours de leur existence de la congestion hépatique. Sur une coupe, le foie présente par places des taches grisâtres circulaires, d'un diamètre variable, mais ne dépassant pas en moyenne 2 ou 3 centimètres ; la plupart de ces taches sont sèches (*nécrose fibrinoïde*), mais certaines ont leur centre ramolli, ce qui indique une évolution plus avancée ; par pression, au niveau de ces taches ramollies, on fait sourdre une gouttelette d'un liquide rougeâtre épais. Si l'on vient à faire couler un filet d'eau sur ces taches, il est possible d'évacuer la partie ramollie, et il reste ainsi une cavité anfractueuse. Beaucoup d'auteurs comparent cette période de début de l'abcès hépatique à la période d'hépatisation grise de la pneumonie.

Le tissu avoisinant ces taches est le siège, sur une zone peu étendue, d'une congestion plus ou moins vive, mais constante.

Au microscope, on constate que la structure lobulaire a disparu ; entre les trabécules dissociées, on rencontre de nombreux leucocytes ; quant aux cellules hépatiques, elles présentent tous les degrés de la dégénérescence granulo-graisseuse ; fréquemment il existe des amibes au milieu de ces éléments plus ou moins nécrosés. Ce sont ces lésions qui constituent l'*hépatite nécrotique de Dopter*, l'*abcès nécrosique de Fontan*.

Lésions de guérison spontanée. — Nous avons vu que l'abcès du foie était parfois enkysté et entouré par une coque fibreuse plus ou moins épaisse, le contenu du kyste étant formé par un magma caséeux ou, dans certains cas, par un liquide séreux plus ou moins clair avec ou sans flocons caséeux en suspension. Ce sont là des lésions de guérison (*abcès résidueux* de Paget, *abcès posthumes* de Barthélemy). Lorsque l'abcès n'a atteint que de petites dimensions, son contenu peut se résorber complètement, et il reste alors dans l'épaisseur du parenchyme, comme vestiges de cette suppuration antérieure, soit une *cicatrice stellaire*, soit un *noyau crétacé*.

Jeanselme et Rist mettent en doute cette guérison spontanée et pensent que les cicatrices étoilées pourraient bien être dues à la syphilis. Malgré la possibilité d'erreurs de ce genre, qui ne sont pas, à notre avis, exceptionnelles, les faits que nous avons observés nous font admettre la possibilité de la guérison spontanée des abcès peu volumineux du foie, guérison spontanée qui, malgré tout, est rare. Il ne faut pas oublier que, lorsque la résorption n'est pas complète et qu'il persiste un abcès résidueux, celui-ci est susceptible de s'enflammer à nouveau, même plusieurs années après.

Processus de la guérison après évacuation du foyer. — Le processus de la guérison après évacuation du foyer ne présente aucune particularité ; la poche se tapisse d'une couche de cellules embryonnaires, qui peu à peu se transforme en tissu fibreux rétractile. Au microscope, on peut reconnaître deux zones dans cette couche : une externe fibreuse et peu vasculaire, en continuité avec le tissu conjonctif de la glande ; l'autre interne, formée de cellules embryonnaires avec néoformations capillaires, c'est la véritable membrane pyogénique. La constitution de la paroi des abcès en voie de guérison est analogue à celle des abcès enkystés.

Migration des abcès. — L'abcès hépatique a tendance à s'ouvrir au dehors, et de proche en proche à travers les tissus hépatiques il se dirige vers la surface de l'organe ; le pus accomplit ainsi une véritable migration, mais celle-ci ne se fait pas obligatoirement dans le sens de la pesanteur. D'une manière générale, l'abcès se dirige vers la face de l'organe dont il est le plus rapproché ; mais souvent cette migration se fait purement et simplement par le développement régulier de l'abcès, qui augmente de volume, se rapproche également de tous les points périphériques de la glande et atteint en premier celui dont, au moment de son développement, il était le plus rapproché. Le péritoine et la capsule de Glisson ne forment qu'une barrière momentanée à la migration de l'abcès, et, si des adhérences ne se produisaient pas au fur et à mesure que l'abcès devient superficiel, on observerait fréquemment la rupture de la poche dans la cavité péritonéale, rupture qui est d'ailleurs assez rare.

Lorsque l'évolution du pus se fait vers la face convexe, si des adhérences ne se sont pas formées avec le diaphragme, on peut observer une collection sous-phrénique ; si le pus se dirige vers la face concave, on peut, en cas d'absence complète d'adhérences, observer une péritonite généralisée ; mais, dans la grande majorité des cas, il existe des adhérences au niveau de la région ombilicale, d'où formation d'une péritonite enkystée sus-ombilicale. Il ne faut pas confondre ces poches de périhépatite suppurée dues à la progression de l'abcès avec celles que l'on peut observer en dehors de toute ouverture de celui-ci, la poche de périhépatite étant séparée par du tissu sain de la collection hépatique. Il s'agit vraisemblablement, dans ces cas, d'une propagation par voie lymphatique (Arnaud) (1).

En cas d'adhérences, l'évacuation du pus pourra se faire soit dans un organe creux voisin, soit à l'extérieur.

Dans les abcès à évolution supérieure, après perforation du

____

(1) Arnaud, *Annales de l'École de médecine et de pharmacie de Marseille*, p. 1, 1893.

diaphragme, le pus envahit soit la plèvre, soit le poumon en cas
d'adhérences pleurales, et une vomique est la conséquence de
l'ouverture d'une bronche. On peut aussi observer la formation
d'une pleurésie purulente enkystée, ou celle d'un abcès pulmonaire sans communication bronchique. Le pus peut également,
après avoir pénétré dans le poumon, envahir secondairement la
plèvre par l'intermédiaire d'une scissure interlobaire où l'abcès
pulmonaire vient se vider (Loison).

L'ouverture dans les voies respiratoires a lieu dans plus de la
moitié des cas d'évacuation spontanée, et l'ouverture dans les
bronches est plus fréquente que celle dans la plèvre.

L'ouverture dans le tube digestif vient immédiatement, comme
ordre de fréquence, après l'ouverture dans les bronches ; la communication peut avoir lieu par un ou plusieurs orifices. L'ouverture a surtout lieu dans le côlon transverse et l'estomac, plus
rarement dans le duodénum et le jéjuno-iléon. L'ouverture dans
l'estomac se rencontre surtout dans les abcès du lobe gauche, celle
dans le côlon transverse dans les abcès du lobe droit.

L'ouverture dans la vésicule ou les canaux biliaires est exceptionnelle ; elle donne lieu à la pénétration du pus dans les voies
biliaires et de la bile dans la poche de l'abcès.

Dans des circonstances heureusement exceptionnelles, le pus
se fait jour dans le péricarde ; il s'agit alors d'abcès du lobe
gauche ; Corolleur (1) en a récemment cité trois cas.

Bertrand et Fontan ont rapporté un cas, jusqu'à présent unique,
de migration dans le médiastin.

Lorsque le pus se fait jour dans le bassinet droit, ce qui est
très rare, le rein est plus ou moins altéré.

Les ouvertures vasculaires sont des curiosités d'autopsie ;
citons les ouvertures dans la veine porte, la veine cave inférieure,
les veines sus-hépatiques, l'artère duodénale.

Le pus peut migrer vers la rate, qui peut ainsi, à un moment
donné, constituer une des parois de l'abcès ; mais son parenchyme
lui-même peut se trouver plus ou moins envahi et détruit.

L'ouverture spontanée à la peau est relativement rare, le
malade étant mort ou opéré avant que cette éventualité se produise.

Lorsque le pus se dirige vers la peau, il vient faire saillie soit

____

(1) Corolleur, *Archives de médecine navale*, n° 12, 1908.

au niveau d'un espace intercostal, soit au niveau de la paroi abdominale, soit au niveau de la région lombaire ; on a signalé également des migrations vers l'aine ou vers la jambe (Shenkins). Cette collection purulente peut rester assez longtemps profonde ou contenue dans une gaine musculaire (gaine des droits de l'abdomen en particulier) avant de devenir sous-cutanée.

Dans nombre de cas, on observe la disposition dite en *bouton de chemise*, la collection sous-cutanée et la collection intrahépatique communiquant soit par un étroit tunnel, soit par un petit orifice.

Les abcès hépatiques peuvent s'ouvrir dans plusieurs organes ou cavités à la fois, plèvre et bronche (*hépato-pyopneumothorax* de Bertrand et Fontan), estomac et péricarde (Graves), rein droit et duodénum (Royer) ; deux abcès indépendants peuvent également s'ouvrir chacun dans un organe différent.

État des organes voisins. — En dehors de toute perforation, ou de toute maladie intercurrente, les organes voisins peuvent être le siège d'inflammation par propagation ; nous avons cité les adhérences, citons maintenant les épanchements dans la plèvre, dans le péricarde (Gaide) et l'ascite.

Pathogénie. — **Les voies d'infection du foie.** — Le foie peut être infecté par deux voies : la voie biliaire et la voie sanguine.

L'infection par voie biliaire ne paraît pas devoir produire l'abcès tropical du foie. Cependant, étant donnée la possibilité de l'invasion des canaux biliaires par les bacilles dysentériques, rien théoriquement ne saurait s'opposer à la possibilité d'un abcès tropical d'origine biliaire.

La voie sanguine comprend la voie artérielle, la voie veineuse et la voie lymphatique.

La voie artérielle est celle qu'il faut incriminer dans les septicémies ; mais elle donne plus particulièrement naissance aux petits abcès multiples du foie, et ce n'est que d'une manière exceptionnelle qu'elle pourrait être invoquée dans la pathogénie des grands abcès tropicaux. Widal et Heller (1) ont démontré que l'infection non seulement pourrait être apportée au foie par l'artère hépatique, mais aussi se faire en retour par les veines sus-

____

(1) Brouadel et Gilbert, *Traité de médecine.*

hépatiques, surtout dans les cas où des troubles circulatoires favorisent la stagnation du sang dans leur réseau.

La voie veineuse comprend la voie ombilicale et la voie portale. La voie ombilicale ne persiste plus chez l'adulte ; la voie portale, par contre, est le chemin de prédilection suivi par les microbes et microorganismes qui envahissent le foie. Les radicules d'origine de la veine porte sont dans les tuniques de l'estomac et de l'intestin et dans la rate. En cas de lésions ulcéreuses de l'intestin, les radicules portes peuvent être ouvertes ; en dehors même de ces ulcérations, elles peuvent être enflammées, thrombosées, ou même simplement envahies par les microbes et microorganismes de l'intestin. L'étude des conditions étiologiques dans lesquelles l'abcès tropical fait son apparition nous a montré la fréquence, pour ne pas dire la constance, d'une infection dysentérique au début de cette affection. C'est par les radicules portes que les agents de la dysenterie, et en particulier l'*Entamœba histolytica*, parviendront au foie.

L'opinion la plus généralement admise est que les amibes pénètrent dans les radicules des veines intestinales au niveau des ulcérations.

Rogers s'est élevé contre cette conception, et Janselme et Rist ont adopté cette manière de voir, en se basant sur cet argument qu'une infection d'origine portale devrait donner naissance à des abcès hépatiques multiples, alors que l'abcès unique est le plus fréquent. Pour eux, l'amibe pénétrerait à travers les parois intestinales, ainsi que Lafleur en a démontré la possibilité, et gagnerait ainsi la cavité péritonéale ; elle serait ensuite amenée par les lymphatiques au niveau du ligament suspenseur du foie et aborderait cet organe à ce niveau ; de cette façon seraient expliquées d'une part l'existence d'un abcès unique, d'autre part la fréquence du siège de ces abcès au voisinage du ligament suspenseur. Ce serait l'infection par voie lymphatique. Cependant Rogers admet que, dans certains cas, il se produit, par les veines intestinales, une embolie volumineuse qui détermine une pyléphlébite d'un rameau porte intrahépatique avec arrêt de la circulation porte dans le territoire correspondant et nécrose et destruction du tissu hépatique par les amibes.

Tel serait, d'après Rogers, le mode de formation des abcès aseptiques. Quant aux abcès multiples, qui, outre les amibes, renferment presque toujours des microbes et succèdent surtout aux dysenteries gangreneuses, ils seraient dus à des embolies amibo-bactériennes à point de départ intestinal, qui viendraient se fixer dans les rameaux portes et y occasionneraient l'apparition d'une pyléphlébite.

Cependant la théorie de la migration des amibes à travers la paroi intestinale et leur pénétration dans le foie, grâce aux lymphatiques, par l'intermédiaire du ligament suspenseur, est susceptible d'objections graves. Nous avons vu plus haut ce qu'il fallait penser de la stérilité des abcès du foie ; nous n'y reviendrons pas. Que les amibes puissent arriver dans la capvitééritonéale, en dehors de toute perforation, en traversant la paroi intestinale, ceci est indiscutable, mais leur acheminement par les lymphatiques jusqu'au ligament suspenseur n'est que problématique. Même en admettant que les amibes pénétreraient au niveau du côlon transverse, là où le chemin à parcourir pour parvenir au foie serait le plus court, pourquoi les amibes remonteraient-elles toujours jusqu'à cet organe et pourquoi, dans le cours de leur migration, ne donneraient-elles pas lieu, de temps à autre, à d'autres suppurations ? Or, ces suppurations abdominales, en dehors de certains faits de pérityphlite, ne paraissent pas exister en l'absence de perforation. Si la pénétration des amibes se faisait par les lymphatiques, pourquoi ne trouve-t-on pas d'amibes dans les ganglions du mésentère ? Pourquoi le foie seul serait-il touché à l'exclusion des autres organes intra-abdominaux (on ne saurait en effet tabler sur les très rares cas indiscutables d'abcès amibien de la rate, comme celui rapporté par Kartulis par exemple) ? Si la pénétration se faisait toujours par le ligament suspenseur, comment expliquer que les abcès ne sont pas certainement superficiels et que souvent même, au début, ils sont assez éloignés de la surface ?

Rogers dit que la théorie de l'infection par la voie portale ne peut s'appliquer, d'une manière générale, qu'aux abcès multiples, qui sont les plus rares. Nous avons vu ce qu'il fallait penser de la rareté de ces abcès multiples, et que souvent un abcès unique n'était que l'aboutissant de plusieurs abcès fusionnés. Mais nous irons même plus loin et nous dirons que les abcès multiples sont très probablement la règle. L'anatomie pathologique nous a montré que la lésion primitive n'était qu'un très petit foyer de nécrose ; or ces foyers de nécrose que l'on rencontre au cours des autopsies d'individus décédés de dysenterie accompagnée de congestion hépatique ne sont presque jamais uniques ; ces foyers sont constitués, comme nous l'avons vu, par des amas de cellules hépatiques plus ou moins nécrosées, au milieu desquelles on peut retrouver des amibes ; or, si ces foyers sont parfois assez volumineux, il en est d'autres qui sont extrêmement petits, visibles seulement avec un grossissement ; l'on comprend facilement qu'ils puissent passer inaperçus. Tous ces foyers ne donneront pas forcément naissance à un abcès ; la lésion peut guérir, soit que les amibes non accompagnées de microbes meurent, soit que la phagocytose détruise les amibes et les microbes associés. Si, au contraire, un ou plusieurs nodules s'infectent d'une manière précoce, la suppuration hépatique sera constituée. Legrand (1) a particulièrement insisté sur ces faits, que nous avons eu nous-même l'occasion d'observer.

Nous sommes persuadé que bien des cas de congestion hépatique intense, avec fièvre et hypertrophie notable du foie, survenant au cours d'une dysenterie, ne sont que des infections hépatiques n'aboutissant pas à la suppuration ; mais, si la guérison des foyers d'infection ainsi réalisés n'est pas complète, leur réveil est toujours possible, et un abcès du foie peut se montrer un temps plus ou moins long après cette poussée de congestion. Nous avons observé un cas d'abcès du foie qui paraît bien rentrer dans cette catégorie de faits. Une personne d'un certain âge, n'ayant jamais présenté d'accidents du côté du tube digestif, malgré un séjour colonial prolongé, est prise de dysenterie légère, qui guérit en une dizaine de jours. Trois semaines environ après la guérison, ce malade est pris de fièvre et de douleurs hépatiques vagues, mais ayant leur maximum au niveau de la vésicule biliaire ; le surlendemain la fièvre est augmentée ; le foie hypertrophié dépasse en bas le rebord des fausses côtes de deux travers de doigt ; en haut la matité atteint la quatrième côte. Le diagnostic d'abcès du foie semble le plus vraisemblable ; des circonstances indépendantes de notre volonté nous empêchent de pratiquer à ce moment des ponctions exploratrices, et, le sixième jour après le début des accidents, la douleur diminue, la fièvre s'abaisse, le foie diminue de volume. Cette amélioration s'accentue rapidement, et, une dizaine de jours après, le malade, ne se ressentant de rien, avait repris sa vie normale très active.

(1) Legrand, *Congrès de la Société internationale de chirurgie*, Bruxelles, 1908.

Plusieurs examens des selles pratiqués pendant le cours de cette poussée de congestion hépatique avaient montré l'absence totale d'amibes. Or, six mois environ après, sans aucun retour de la dysenterie, alors que notre malade était revenu depuis quelque temps déjà en France, il était repris de manifestations fébriles avec douleurs dans l'hypocondre droit et congestion hépatique. Il mourait quelque temps après d'un abcès du foie en évolution subaiguë. Dans ce cas, nous ne croyons pas qu'il soit possible d'incriminer la persistance pendant toute cette période de latence d'un foyer important de suppuration hépatique ; la formation d'une collection hépatique aurait fort bien pu se produire pendant les quelques jours de congestion hépatique qu'a présentée le malade au Tonkin ; mais, si cet abcès s'était produit, la guérison n'aurait pas eu lieu aussi rapidement, et ce n'est pas en quinze jours qu'une collection appréciable aurait pu se transformer en abcès résidueux n'occasionnant aucun symptôme physique ou fonctionnel, ni aucun trouble, au point de permettre une vie très active. Il semble bien que, dans cette observation, l'invasion du foie s'est faite au moment de la poussée congestive, survenue quelques jours après la dysenterie ; le ou les points atteints n'ont pas suppuré, ou n'ont pas donné lieu à une suppuration appréciable cliniquement, jusqu'au moment où, sous l'influence d'une cause indéterminée, la lésion s'est réchauffée et est devenue le point de départ d'un abcès. Cette observation est donc tout à fait différente de celle que nous avons rapportée plus haut.

Or, dans des cas de ce genre, il est vraisemblable que plusieurs points du foie sont lésés en même temps ; ceci expliquerait le volume souvent considérable de la glande hépatique. Le processus de guérison que nous avons décrit pour les abcès nécrotiques peut porter sur la totalité de ces abcès, dont beaucoup, ainsi que nous l'avons vu, sont extrêmement petits ; mais un ou plusieurs foyers très rapprochés peuvent fort bien continuer leur évolution et suppurer pendant que les autres se résorbent, et les abcès voisins se fusionner avant que le chirurgien n'intervienne ou que l'autopsie ne soit pratiquée. Nous avons eu l'occasion, au cours d'une autopsie, d'examiner un foie intéressant à cet égard : à côté d'une collection purulente du volume d'une grosse orange, existaient, disséminés sur la périphérie, et séparés de la poche purulente par une épaisseur de tissu sain variant d'un à deux travers de doigt, cinq petites poches remplies d'un magma rougeâtre ; le volume de la cavité de ces poches variait de celui d'une petite noisette à celui d'un pois. A un examen non méthodique de ce foie, on avait conclu à l'existence d'un abcès unique. Enfin, dans les cas opérés et suivis de guérison, rien ne prouve même que des abcès parfaitement constitués et plus ou moins nombreux, mais de petit volume, n'aient échappé au chirurgien. La connaissance des abcès fibreux et des cicatrices fibreuses prouve que des abcès parfaitement constitués peuvent passer inaperçus et même guérir.

Si bien qu'en résumé l'unicité des abcès tropicaux du foie est plus souvent apparente que réelle, soit qu'il y ait eu fusion de plusieurs poches, soit que de plusieurs foyers nécrosiques un seul ait suppuré, soit que de plusieurs foyers un seul ait été reconnu. L'unicité des abcès tropicaux du foie ne saurait donc être un argument contre l'hypothèse de l'infection de la glande hépatique par la voie portale dans les grands abcès tropicaux.

La théorie lymphatique s'appuie cependant sur un certain nombre de faits anatomo-pathologiques qui s'appliquent surtout aux abcès du foie consécutifs à l'appendicite. Dans l'observation de E. Bureau (1), on note l'existence d'un ganglion suppuré situé entre l'iléon et le côlon, et dans le foyer purulent baignaient les rameaux des veines mésentériques; l'abcès hépatique pouvait s'expliquer par pyléphlébite ascendante. Ricard (2), après une ablation d'appendicite, observe de l'ictère et des phénomènes graves qui l'obligent à une nouvelle intervention; il trouve une chaîne ganglionnaire enflammée allant vers le foie; l'ablation des ganglions amène la guérison. Michaux, Tuffier (3) ont vu des adénites et des lymphangites consécutives à des appendicites donner lieu à des abcès rétro-coliques, à des suppurations hépatiques et péri-hépatiques. Robinson (4) et Kœlhe admettent que la propagation dans ces cas se fait par voie péritonéale; les fusées purulentes suivent le sillon pariéto-colique, remontent jusqu'au foie, y occasionnent de la périhépatite, puis de l'hépatite suppurée : l'évolution des lésions serait favorisée par le repos au lit dans le décubitus dorsal. Cependant on peut objecter que rien ne prouve que la périhépatite soit primitive, et elle pourrait bien succéder à la suppuration intrahépatique.

(1) E. Bureau, cité par Abbadie, Thèse de Bordeaux, 1903.
(2) Ricard, *Bulletin et mémoires de la Soc. de chir. de Paris*, 1900.
(3) Michaux, Tuffier, *ibid*.
(4) Robinson, *The Lancet*, 1899.

Pour Loison (1), les lymphatiques de l'appendice ne communiquent pas avec ceux du foie; l'infection se fait par propagation de proche en proche; l'appendice abcédé, purulent, contamine les lymphatiques voisins; ceux-ci à leur tour infectent les organes voisins, le foie. La migration des microbes se ferait à la faveur d'une altération des tissus gagnant de proche en proche.

Il semble bien que la voie lymphatique soit suivie par les agents infectieux dans un certain nombre de cas, mais que le fait s'observe surtout dans les infections microbiennes, et tout particulièrement au cours des appendicites.

Aussi, sans rejeter d'une manière formelle, au moins jusqu'à étude plus complète, la migration des amibes dans la cavité péritonéale et leur pénétration dans les lymphatiques pour atteindre le ligament suspenseur du foie, migration qui nous semble fort dangereuse pour les amibes et en tout cas fort longue, nous restons partisans, en ce qui concerne l'abcès tropical, de la pénétration dans le foie des microbes et microorganismes (amibes en particulier) par l'intermédiaire des radicules originelles du système porte dans les tuniques intestinales.

A notre avis cependant, la présence d'ulcérations étendues n'est nullement indispensable à l'envahissement du système veineux intestinal. Dès que la muqueuse de l'intestin est altérée, elle n'oppose plus aux microbes et aux microorganismes une barrière bien résistante, et ceux-ci peuvent fort bien pénétrer dans les capillaires sanguins. En ce qui concerne particulièrement les amibes, puisque celles-ci sont capables d'émigrer dans la cavité péritonéale en l'absence de toute perforation intestinale, à plus forte raison peuvent-elles traverser la paroi mince d'un capillaire ou d'une veinule ; d'ailleurs, plusieurs auteurs (Harris en particulier) ont signalé la présence de ces parasites dans les vaisseaux sanguins. Certes, dans cette migration, il y a lutte ; l'amibe doit se défendre contre les cellules qui s'opposent à sa pénétration, mais ceci est une des causes pour lesquelles la dysenterie ne se complique pas constamment d'abcès du foie.

Enfin citons un dernier fait en faveur de la pénétration des amibes par l'intermédiaire du système porte : c'est la constatation faite par Marshall de la présence de nombreuses amibes dysentériques dans un thrombus de la veine porte.

____

(1) Loison, *Revue de chirurgie*, 1900.

D'ailleurs la pénétration des amibes par voie veineuse est la seule qui permette d'expliquer les abcès amibiens du poumon et du cerveau.

Pour résumer cette longue étude de la pathogénie et en particulier du rôle des amibes, nous dirons que celles-ci, une fois arrivées au sein du parenchyme hépatique en suivant le courant veineux portal, occasionnent dans ce parenchyme des foyers de nécrose (hépatite nécrotique de Dopter); ces foyers peuvent suppurer par pullulation dans ce milieu de microbes introduits en même temps que les amibes, ou venus après elles. Dans la suite, ces microbes peuvent disparaître et le pus se montrer stérile.

Causes des localisations plus fréquentes de la suppuration à droite et près de la face convexe. — Pour expliquer la fréquence plus grande des abcès du lobe droit par rapport à ceux du lobe gauche, on a voulu se baser sur la disposition, relativement indépendante, de la circulation portale dans les lobes du foie, indépendance bien mise en évidence par les travaux de Glénard (1890), Glénard et Giraud (1895), Sérégé (1901). Ce dernier auteur pense en outre que, dans la veine porte, il y a deux courants sanguins : l'un se rendant au lobe gauche conduisant le sang provenant de la veine splénique et de la coronaire stomachique, l'autre aboutissant au lobe droit et y conduisant le sang de la veine mésentérique supérieure. Si bien que le lobe droit reçoit le sang de l'intestin grêle et de la première portion du gros intestin, tandis que le lobe gauche recueille celui de l'estomac, de la rate et de la deuxième portion du gros intestin. Le cæcum étant un siège d'élection pour les ulcérations dysentériques, ainsi s'expliquerait la fréquence des abcès du lobe droit ; d'ailleurs Sérégé cite des faits anatomo-pathologiques où des abcès du lobe droit étaient consécutifs à des lésions dysentériques siégeant dans le territoire de la mésentérique supérieure, et des abcès du lobe gauche succédant à des ulcérations dans le territoire de la mésentérique inférieure.

Quant à la localisation plus fréquente dans le voisinage de la face convexe, elle peut s'expliquer par ce fait que les rameaux portes intrahépatiques ne se dichotomisent que très tard après avoir donné naissance à de nombreuses branches collatérales ; l'embolus peut donc suivre assez loin le rameau principal qui se dirige vers la surface hépatique.

Mais cette systématisation de la circulation hépatique, comme la décrivent Glénard, Sérégé, n'est pas admise par tous les auteurs. Dévé (1), Brissaud et Bauer (2) se sont élevés contre cette conception. Lotten (3), en injectant des matières colorantes dans l'une ou l'autre des branches d'origine de la veine porte, a observé que, quelle que soit la branche choisie, la coloration s'était disséminée dans tout l'organe.

(1) Dévé, *Société de biologie de Paris*, 1906.
(2) Brissaud et Bauer, *ibid.*, 1906 et 1909.
(3) Lotten, *Journal d'anatomie et de physiologie*, 1908.

CHAPITRE IV

LES GRANDS ABCÈS DU FOIE DANS LES PAYS CHAUDS (*Suite*)

SYMPTOMATOLOGIE : I. Période de début. — II. Période d'état. — III. Période de
terminaison.

FORMES CLINIQUES : Forme aiguë, forme subaiguë, forme chronique, forme fruste,
forme larvée.

COMPLICATIONS : Hémorragie, périhépatite suppurée, pleurésie, péricardite, pneumonie, syndrome hépatico-solaire, fistules hépato-bronchiques biliaires, etc.

PRONOSTIC. — DIAGNOSTIC : 1° D'avec les maladies d'un organe voisin ; 2° d'avec les
maladies générales ; 3° d'avec une autre affection du foie ; 4° des suppurations
hépatiques entre elles. — Diagnostic du siège. — Diagnostic du nombre des
abcès.

Symptomatologie. — **I. Période de début.** — Même dans
les pays tropicaux, où le médecin prévenu de la fréquence des
abcès du foie surveille attentivement tous les signes pouvant
attirer l'attention sur cette glande, le début de l'hépatite suppurée peut passer inaperçu, soit que les symptômes de la maladie
primitive dominent la scène et masquent tous les signes de l'infection hépatique, soit que cette dernière ne produise qu'une réaction
légère de l'organe.

Mais, à côté de ces cas où le début est absolument impossible à
dépister, il en est d'autres où ce sont tantôt les signes locaux,
tantôt les signes généraux qui attirent l'attention, parfois même
signes locaux et signes généraux se trouvent réunis et réalisent
le tableau d'une congestion hépatite fébrile initiale.

Douleur. — La douleur, le *point de côté hépatique*, est un des
signes les plus nets, et souvent un des plus précoces ; elle peut
succéder ou sembler succéder à une cause occasionnelle (traumatisme, fatigue, refroidissement, excès, etc.) ; dans d'autres circonstances elle apparaît sans cause appréciable ou après un ou
deux jours de malaise.

Ce point de côté a une intensité des plus variable ; parfois simple pesanteur dans la région hépatique, il peut être très intense d'emblée, ou, sourd au début, se transformer en une douleur vive. Il nous a paru que plus l'abcès était superficiel, plus la douleur était rapidement vive, et cela particulièrement pour les abcès situés au voisinage du bord antérieur du foie. C'est ainsi que dans un cas que nous avons eu l'occasion d'observer, une douleur presque brusque et extrèmement vive, siégeant au voisinage de la vésicule biliaire, avait été le premier symptôme d'un abcès du foie qui fut ouvert à la région épigastrique, et qui, au début, aurait pu faire songer à une affection vésiculaire, si on n'avait eu la connaissance d'une dysenterie antérieure chez le malade.

La palpation et la percussion du foie exagèrent souvent la douleur et peuvent même la déceler, si elle n'existe pas spontanément.

Fièvre. — La fièvre au début est souvent inconstante, mais elle peut être également le premier signe constaté. La fièvre peut se présenter sous forme d'accès intermittents semblables à ceux de la fièvre paludéenne (*fièvre bilio-septique* de Chauffard, *fièvre intermittente symptomatique* de Charcot), présentant comme elle un stade de frisson, un stade de chaleur et un stade de sueur ; l'accès est ordinairement vespéral ; la température peut atteindre jusqu'à 41°.

Dans certains cas la fièvre est continue ; elle s'installe lentement ou brusquement ; elle présente un minimum le matin, mais les oscillations sont le plus souvent très faibles. La fièvre peut également se manifester à intervalles plus ou moins éloignés ; après trois ou quatre jours de fièvre, on peut observer une période d'apyrexie de cinq à six jours, puis la fièvre reparaît ; enfin, dans quelques observations, on a noté la disparition complète de la fièvre, et l'abcès n'en a pas moins continué à évoluer.

Augmentation de volume du foie. — La palpation et la percussion peuvent, dès cette période, permettre de constater l'augmentation de volume de l'organe.

Phénomènes généraux. — L'état général est souvent rapidement mauvais ; le malade se sent très fatigué, incapable de se lever ; la langue est sèche ; parfois il existe une teinte subictérique légère des conjonctives. L'inappétence, les troubles gastro-intestinaux sont la règle; la dysenterie peut parfois s'améliorer au moment de l'apparition des signes de l'infection hépatique; dans d'autres cas elle s'aggrave.

Chez certains malades, les phénomènes généraux font défaut à cette période, ou peuvent se réduire à quelques malaises.

II. **Période d'état**. — A la période de début, que l'on pourrait appeler *présuppurative* ou de *congestion,* succède la *période d'état* ou de *suppuration.*

1° Phénomènes généraux. — *Facies.* — Le *facies* du malade est souvent assez spécial; son teint est pâle, terreux, *couleur de patate* (Fontan). Dutrouleau disait qu'il était de *pâleur ictérique*; pour Sachs, le teint est intermédiaire entre celui de l'ictère et celui de la cachexie cancéreuse; de plus, pour cet auteur, la coloration cireuse des sclérotiques serait caractéristique. L'ictère vrai est très rare; personnellement nous n'avons jamais observé que du subictère; le chiffre d'un cinquième des cas donné par les auteurs comme fréquence de l'ictère nous paraît beaucoup trop élevé.

Troubles digestifs. — Les *troubles digestifs* sont constants; il existe de l'inappétence plus ou moins complète; les nausées et les vomissements se rencontrent, surtout lorsqu'il y a coexistence de périhépatite. On a signalé des alternatives de diarrhée et de constipation, ainsi que l'aggravation possible de la dysenterie préexistante.

La *langue* est sale, recouverte d'un enduit saburral; dans les périodes ultimes, elle peut être rouge et dépouillée, noire ou fuligineuse. De Brun (1) attribue une grande valeur à l'état de la langue dans les cas d'hépatite suppurée à marche subaiguë ou chronique; la langue, revêtue d'un enduit saburral au début, se dépouillerait d'abord sur les bords, qui deviendraient rouge framboisé; parfois une ligne de même couleur se produirait allant de la pointe à la base; la langue aurait un aspect caractéristique avec ses deux bandes latérales et sa bande médiane rouges; plus tard, la langue se dépouillerait complètement et serait uniformément rouge;

(1) De Brun, *Revue de médecine,* Paris, nov. 1904, p. 829.

à la palpation, elle donnerait une sensation ligneuse. Nous n'avons jamais rencontré les trois bandes décrites par de Brun. Loison d'ailleurs n'a pas été plus heureux que nous.

Fièvre. — La *fièvre* peut se présenter avec les mêmes caractères qu'à la période de début ; elle peut même disparaître ; dans d'autres cas, c'est seulement à ce moment qu'elle fait son apparition.

Chez un certain nombre de malades, elle prend le type de la *fièvre hectique*.

On a voulu que l'apparition du pus se signale par un frisson violent ; la chose est possible mais rare, aussi ne saurait-on attacher de valeur à ce signe. D'ailleurs le frisson manque souvent dans l'accès fébrile de l'hépatite suppurée, et c'est seulement, dans la grande majorité des cas, une légère sensation de froid qui marque le début de l'accès. Plusieurs accès fébriles peuvent se succéder dans la même journée ; pour Manson, ce cas se rencontrerait surtout dans les abcès multiples.

2° TROUBLES FONCTIONNELS. — *Douleur*. — La douleur existe dans les quatre cinquièmes des cas (Rouis) (1) ; elle est en général peu accusée ; la douleur vive que l'on peut observer au début ne persiste ordinairement pas et est remplacée par une *pesanteur pénible*. Cette douleur, qui est spontanée, est accrue par les mouvements respiratoires, les déplacements un peu brusques du tronc et les pressions exercées au niveau de la région hépatique. A ce moment, la douleur est circonscrite, et son siège correspond ordinairement à celui de l'abcès : les abcès de la face convexe ont leur maximum de douleur au niveau des espaces intercostaux, ceux de la face concave au-dessous du rebord costal, ceux du bord postérieur au niveau de la région lombaire ; mais cette règle n'a rien d'absolue, et d'assez fréquentes exceptions ont été signalées.

La douleur a parfois besoin d'être recherchée par la pression digitale, car, chez certains malades, elle se borne à une sensation vague de gêne au niveau de la région hépatique ; dans certains cas, il est nécessaire d'avoir recours à une palpation brusque et

____

(1) Rouis, *Recherches sur les suppurations endémiques du foie, d'après les observations recueillies dans le nord de l'Afrique*, Paris, 1860.

saccadée (procédé de l'*exploration par commotion* de Cruveilhier)
pour réveiller la douleur, ou même de saisir le thorax entre les
deux mains et de le comprimer.

L'existence de foyers douloureux multiples ne signifie pas toujours qu'il existe plusieurs abcès : il peut très bien ne s'agir que
d'une collection unique, même si les points douloureux sont très
distants les uns des autres ; mais dans ce cas l'abcès est ordinairement vaste, irrégulier et par suite inégalement éloigné de la
paroi.

La douleur peut encore fournir des renseignements sur le siège
de l'abcès; nous avons vu qu'une douleur très intense dès le
début devait faire songer à un abcès très superficiel; lorsqu'à
une douleur sourde et profonde succède une douleur violente,
c'est que l'abcès s'est rapproché de la superficie et a déterminé
de la périhépatite ou de la pleurésie. Par contre, une douleur peu
vive, n'occasionnant pendant toute la durée de l'évolution de la
maladie qu'une sensation de pesanteur, est en faveur d'un abcès
central.

La *scapulalgie*, qui se rencontre dans nombre d'affections
hépatiques les plus diverses, ne saurait être considérée, quoique
fréquente dans l'hépatite suppurée, comme un signe pathognomonique de cette affection, ainsi que le voudraient certains auteurs.
Pour Annesley, la scapulalgie serait caractéristique de l'abcès de
la face convexe, mais nous l'avons cependant observée dans un
abcès de la face concave ; d'une manière générale, on peut
dire, avec Fontan, qu'elle indique toujours un abcès haut situé, ou
se dirigeant vers le diaphragme. Quoique non pathognomonique
de l'hépatite suppurée, la scapulalgie a donc une valeur considérable dans cette affection ; elle a pour caractères d'être tenace,
rongeante ; les malades déclarent avoir la sensation d'une plaie,
d'une brûlure, et comparent cette douleur à celle produite par
l'application d'un vésicatoire. Dans les cas à évolution lente, elle
est moins aiguë et consiste souvent en une sensation d'engourdissement, de gêne, que le malade compare à celle produite par
une bretelle trop serrée (*douleur en bretelle* de Bertrand et
Fontan).

La douleur peut être limitée à un territoire restreint ou
s'étendre au cou, à l'épaule, au bras, à la main, au menton ;
assez fréquemment elle est limitée à l'aisselle.

Cette scapulalgie est expliquée par les relations anatomiques qui existent entre le nerf phrénique et les nerfs du plexus cervical ; il s'agit le plus ordinairement d'une névralgie ; mais, dans certains cas, il existe une véritable névrite, comme le prouve la possibilité d'une atrophie consécutive du muscle deltoïde (Rouis).

L'hépatite suppurée peut s'accompagner de douleurs à localisations diverses : douleurs épigastriques, douleurs lombaires, rachialgie, douleurs au niveau du sacrum, de l'épine iliaque antéro-supérieure droite, douleurs interscapulaires, douleurs au niveau du scrotum. P. Manson a signalé le cas d'un malade qui présentait de la douleur à la déglutition au moment où le bol alimentaire traversait la partie inférieure de l'œsophage.

Douleurs articulaires. — On a signalé des douleurs rhumatoïdes siégeant au niveau des mains et s'accompagnant ou non d'enflure des doigts, ces douleurs et cette enflure disparaissant après l'évacuation du pus ; il s'agit là de pseudo-rhumatisme infectieux.

Dyspnée. — La *dyspnée* est provoquée par la douleur ; elle est très vive lorsqu'il existe de la périhépatite sous-diaphragmatique ; parfois elle reconnaît pour cause de la pleurésie sèche ou un épanchement pleural concomitants.

Toux. — Une petite *toux* sèche et discrète se rencontre quelquefois en cas d'abcès de la convexité ; pour Bertrand et Fontan, elle reconnaîtrait pour cause un réflexe transmis par le phrénique et plus rarement une poussée de pleurésie.

Hoquet. — Le *hoquet* est rare, sauf le cas de complication péritonéale.

Sueurs. — Les *sueurs* sont extrèmement fréquentes dans les abcès-tropicaux du foie ; elles peuvent apparaître à la suite des accès fébriles, mais le plus souvent se montrent dans le cours du sommeil, même si le sommeil a lieu le jour. Ces sueurs sont extrèmement abondantes ; elles inondent le malade et contribuent à l'affaiblir ; dans quelques cas elles se localisent à la tête, à la face et au cou.

Urines. — Les *urines*, qui à la période de début étaient dimi-

nuées de quantité, colorées, chargées de sels, hyperazoturiques
(Parkes, Lécorché et Talamon), restent assez rares, mais plus
pâles, diminuent de densité et sont hypochloruriques et hypoazo-
turiques. Une fois l'évacuation de l'abcès réalisée, on observe
une ascension brusque du taux de l'élimination de l'urée et des
chlorures. Les urines renferment parfois un peu d'albumine.

La présence de sels biliaires normaux et d'urobiline est exceptionnelle. M. Léger (1) a décrit une modification du rythme
urinaire dans le cours de l'hépatite suppurée, à laquelle il donne
le nom d'*anurésie* (à privatif, οὖρησειω avoir envie d'uriner); tandis que normalement le maximum d'élimination urinaire s'observe
deux et trois heures après le repas, chez les individus atteints
d'abcès du foie il n'existe pas de maximum après le repas, le
premier maximum ayant lieu dans les premières heures de la
journée, le second tout à fait à la fin de l'après-midi. Il ne
s'agit là que de l'*opsiurie* de Gilbert et Lereboullet, phénomène
qui indique l'existence d'une hypertension portale.

Dilatation pupillaire droite. — Couteaud (2) a signalé la
dilatation pupillaire droite dans les abcès de foie ; il s'agit très
vraisemblablement d'un réflexe à point de départ pleural ou
pulmonaire, la plèvre et le poumon étant plus ou moins enflammés par le voisinage de la collection.

Insomnie. — Une insomnie analogue à celle des cardiaques a
été signalée dans certains cas.

Angine herpétique. — Certains auteurs ont signalé la coexistence d'une angine herpétique et d'un abcès du foie ; l'existence de
cette angine aurait même, d'après eux, une certaine valeur diagnostique. Nous n'avons jamais observé de cas de ce genre.

3° SIGNES PHYSIQUES. — *Tumeur.* — La *voussure* de la paroi,
l'existence d'une tuméfaction n'existent que lorsque l'abcès a
augmenté de volume ou est devenu superficiel. La peau reste
normale au niveau de la tuméfaction tant que l'abcès n'a pas de
tendance à venir s'évacuer au dehors ; à ce moment elle rougit

(1) M. Léger, *Bulletin de la Société de médecine tropicale*, avril 1908.
(2) Couteaud, *Société de pathologie exotique*, 8 juillet 1908.

et s'amincit, mais cette dernière éventualité est rare, le malade étant mort ou opéré avant qu'elle ne se produise.

Œdème de la paroi. — Quant à l'*œdème* de la paroi, il est relativement rare et ne se produit que si la collection est superficielle.

Circulation sous-cutanée abdominale. — La *circulation sous-cutanée abdominale* est exceptionnelle ; elle ne s'observe que dans les abcès volumineux du foie, ayant évolué d'une manière chronique ; l'existence de dilatations veineuses peut être limitée au niveau de la tuméfaction.

Immobilité de la base thoracique droite. — L'*immobilité de la base thoracique droite*, au moment des mouvements respiratoires, est variable ; étant due à la douleur, elle est en rapport direct avec l'intensité de celle-ci ; d'une manière générale, les mouvements de la base thoracique à droite sont diminués d'amplitude à cause de la superficialité de la respiration.

Élargissement et effacement des espaces intercostaux. — L'*élargissement* et l'*effacement des derniers espaces intercostaux droits*, sur lesquels Hache (1) a insisté, n'ont de valeur que s'ils sont limités à un ou deux espaces ; étendus à tous les espaces de la région hépatique, ils permettent seulement d'affirmer une augmentation de volume du foie.

Élargissement de la base du thorax à droite. — Il en est de même de l'*élargissement du thorax à sa base et à droite*, élargissement appréciable soit à la vue, soit à l'aide du ruban métrique, qui signifie simplement augmentation de volume de la glande hépatique. Quant au *redressement des dernières côtes droites*, c'est un signe qui n'a aucune valeur particulière et qui indique qu'il existe un élargissement de la base droite du thorax.

Augmentation de volume du foie. — L'*augmentation de volume du foie* est constante, parfois difficile à apprécier, mais

(1) Hache, *Académie de médecine*, 22 juillet 1890.

on arrive toujours à la dépister par la palpation et la percussion méthodiques de la région.

La palpation montre que le foie dépasse le rebord des fausses côtes, sur une hauteur d'ailleurs variable ; la partie de la glande qui est ainsi accessible à la palpation est plus ou moins sensible suivant le siège de l'abcès.

Lorsque l'abcès siège près du bord tranchant, il est parfois possible de percevoir une induration plus ou moins profonde, ou même seulement un manque de souplesse des tissus, qui sont dus à la propagation de l'inflammation hépatique aux tissus voisins. En cas d'abcès volumineux et profond, la palpation peut permettre de sentir une tumeur profonde, qui n'était pas appréciable à la vue.

La palpation bimanuelle donne parfois dans les abcès profonds une sensation spéciale de ballottement avec dureté élastique, que Hassler et Boisson ont comparée à la sensation que donne la palpation d'un ballon de caoutchouc fortement gonflé et à parois épaisses ; mais ce signe n'aurait pas grande valeur, car il a été rencontré par Cautu (1) dans un cas de cancer de la petite courbure et du foie.

La percussion montre l'augmentation de la matité hépatique ; c'est le seul mode d'exploration qui donne des résultats dans les abcès de la face convexe ; l'emploi du phonendoscope peut rendre de grands services. Il est indispensable de dessiner les limites de la matité afin de se rendre compte de la régularité ou de l'irrégularité de sa ligne ; l'irrégularité est un bon signe dans les abcès de la face convexe. La hauteur de la ligne de matité varie avec le volume et avec la position de l'abcès ; on peut fort bien rencontrer en arrière une ligne de matité atteignant l'angle de l'omoplate et se continuant avec une ligne de matité normale en avant.

L'augmentation de volume du foie en cas d'hépatite suppurée ne subit pas de diminution, ce qui se produit par contre dans les hépatites congestives simples.

Fluctuation. — La *fluctuation* ne se rencontre que très rarement, sauf le cas d'abcès affleurant à la peau ; on peut encore la rencontrer dans les gros abcès venus en contact avec

(1) Cautu, cité par Gilbert et Surmont.

la paroi abdominale ; elle est plus facilement perceptible chez l'enfant que chez l'adulte.

Frottement périhépatique. — Avec la main, il est parfois possible de percevoir des *frottements* et des *crépitations* au niveau de la région hépatique ; l'oreille percevra ces mêmes bruits, dont le maximum est perceptible sur la ligne axillaire, au niveau du septième ou du huitième espace intercostal. Il ne faudra pas confondre à l'auscultation ces frottements périhépatiques avec des frottements pleuraux.

Ces bruits sont dus au frottement de la séreuse périhépatique dépolie sur le péritoine hépatique également dépoli, et seraient l'indice d'adhérences en formation ; cependant Hassler et Boisson (1) attribuent ce bruit à la crépitation de l'œdème intrahépatique ; mais cet œdème n'a pas été retrouvé par d'autres auteurs.

Bertrand (2) a beaucoup insisté sur l'importance de ce signe, que Hassler et Boisson considèrent comme pathognomonique ; il ne faut pas oublier que les frottements périhépatiques peuvent exister en dehors de toute suppuration hépatique, dans la périhépatite sèche par exemple.

Contracture des muscles abdominaux. — Dans les abcès voisins de la paroi abdominale, on peut observer de la *contracture musculaire*, en particulier au niveau de l'un ou des deux muscles droits antérieurs. Ce signe n'a d'ailleurs rien de spécial aux abcès du foie.

Battements. — Lorsque le foie est volumineux, il peut transmettre à la main les *battements* de l'aorte ; mais il ne s'agit toujours que de battements propagés et non de mouvements d'expansion.

Hypertrophie splénique. — *L'hypertrophie de la rate* peut exister en dehors du paludisme, dans les cas où les accidents infectieux prédominent ; mais jamais cette hypertrophie n'est considérable.

---

(1) Hassler et Boisson, *Revue de médecine*, oct. 1896 ; *Semaine médicale*, p. 450, 1896.
(2) Bertrand, *Académie de médecine*, 4 mars 1890, et *Gazette hebdomadaire*, 1890.

Ascite. — L'*ascite* est exceptionnelle ; elle peut résulter de la compression de la veine porte par un volumineux abcès du foie, situé à la face inférieure, ou de l'irritation du péritoine par une poche purulente superficielle.

Hémorroïdes. — Certains auteurs ont signalé l'apparition d'*hémorroïdes* au cours de l'hépatite suppurée ; il s'agit très vraisemblablement d'hémorroïdes dues à la dysenterie concomitante.

Attitude du malade. — L'*attitude* du malade atteint d'abcès du foie n'a rien de caractéristique : c'est l'attitude d'un individu atteint d'une affection douloureuse de l'hypocondre droit, qui se place dans la position dans laquelle il éprouve le minimum de douleur, *décubitus latéral droit avec flexion des cuisses, station debout avec inclinaison du tronc à droite,* etc.

III. **Période de terminaison.** — 1° Mort par cachexie. — Si l'abcès n'est pas ouvert chirurgicalement ou s'il ne s'ouvre pas spontanément, soit au dehors, soit dans un organe qui permette son évacuation, la mort plus ou moins rapide dans le marasme est l'aboutissant fatal de l'hépatite suppurée, exception faite de quelques cas extrêmement rares de guérison spontanée.

Le malade atteint d'abcès tropical non évacué s'amaigrit, se cachectise de plus en plus, présente de la fièvre hectique ; puis apparaissent de la diarrhée, de l'œdème des jambes, parfois de l'ascite, et la mort arrive dans une cachexie profonde, à moins qu'une complication (pneumonie, par exemple) ne vienne hâter le dénouement fatal.

2° Ouverture spontanée de l'abcès. — L'*ouverture spontanée* de la collection soit en dehors, soit dans un organe voisin, aurait lieu dans 45 p. 100 des cas, d'après la statistique de Rendu. Cette ouverture spontanée peut se faire soit à la peau, soit dans un organe voisin, soit dans une séreuse voisine.

Ouverture à la peau. — L'*ouverture spontanée à la peau* est le mode d'évacuation spontanée le plus rarement observé ; elle se rencontre surtout pour les abcès avoisinant la paroi abdominale antérieure, plus rarement pour ceux qui sont proches des espaces intercostaux. Cette rareté de l'ouverture spontanée à la peau est due à ce qu'une fois la tuméfaction formée elle est facilement reconnue et ouverte par le chirurgien.

Quand cette ouverture se fait spontanément, il se produit auparavant un véritable abcès de la paroi qui finit par ulcérer la peau et laisse écouler le pus ; dans le cas où celui-ci a émigré loin de la région hépatique, comme on en a signalé des exemples, l'origine du pus ainsi évacué peut être très difficile à déterminer.

Ouverture dans le tube digestif. — L'ouverture de la collection hépatique dans le côlon, l'intestin grêle, l'estomac, est assez fréquente ; on peut déceler le pus hépatique soit dans les vomissements, soit dans les évacuations intestinales suivant le cas. Si l'ouverture a lieu dans la partie supérieure de l'intestin grêle, la présence du pus, par suite des transformations qu'il subit, peut être méconnue dans les selles. Ce mode d'ouverture, qui peut entraîner la guérison, est cependant, dans quelques cas, suivi d'accidents infectieux graves, par suite de l'infection secondaire de la poche hépatique par les microbes du tube digestif.

Ouverture dans les bronches. — Lorsqu'il existe des adhérences pleurales, l'abcès, qui a émigré à travers le diaphragme, peut envahir le parenchyme pulmonaire et s'évacuer par les bronches. Ce mode d'ouverture, qui se rencontre dans 10,5 p. 100 des cas d'évacuation spontanée, est assez favorable, puisque la guérison survient dans 59 p. 100 des cas de ce genre (Gaide).

Assez souvent l'ouverture dans les bronches est précédée de signes de congestion pulmonaire ou de broncho-pneumonie de la base droite, avec expectoration sanglante ou rouillée, fièvre, douleurs thoraciques, etc. ; puis la perforation se produit et l'expectoration change de caractère.

Si l'ouverture a lieu dans une grosse bronche, c'est une *vomique*, plus ou moins abondante, qui se produit, vomique susceptible d'entraîner la mort du malade par asphyxie. Si, au contraire, c'est une bronche de petit calibre qui est ouverte, ce qui d'ailleurs est le cas le plus fréquent, à la suite de quintes de toux plus ou moins pénibles, le malade expectore des crachats purulents plus ou moins sanguinolents, d'autres fois une véritable bouillie hépatique, enfin dans certains cas du pus verdâtre. Les caractères de cette expectoration se modifient souvent d'un jour à l'autre ; dans quelques observations, une fois que tout le pus était évacué, on a noté que les crachats prenaient un caractère bilieux.

L'évacuation de l'abcès peut se faire ainsi, soit rapidement, soit peu à peu, et la guérison survenir rapidement ou lentement ; l'on voit ainsi la fièvre disparaître, l'état général s'améliorer, le foie diminuer de volume, l'expectoration se tarir. Mais la cavité de l'abcès peut s'infecter, le pus devenir fétide, le poumon se congestionner, s'enflammer ; une broncho-pneumonie, une pneumonie vraie ou infectieuse, une gangrène pulmonaire peuvent se déclarer et emporter le malade. Si les lésions pulmonaires se limitent au voisinage de la perforation, on observe les signes d'une broncho-pneumonie chronique localisée.

Quant aux signes stéthoscopiques qu'on peut rencontrer dans ces diverses circonstances, ils sont des plus variables : gargouillements, râles divers, souffles, etc.

. Si l'ouverture bronchique se ferme avant la cicatrisation complète de la poche hépatique, on peut observer des récidives, parfois fort nombreuses, tant que le foie n'est pas complètement cicatrisé.

Une fistule hépato-bronchique peut persister après l'évacuation d'un abcès hépatique dans les bronches ; l'existence de cette fistule est le plus souvent compatible, pendant fort longtemps, avec un état général satisfaisant ; mais à la longue la fièvre fait son apparition. Elle est irrégulière, en rapport avec l'évacuation plus ou moins facile de l'abcès ; puis l'état général devient mauvais, et, si une complication ne vient pas hâter la mort, celle-ci survient dans le marasme.

Les étapes de la migration du pus jusqu'au poumon peuvent être très lentes (Bodet) (1).

Ouverture dans les voies biliaires. — L'*ouverture dans les voies biliaires* paraît exceptionnelle ; elle pourra être soupçonnée par suite de l'apparition d'une crise de colique hépatique au cours d'un abcès du foie, suivie d'une amélioration considérable de l'état local et de l'état général.

Ouverture dans le rein. — L'*ouverture dans le rein droit*

(1) Bodet, *Annales de médecine navale*, 1907.

ou dans le *bassinet droit* est d'une extrême rareté ; le pronostic en est considéré comme favorable par quelques auteurs. Elle donnerait lieu aux symptômes d'une colique néphrétique, lorsqu'il existe des parties épaisses, mais ordinairement c'est la présence du pus dans l'urine qui en constituerait le seul signe important.

Ouverture dans la plèvre. — *La poche purulente peut s'ouvrir dans la plèvre* (5 p. 100 des cas d'ouverture spontanée). Cette ouverture se fait ordinairement lentement, souvent même insidieusement, et une gêne respiratoire, qui peut d'ailleurs n'être que peu accusée, est alors le seul signe fonctionnel constant. On constate de plus tous les signes physiques d'un épanchement pleural. Si l'ouverture se fait brusquement, il se produit une dyspnée intense, des phénomènes asphyxiques, et la mort même peut survenir rapidement.

L'invasion de la plèvre peut succéder à la migration du pus dans le poumon ; on observe alors au début tous les signes d'une pneumonie de la base droite auxquels succèdent les symptômes d'un épanchement pleural, qui se produit soit lentement, soit brusquement.

Lorsque l'ouverture se fait à la fois dans la plèvre et dans les bronches, on assiste à l'apparition de tous les signes d'un *pyopneumothorax* ; dans ce cas, l'épanchement purulent devient le plus ordinairement rapidement fétide.

Le pronostic de l'ouverture dans la plèvre est fatal, en dehors de toute intervention chirurgicale.

Ouverture dans le péricarde. — La rupture de la poche purulente dans le péricarde est le fait des abcès du lobe gauche ; c'est d'ailleurs un accident rare, dont le diagnostic ne se fait ordinairement qu'à l'autopsie. Les malades, au moment où l'accident se produit, présentent les phénomènes suivants : dyspnée intense, anxiété précordiale, affaiblissement des bruits du cœur, petitesse du pouls, vomissements, syncope, etc. L'ouverture et le drainage de l'abcès hépatique ne mettent pas à l'abri d'une fistule hépato-péricardique (Chevalier et Séguin) (1).

Ouverture dans la cavité péritonéale. — *L'ouverture dans*

(1) Chevalier et Séguin, *Archives de médecine navale*, 1907.

la cavité péritonéale a lieu, d'après Rendu, dans 7 p. 100 des cas
d'ouverture spontanée; elle est surtout fréquente pour les abcès
de la face concave. Sa rareté est expliquée par la fréquence des
adhérences protectrices.

Lorsque l'ouverture a lieu dans une cavité libre d'adhérences,
on observe une douleur vive, et très rapidement, en dehors des
cas où le pus est aseptique, on note l'éclosion d'une péritonite
aiguë généralisée, précédée parfois d'une détente momentanée
de tous les symptômes. Le pronostic de cette évacuation dans le
péritoine libre de toute adhérence est le plus ordinairement fatal.

Si l'ouverture se fait dans une poche limitée par des adhérences, on observe tous les signes d'une péritonite circonscrite,
susceptible elle-même de s'ouvrir à la peau, ou de s'évacuer
dans un organe voisin. La formation de cette péritonite circonscrite se fait en général sans grande réaction.

L'irruption du pus dans la cavité péritonéale peut se produire
d'une manière toute spontanée en apparence, ou succéder à un
choc, à un traumatisme parfois très léger.

Ouverture dans les vaisseaux. — On a cité des cas d'ouverture dans la veine cave inférieure, dans la veine porte, dans
l'artère hépatique.

3° Guérison spontanée. — La *guérison spontanée* des abcès du
foie constitués est possible, mais très rare; elle est prouvée par
les autopsies au cours desquelles on peut rencontrer soit des
abcès résidueux, soit des masses caséeuses ou crétacées, soit des
cicatrices stellaires. On a voulu expliquer la guérison spontanée
de ces abcès par leur évacuation dans les voies biliaires ou dans
un organe voisin ; mais le fait que ces abcès peuvent devenir
stériles au bout d'un certain temps permet fort bien d'expliquer
leur résorption.

Formes cliniques. — Les abcès tropicaux du foie peuvent
se manifester sous des formes multiples. Bertrand et Fontan
ont divisé les abcès du foie d'après leur évolution en *formes
typiques* et en *formes atypiques*. Les formes typiques comprennent la *forme aiguë*, la *forme subaiguë*, la *forme chronique*;
les formes atypiques sont : la *forme fruste*, la *forme larvée*, la
forme latente.

D'une manière générale, les formes lentes s'observent de préférence chez les indigènes, chez les individus dont le foie a déjà été antérieurement touché par plusieurs poussées de congestion hépatique, chez les opiomanes et chez les individus habitant les climats tempérés.

Forme aiguë. — La *forme aiguë* est assez fréquente dans les pays chauds ; elle se montre surtout chez les individus jeunes et venus depuis peu dans les pays tropicaux ; le plus ordinairement elle apparaît d'emblée.

Ce qui domine dans cette forme, ce sont les phénomènes généraux graves : adynamie, prostration ou délire, fièvre élevée, état gastrique grave, auxquels se joignent une augmentation du volume du foie et, d'une manière inconstante, une douleur au niveau de la région hépatique. La mort peut survenir rapidement, avant même que le pus ait eu le temps de se collecter entièrement (ce qui demande de quinze à vingt jours environ).

Arnaud (1) a décrit une variété d'hépatite suppurative aiguë qui se rapproche de l'ictère grave.

Les abcès dans cette forme sont ordinairement multiples et peu volumineux.

Forme subaiguë. — La *forme subaiguë* est de beaucoup la plus fréquente ; il s'agit, dans la grande majorité des cas, d'un abcès unique.

La fièvre n'atteint que progressivement son maximum ; elle présente parfois des rémissions durant plusieurs jours.

L'augmentation de volume du foie et une ligne de matité irrégulière sont les deux signes physiques les plus constants.

La douleur est variable, mais manque assez rarement dans cette forme.

L'évolution de l'hépatite suppurée subaiguë dure environ deux mois.

Forme chronique. — La *forme chronique* peut s'installer d'emblée, ce qui est le cas le plus fréquent, ou succéder à la forme précédente ; elle se rencontre de préférence chez les vieux dysentériques dont le foie a été fréquemment le siège de pous-

(1) F. Arnaud, *Marseille médical*, 1er oct. 1895.

sées congestives. Nous avons déjà signalé sa fréquence chez les indigènes, les opiomanes et les individus habitant des régions dont le climat est relativement tempéré.

Les symptômes sont en général très atténués ; cependant le foie est toujours gros et douloureux.

Il n'est pas rare que la forme chronique succède à une poussée de congestion hépatique, après la disparition des symptômes de laquelle le foie reste gros et douloureux. Au bout d'un temps variable, une fièvre intermittente, peu élevée, fait son apparition ; cette fièvre peut disparaître d'ailleurs pendant des périodes assez longues.

Parfois l'évolution lente de l'abcès se trouve interrompue par un accident tel que la rupture de la poche dans un organe ou une séreuse de voisinage. La durée de la forme chronique est parfois fort longue ; elle se chiffre par mois ; nous avons observé avec Degorce (1) un cas très intéressant de ce genre.

La forme chronique a pu succéder autrefois à des abcès ponctionnés ; le malade de Martinot fut ponctionné vingt-quatre fois, et chaque fois à deux ou trois mois d'intervalle ; de pareils faits ne se rencontrent plus, maintenant que l'ouverture large de l'abcès est devenue la règle de conduite de tout chirurgien.

Forme fruste. — La *forme fruste* est caractérisée soit par l'absence des symptômes généraux, soit par celle des symptômes locaux ; c'est ainsi que le malade peut sembler atteint d'une congestion hépatique simple, tandis que, dans d'autres cas, étant donnée la seule existence des symptômes généraux, on songe à la fièvre typhoïde, à la tuberculose, au paludisme, etc. C'est ce qui a eu lieu dans le cas de Chomel (2), où la poche purulente finit par s'ouvrir dans la veine porte.

Forme larvée. — La forme larvée est celle dans laquelle l'évolution de l'hépatite suppurée est masquée par des symptômes divers dominant la scène et faisant songer à toute autre chose qu'à une infection hépatique. C'est ainsi que les signes d'une dysenterie grave, d'une pleurésie, d'une pneumonie, peuvent masquer complètement l'évolution d'un abcès du foie, qui, dans certains cas, n'est reconnu qu'à l'autopsie.

(1) Degorce, *Bulletin de la Société médico-chirurgicale de l'Indo-Chine*, 1910.
(2) Chomel, *Gazette des hôpitaux*, 1842.

Chez un malade présentant tous les signes d'une pleurésie séreuse aiguë droite, ayant débuté assez brusquement par un point de côté violent avec fièvre et très léger abaissement du foie au-dessous du rebord thoracique, nous n'avons été amené à poser le diagnostic d'abcès du foie qu'en nous basant sur le mauvais état général qu'avait présenté rapidement le malade ; l'intervention nous donna raison ; la pleurésie n'était que le retentissement sur la plèvre de deux abcès du bord postérieur ; le malade déclarait d'ailleurs ne jamais avoir eu la dysenterie. Rieux (1) attache une grande importance diagnostique, en faveur d'un abcès du foie, à l'existence d'une pleurésie séreuse droite, contrairement à l'opinion de Barthélemy et Bernard, qui regardent l'absence de pleurésie comme symptomatique d'une suppuration hépatique. Dans le cas de Regaud (2), on songea à une fièvre typhoïde, puis à une pleurésie. Chez certains malades, les signes hépatiques se manifestent, mais seulement dans les derniers jours. Le malade de Mac Lean (3) présentait des lipothymies, une fièvre violente, et ce n'est que quelques jours avant sa mort, qui se produisit par vomique, que l'on constata des signes du côté du foie. Dans le cas de Collas (4), c'est après deux ou trois mois de fièvre rémittente que les signes locaux font leur apparition, quarante-huit heures avant la mort. Dans l'observation de Josserand (5), les symptômes font penser à une tuberculose pulmonaire, la lésion hépatique ne donnant naissance à des signes spéciaux que dans les derniers jours de la maladie.

Forme latente. — La *forme latente* ou *ambulatoire*, bien étudiée par Boinet (6), n'est souvent qu'une trouvaille d'autopsie ; elle peut cependant se manifester chez le vivant par des accidents brusques, souvent mortels, résultant de l'ouverture de la collection.

Dans le cas rapporté par Haspel (7), il s'agit d'un individu dont l'état de santé paraissait des plus florissants et qui meurt asphyxié à la suite de la pénétration dans le thorax d'une volumineuse collection hépatique.

(1) Rieux, *Thèse Lyon*, 1895.
(2) Regaud, *Lyon médical*, 1893.
(3) Mac Lean, *Indian Annals*, 1858.
(4) Collas, cité par Corre, *Traité des maladies des pays chauds*,
(5) Josserand, *Lyon médical*, 1897.
(6) Boinet, *Marseille médical*, 1901, nᵒˢ 5 et 6.
(7) Haspel, *Recueil et mémoires de médecine militaire*, 1843.

Rouis (1) cite le cas d'un individu tué dans une rixe, chez lequel, à l'autopsie, on découvre un énorme abcès du foie. Un autre fait concerne un soldat, qui avait accompli un trajet de 120 kilomètres en trois jours, et qui est pris de fièvre, de diarrhée et meurt brusquement ; à l'autopsie, on constate que le foie est réduit à une coque renfermant une quantité énorme de pus.

Dans l'observation de Bruis (2), il s'agit d'un soldat qui tombe foudroyé au moment où, arrivé à l'étape, il buvait de l'eau de source ; l'autopsie montra l'existence d'un abcès hépatique. Mongel a rapporté le cas d'un malade apyrétique, qui mourut brusquement le lendemain du jour où il s'était alité.

Il est extrèmement important pour le médecin d'avoir ces faits présents à l'esprit, et la nécessité d'une autopsie s'impose dans les cas de ce genre, car de l'existence d'un abcès du foie ayant occasionné la mort peuvent résulter des conséquences importantes au point de vue des assurances, ou des retraites, en dehors, bien entendu, de toutes les questions médico-légales que peut soulever un décès se produisant dans ces conditions.

Complications. — En dehors de l'évacuation du pus dans un organe voisin, évacuation que nous avons déjà étudiée, les complications sont assez fréquentes dans le cours de l'hépatite suppurée des pays chauds. Même après l'évacuation du pus dans un organe voisin, la possibilité de la persistance d'une fistule est une complication souvent sérieuse.

Hémorragie. — L'*hémorragie* dans les abcès non ouverts du foie est une rareté. Fontan en a rapporté un exemple.

On peut observer, en dehors de la rupture de la poche, des hémorragies spontanées au niveau du tube digestif (œsophage, estomac), attribuables soit à l'hémophilie, soit à une cirrhose hépatique concomitante ; ces hémorragies sont d'un pronostic grave. La dysenterie, qui peut évoluer en même temps que l'abcès, est, elle aussi, susceptible de causer une hémorragie intestinale.

Périhépatite suppurée. — La *périhépatite suppurée* peut

(1) Rouis, *Recherches sur les suppurations du foie*, Paris, 1860.
2) Bruis, *Archives de médecine navale*, 1882.

exister en dehors de toute ouverture de la poche purulente ; il s'agit alors d'une propagation à distance.

Pleurésies. — La *pleurésie sèche*, la *pleurésie séreuse*, la *pleurésie purulente* peuvent accompagner une suppuration hépatique non ouverte ; cette complication se rencontre dans 3 à 4 p. 100 des cas environ [Molinié (1)].

Péricardites. — La *péricardite sèche* et la *péricardite séreuse* ont été signalées comme complications possibles de l'abcès du foie ; il s'agit de propagation à distance, mais cependant, dans certains cas d'hydropéricarde, ce serait plutôt l'état de cachexie extrême dans lequel se trouve le malade qu'il faudrait incriminer.

Pneumonie. — La *pneumonie* peut se rencontrer sans que le pus hépatique ait fait irruption dans le parenchyme pulmonaire.

Carie costale. — Les abcès hépatiques ouverts à la peau, au niveau d'un espace intercostal, sont parfois compliqués de carie d'une ou plusieurs côtes voisines ; nous en avons observé deux cas.

Chauvel (2) a d'ailleurs signalé cette complication.

Hépatoptose. — Un foie atteint d'*hépatoptose* peut être atteint d'abcès ; Couteaud (3) en a rapporté un exemple.

Syndrome hépatico-solaire. — Couteaud (4) a décrit un *syndrome hépatico-solaire*, entrevu avant lui par plusieurs auteurs : Haspel, Cambay, Rouis, Saint-Vel, Dutrouleau. Ce syndrome, il le décrit ainsi : « A travers l'enchevêtrement des symptômes, dominent les signes d'une sorte d'angine de poitrine caractérisée par une crise de dyspnée angoissante, soudaine, paroxystique ; le patient sans voix, le visage défait, agite ses membres convulsés, persuadé que sa dernière heure est venue. C'est une scène à grand appareil, survenant brusquement, à l'occasion d'un léger effort, ou survenant spontanément, affectant

(1) Molinié, *Thèse de Paris*, 1909.
(2) Chauvel, *Académie de médecine*, 21 juin 1890.
(3) Couteaud, *Académie de médecine* (rapport de Le Dentu), 16 juin 1908.
(4) Couteaud, *Archives de médecine navale*, n° 6, 1909.

plusieurs territoires anatomiques et menaçant, comme dans l'*angor*, les sources mêmes de la vie. Le cœur, les poumons, l'estomac, les reins, le dynamisme somatique, tout est touché. Il n'y a pas d'hypertension artérielle, il y a au contraire hypotension absolue. Cependant l'hypertension du pouls peut s'observer succédant peu de temps après à l'hypotension. La durée de la crise est d'environ une heure. Les crises se succèdent en se ressemblant, sauf quant à l'intensité, qui va en augmentant, ou, au contraire, en diminuant. »

Ce syndrome peut simuler la rupture de l'abcès dans un organe creux voisin. Il se rapproche du « *syndrome pancréatique* de Guinard, du *syndrome pancréatico-solaire* de Chauffard ».

Quant à la cause, elle en est obscure ; la compression du cœur par le foie tuméfié jouerait peut-être un rôle ; mais c'est l'intimité des rapports de la partie postérieure du foie avec les ganglions semilunaires qui paraît le mieux expliquer ces symptômes réflexes.

Le pronostic de ce syndrome est des plus grave.

Fistules hépato-bronchiques biliaires. — Des *fistules hépato-bronchiques biliaires* peuvent persister après l'évacuation et la guérison de l'abcès ; elles sont d'une rareté exceptionnelle. Une communication peu large et indirecte entre l'abcès et la bronche, permettant une évacuation difficile du pus, prédispose à la formation de ces fistules [Valence (1)]. L'origine de ces fistules reconnaît pour cause l'ouverture, dans la cavité de l'abcès, d'un ou de plusieurs canalicules biliaires et la persistance de la communication hépato-bronchique. La bile est toujours rendue à la suite de quintes de toux pénibles dues à l'irritation des épithéliums pulmonaire et bronchique par la bile. Les malades se plaignent de l'amertume de leurs crachats.

La quantité de l'expectoration varie de quelques centaines de grammes à 3 litres de bile et de mucus mélangés.

Le pronostic de cette complication est sérieux ; celle-ci peut, par sa persistance, entraîner la mort ; la guérison spontanée est possible, mais dépend de l'importance et du nombre des canalicules biliaires lésés et du libre écoulement de la bile vers l'intestin.

Abcès. — On a signalé des *abcès amibiens du poumon* qui ne

____

(1) Vincent, *Revue de chirurgie*, nᵒˢ 5 et 7, 1909.

seraient pas dus à la propagation à cet organe d'un abcès du foie, et des abcès du cerveau d'origine amibienne accompagnant les abcès hépatiques [Unvin (1), Jacob (2)].

Pronostic. — L'hépatite suppurée des pays chauds est une affection des plus grave, presque toujours fatale en dehors d'une intervention chirurgicale qui ne suffit pas toujours à sauver le malade. Si l'ensemble des statistiques ne donne qu'une faible mortalité par l'abcès du foie, c'est que nombre de statistiques anciennes comprennent des cas où le diagnostic n'a pas été posé avec toute la précision désirable et que cette affection a été confondue avec des hépatites palustres ou alcooliques (Jeanselme et Rist).

La guérison spontanée des abcès constitués est une rareté : quant à l'ouverture spontanée au dehors ou dans un organe voisin, elle est loin d'être toujours suivie de guérison.

Diagnostic. — Le diagnostic d'abcès du foie est parfois fort difficile à poser, même chez un malade habitant les tropiques et ayant des antécédents dysentériques ; il l'est particulièrement lorsqu'il s'agit de formes frustes ou de formes larvées, et c'est avec raison que Bertrand et Fontan ont pu dire que : « la maladie est parfois tellement insidieuse, tellement latente, qu'il est cent fois plus difficile de trouver un abcès du foie que de l'ouvrir ».

Terrier et Auvray (3) distinguent trois cas dans le diagnostic des abcès du foie :

1° Cas où la confusion est possible avec une maladie d'un organe voisin ;

2° Cas dans lesquels la confusion est possible entre un abcès hépatique et une maladie générale ;

3° Cas dans lesquels l'hépatite suppurée peut être confondue avec une autre affection du foie.

Nous adopterons cette division, mais nous y ajouterons le diagnostic des différentes suppurations hépatiques entre elles.

1° Diagnostic avec une maladie d'un organe voisin. — Nom-

(1) Unwin, *J. roy. ann. med. corps*, 1905.
(2) Jacob, *Société de chirurgie*, 1911.
(3) Terrier et Auvray, *Chirurgie du foie et des voies biliaires*, 1901-1907

breuses sont les maladies des organes voisins qui peuvent simuler un abcès du foie, soit qu'il s'agisse d'abcès, de tumeurs, d'inflammation d'organes immédiatement en contact avec le foie, soit que des lésions plus ou moins éloignées de la région hépatique puissent faire songer à une migration possible d'une suppuration hépatique.

Abcès musculaires. — Les *abcès musculaires*, particulièrement ceux siégeant dans la gaine des droits, peuvent être pris pour des abcès du foie ayant migré vers la paroi, d'autant plus que cette migration n'est pas exceptionnelle ; nous en avons observé deux cas. Broca (1), Segond (2), Schwartz (3), ont rapporté des exemples où cette erreur avait été commise. Cependant l'examen des rapports de la tuméfaction avec la paroi abdominale, son indépendance des plans profonds en cas d'abcès musculaire peuvent permettre un diagnostic précis.

Abcès froid. — Le cas d'abcès chronique du foie rapporté par Degorce, auquel nous avons fait allusion plus haut, et qui s'accompagnait d'une tuméfaction au niveau d'un espace intercostal, avait été pris en France pour un *abcès froid tuberculeux*. Le cas de Reboul (4) est une erreur du même genre.

Lorsque la collection hépatique s'est ouverte à la peau et a laissé une fistule, et si cette fistule s'accompagne en outre, comme cela se rencontre parfois, de carie costale, l'erreur avec une *tuberculose ouverte* est encore plus facile. Cependant l'étude des antécédents, l'examen complet du malade, les caractères de la suppuration, l'exploration du trajet fistuleux, feront, dans la plupart des cas, reconnaître l'origine hépatique du pus.

Suppurations rénales et périrénales ; hydronéphroses. — Les *collections purulentes du rein*, les *hydronéphroses* peuvent être prises pour une suppuration hépatique de la face concave ; le diagnostic est parfois absolument impossible en dehors de l'intervention ou de l'autopsie ; le cas de Gaillard (5) en est un exemple remarquable.

(1) Broca, *Gazette hebdomadaire*, 1891, p. 474.
(2) Segond, *Traité de chirurgie* de Duplay et Reclus, 2ᵉ édit., 1898, t. VI, p. 1014.
(3) Schwartz, *Chirurgie du foie*, Paris, 1901, p. 171.
(4) Reboul, cité par Bènes, Thèse de Montpellier, 1901.
(5) Gaillard, *Clin. médic.*, Paris, 1877, p. 245.

Une *tumeur du rein droit*, accompagnée d'accidents fébriles, a pu en imposer pour un abcès du foie (Gaide).

Les *phlegmons périnéphrétiques* peuvent simuler une hépatite suppurée et inversement ; le cas de Manaud (1) est intéressant à cet égard.

Il est nécessaire, pour établir le diagnostic, de rechercher avec soin l'état des reins, la possibilité d'une infection urinaire, les antécédents calculeux, etc.

Abcès sous-phréniques. — Les *abcès sous-phréniques* ont souvent été confondus avec les abcès du foie, qu'ils peuvent d'ailleurs compliquer ; ils reconnaissent en outre pour cause : des lésions ulcéreuses de l'estomac et du duodénum, l'appendicite, la lithiase biliaire septique, les lésions du pancréas, de la rate, des reins, des organes thoraciques, des organes génitaux, enfin des traumatismes.

Les abcès sous-phréniques gazeux sont ordinairement très faciles à reconnaître ; cependant il ne faut pas oublier la possibilité, rare d'ailleurs, de la présence de gaz dans la poche d'un abcès hépatique en communication avec le tube digestif, ou voisin de lui.

Les abcès non gazeux sont d'un diagnostic beaucoup plus délicat ; la première indication à remplir est de rechercher dans les antécédents s'il n'existe pas une cause susceptible d'expliquer la possibilité d'un abcès sous-phrénique ; si une de ces causes est rencontrée, le diagnostic est singulièrement facilité.

Les signes des suppurations sous-phréniques varient d'ailleurs avec le siège de la collection ; rappelons que les abcès sous-phréniques peuvent être sus-hépatiques, à évolution thoracique ou abdominale, ou sous-hépatiques, à variété antérieure ou postérieure.

Les pyopérihépatites sus-hépatiques débutent brusquement par une douleur en coup de poignard, s'accompagnant rapidement de ballonnement du ventre, de vomissements (alimentaires d'abord, bilieux ensuite, puis porracés), de petitesse et de rapidité du pouls, et parfois d'élévation de température. En somme, ce tableau clinique rappelle celui de la péritonite par perforation ; cependant, dans certains cas, le début est moins bruyant, et la période d'état s'installe insidieusement.

(1) Manaud, *Bulletin médical de l'Indo-Chine française*, 1906.

Dans la variété abdominale, la douleur présente les localisations les plus variables (au niveau de la vésicule, de l'épigastre, de l'angle des côtes), mais le plus ordinairement elle est diffuse. Le diagnostic est facilité par l'apparition rapide d'une voussure, accompagnée le plus souvent d'un ballonnement du ventre à sa partie inférieure, ce qui donne au ventre un aspect bilobé. Dans la variété thoracique, la dyspnée est fréquente; il existe du hoquet, des signes de névralgie phrénique; toute la partie inférieure du thorax est immobilisée.

Les pyopérihépatites sous-hépatiques sont d'un diagnostic encore plus délicat. Cependant, dans les formes antérieures, le début brusque, les douleurs vives, les vomissements, l'apparition rapide d'une tuméfaction abdominale, sont des signes importants pour le diagnostic. Les pyopérihépatites postérieures se caractérisent par une tuméfaction médiane sus-ombilicale au niveau de l'épigastre, et située derrière l'estomac, ainsi que le montre l'insufflation de cet organe; seuls les abcès du lobe de Spigel, qui sont d'ailleurs exceptionnels, présentent les mêmes signes.

D'une manière générale, on se basera, pour faire le diagnostic d'abcès sous-phréniques, sur les antécédents pathologiques, sur les réactions péritonéales précoces (ballonnement du ventre, vomissements), sur l'apparition rapide des signes d'irritation du nerf phrénique (hoquet, névralgie phrénique), sur la rapidité d'apparition de la tumeur.

Mais, il faut bien le dire, une erreur de diagnostic de ce genre ne serait nullement préjudiciable au malade, puisque, dans l'un et l'autre cas, l'intervention chirurgicale est le seul moyen d'obtenir la guérison.

Abcès de la rate et du pancréas. — Il en est de même des *abcès de la rate et du pancréas*, qui peuvent cependant être diagnostiqués par une étude serrée des antécédents du malade, une analyse complète des symptômes (recherche des limites de la matité, insufflation de l'estomac, etc.). Notons cependant l'existence, rare d'ailleurs, d'abcès dysentériques de la rate.

Anévrysme de l'aorte. — Dans les cas rapportés par Moore et Mac Dovel, le diagnostic était difficile entre un abcès du foie et un *anévrysme de l'aorte*; cependant, dans un abcès du foie, il n'existe jamais d'expansion, et les battements transmis sont peu énergiques; en cas d'anévrysme, on observe un souffle intense perceptible à l'auscultation; en cas d'abcès, tout au plus entendrait-on un souffle léger, propagation d'un bruit vasculaire.

Cancer de l'estomac. — Béhier (1), dans un cas d'abcès du foie, porta le diagnostic de *cancer de l'estomac*; c'est une erreur exceptionnelle, car l'examen complet du malade montrera une tumeur dure, à évolution lente, accompagnée d'une teinte jaune-paille et non d'une pâleur ictérique, de vomissements à caractères spéciaux, etc.

Gastrite. — Le cas cité par Mondon (2), où un abcès du foie fut pris pour une *gastrite*, doit être tellement exceptionnel, après un examen sérieux du malade, qu'il nous suffira de citer la possibilité de cette erreur de diagnostic.

Tumeur splénique. — P. Manson cite le cas d'un abcès du lobe gauche du foie qui simulait une *tumeur splénique*.

Pleurésie séreuse. — Un examen clinique approfondi et en tout cas une ponction exploratrice ne sauraient permettre de confondre une *pleurésie séreuse* avec un abcès du foie. Mais il ne faut pas oublier que l'hépatite suppurée peut être masquée dans son évolution par une pleurésie séreuse; il sera donc de toute nécessité d'examiner très attentivement le foie, d'étudier les divers symptômes présentés par le malade, de rechercher ses antécédents dans les cas douteux. De plus, lors de la ponction exploratrice, on se servira d'une très longue aiguille; de cette manière, en cas d'abcès, il sera possible de constater le signe de Scheuerlein (le liquide retiré superficiellement est séreux; le liquide retiré profondément est purulent).

Pleurésie purulente. — Une collection hépatique peut être prise pour une pleurésie purulente; l'erreur inverse est plus rare. Cependant, à moins de coexistence, d'ailleurs possible, des deux affections, le diagnostic peut être fait en se basant sur les caractères de la ligne de matité et sur ceux fournis par l'écoulement du liquide après ponction.

(1) Béhier, *Gazette des hôpitaux de Paris*, n° 116, oct. 1869.
(2) Mondon, *Annales d'hygiène et de médecine coloniale*, t. III, 1900, p. 109.

Dans la pleurésie purulente, la ligne de matité supérieure est horizontale ou à légère concavité supérieure, tandis que dans l'abcès du foie cette ligne est à convexité supérieure.

Lorsque la collection est fractionnée ou ouverte, si l'écoulement du liquide est augmenté au moment de l'expiration et diminue à l'inspiration, c'est qu'il s'agit d'un épanchement pleural; dans le cas où l'expiration diminue l'écoulement et où l'inspiration l'augmente, il s'agit d'une collection sous-diaphragmatique, telle qu'un abcès du foie; c'est le *signe de Pfuhl*.

Quant au *signe de Furbringer*, on ne saurait lui accorder qu'une valeur toute relative. Rappelons que ce signe est le suivant : une aiguille enfoncée de l'extérieur dans le diaphragme suit les mouvements respiratoires, mais sa partie restée extra-thoracique décrit ces mouvements en sens inverse; si donc une aiguille exploratrice, donnant issue à du pus, décrit par sa partie extra-thoracique des mouvements isochrones aux mouvements respiratoires, mais en sens inverse de ceux du diaphragme, on devrait en conclure que l'aiguille a pénétré, à travers le diaphragme, dans une collection hépatique. Cependant, si l'aiguille a pénétré dans le poumon, les mouvements de sa portion extérieure sont identiquement les mêmes que si le diaphragme avait été traversé; de ce fait, le signe de Furbringer ne saurait à lui seul permettre le diagnostic entre une pleurésie purulente et un abcès sous-diaphragmatique.

La pleurésie purulente ayant été diagnostiquée et opérée, il ne faut pas oublier qu'il est toujours prudent, chez un individu chez lequel on avait soupçonné la possibilité d'un abcès du foie, d'explorer attentivement avec le doigt la plèvre diaphragmatique pour rechercher s'il existe un orifice faisant communiquer la plèvre avec une cavité hépatique.

Abcès du poumon. — Les *abcès du poumon droit*, en particulier ceux de la base, peuvent être d'un diagnostic très délicat; le diagnostic est encore rendu plus difficile par la possibilité d'abcès pulmonaires compliquant un abcès du foie, et même d'*abcès amibiens du poumon* sans coexistence d'abcès du foie. La localisation pulmonaire peut être reconnue par l'examen attentif du poumon; mais, dans nombre de cas, le diagnostic est impossible et n'est fait qu'à l'autopsie (Loison). Cependant la radiographie, la radioscopie, la laparotomie exploratrice, comme

7

nous le verrons plus loin, permettent de porter un diagnostic certain dans nombre de cas.

Renaut (1) a signalé la possibilité, dans les abcès du poumon consécutifs à des abcès du foie, de troubles oculaires sympathiques : exophtalmie, diminution ou élargissement de la fente palpébrale, œdème ou chute apparente de la paupière supérieure, abolition du réflexe pupillaire à la lumière, parésie du réflexe à l'accommodation et à la convergence. Ces phénomènes paraissent ne pas devoir se rencontrer fréquemment et être en rapport avec le volume énorme des abcès dans les cas rapportés par Renaut (destruction des lobes inférieur et moyen).

A propos de la difficulté qu'il y a parfois de reconnaître l'origine hépatique d'un abcès du poumon, nous citerons le fait suivant :

Un individu d'une assez bonne santé générale, après plusieurs accès de fièvre sans caractères bien particuliers, est pris, au mois de mai 1906, d'une hémoptysie peu abondante avec scapulalgie droite, qui dure plusieurs semaines, puis disparaît. A la suite d'une fatigue, les crachements de sang réapparaissent en juillet, pour cesser, puis réapparaître à nouveau plus abondants et mélangés de pus. Après un examen des crachats par lequel on constate la présence de cellules hépatiques dans le pus, nous pratiquons en vain, vers le milieu du mois d'août, cinq ponctions exploratrices à la partie supérieure d'un foie hypertrophié et dépassant le rebord costal de près de trois travers de doigt. Quelques jours après, le malade est pris d'une crise de dyspnée que nous attribuons, en l'absence de tout signe pleural, à une pleurésie interlobaire par ouverture de la poche dans la scissure interlobaire. Les symptômes dyspnéiques ayant rapidement disparu et l'état général continuant à être relativement satisfaisant, nous patientons jusqu'aux premiers jours de septembre pour pratiquer à nouveau trois ponctions sans résultat. Sur nos conseils, le malade rentre en France, où il est repris d'hémoptysie; il est alors hospitalisé. On constate à ce moment un foie non hypertrophié; une radiographie pratiquée donne les résultats suivants : « A droite, zone sombre à la base, se confondant à peu près avec le foie; le diaphragme est immobile à ce niveau; on soupçonne plutôt qu'on ne voit une bande moins sombre entre le foie et les zones sous-jacentes (2). »

(1) Renaut, *Annales d'hygiène et de médecine coloniales*, mars 1909.
(2) Tapie, *Province médicale*, n° 26, juillet 1907.

Au moment de l'intervention, la poche une fois ouverte, l'opérateur
fait les constatations suivantes : « Vers la base, la pulpe de l'index
trouve une ouverture en forme d'anneau elliptique ; je crus que
mon index allait entrer dans un abcès du foie ou sous-phrénique ;
mais à 2 centimètres il était arrêté à nouveau. Il s'agissait
d'une simple dépression, communiquant par un orifice rétréci
avec la grande cavité de l'abcès. »

En présence de ces constatations, le diagnostic d'abcès du poumon est porté, et l'origine hépatique de cet abcès est rejetée pour
le rattacher à une pleurésie sus-diaphragmatique (1).

Or il s'agissait bien là d'un abcès pulmonaire consécutif à
l'ouverture d'un abcès hépatique, et en dehors même de l'absence
d'antécédents intestinaux et de la connaissance du résultat de
l'examen du pus lors des premières hémoptysies, le diagnostic
était cependant possible en se basant sur : 1° l'évolution de l'affection chez un individu ayant séjourné dans les pays tropicaux ;
2° l'examen radiographique montrant une zone sombre pulmonaire
se confondant avec celle du foie, et l'immobilité du diaphragme,
qui est mobile en cas d'abcès du poumon (Foucaud et Séguin) (2) ;
3° la marche des hémoptysies n'ayant pas succédé à une infection
pulmonaire ; 4° les constatations opératoires montrant un diver-
ticule se dirigeant vers le foie, vestige de la cheminée hépato-
pulmonaire, tandis que la grosse poche était vraisemblablement
formée aux dépens de la plèvre interlobaire, point qui n'a pas été
éclairci lors de l'intervention.

Il faut donc se défier de ces abcès du poumon qui surviennent
chez les anciens coloniaux, surtout lorsque ces abcès n'ont pas
été consécutifs à une lésion pulmonaire franche, susceptible d'en
expliquer la formation. L'erreur d'ailleurs n'a pas grosse importance, car, dans l'un et l'autre cas, l'incision de la poche est la
seule conduite à tenir.

Pneumonie, broncho-pneumonie, congestion pulmonaire. —
L'abcès du foie ouvert dans les bronches peut être confondu
avec une *pneumonie*, une *broncho-pneumonie*, une *congestion
pulmonaire* ; l'erreur est d'autant plus facile à commettre que

____

(1) « Je crois à cette dernière, étant donné que la cavité s'appuie sur le dôme
diaphragmatique et que, dès le début, le symptôme constant a été une violente
douleur à l'épaule droite. » (Tapie, *loc. cit.*)

(2) Foucaud et Séguin, *Annales de médecine navale*, 1910.

cette ouverture s'accompagne ordinairement de signes stéthoscopiques pouvant donner le change ; l'étude des antécédents, la marche de la température, l'examen microscopique des crachats permettront un diagnostic précis.

Tuberculose pulmonaire. — Dans le cas de communication d'un abcès hépatique avec une bronche, les crachats sanguinolents puis purulents émis par le malade, la fièvre à type hectique, les sueurs abondantes, le mauvais état général peuvent faire songer à une *tuberculose pulmonaire* ; ce diagnostic erroné est parfois basé, de plus, sur des signes stéthoscopiques divers, que l'on peut observer dans ces circonstances. L'examen microscopique des crachats lèvera toutes les difficultés.

Abcès péricœcal. — L'évacuation d'un abcès du foie par l'intestin peut être prise pour l'ouverture d'une *collection péricœcale suppurée* : l'examen complet du malade, l'interrogatoire portant sur ses antécédents et sur l'évolution de la maladie, la palpation de l'abdomen, du foie, pourront permettre de retrouver l'origine du pus constaté dans les selles. Quant à la recherche des cellules hépatiques dans celles-ci, elle doit être pratiquée, mais fournira peu de résultats, en particulier si l'ouverture a eu lieu dans une partie élevée de l'intestin. Bœckel (1) a rapporté un cas d'abcès du foie ayant fusé dans le bassin et qui avait été pris pour une péritonite généralisée d'origine appendiculaire.

Hématocèle. — Salanoue-Ypin (2) cite un cas où un abcès ayant migré vers la vaginale simulait une *hématocèle.*

Ascite. — Le cas opéré par Nimier (3), où il s'agissait d'un abcès contenant 6 litres de pus, pour lequel le diagnostic d'*ascite* avait été antérieurement porté, est une erreur grossière.

2° Diagnostic avec une maladie générale. — Par l'absence de symptômes locaux nets et par l'existence de la fièvre, d'un état général sérieux, les abcès hépatiques simulent souvent l'évolution d'une infection générale grave.

(1) Bœckel, *Congrès de l'Associat. franc. de chirurgie*, 1903.
(2) Salanoue-Ypin, *Précis de pathologie tropicale*, Paris, 1910.
(3) Nimier, *Société de pathologie exotique*, 12 févr. 1908.

Paludisme. — Le *paludisme*, particulièrement dans les formes rémittentes bilieuses, est l'affection avec laquelle on confond le plus souvent l'hépatite suppurée ; c'est ainsi que Osler déclare avoir très rarement rencontré un cas d'abcès du foie qui n'ait pas été traité par la quinine. Le diagnostic se fera en se basant principalement sur la présence ou l'absence de l'hématozoaire dans le sang ; de plus certains signes cliniques ont une réelle valeur diagnostique : 1° la fièvre est vespérale dans l'abcès du foie, de préférence matutinale dans le paludisme ; 2° la rate n'est que peu congestionnée dans l'hépatite suppurée, et souvent même cette congestion fait défaut ; 3° les injections de quinine n'ont aucune influence sur la fièvre de l'abcès du foie. Mais il ne faut pas oublier la coexistence possible des deux affections.

Fièvre bilieuse hémoglobinurique. — La *fièvre bilieuse hémoglobinurique*, qui s'accompagne de congestion hépatique, ne saurait être prise pendant longtemps pour une hépatite suppurative ; les caractères de cette affection : hémoglobinurie, vomissements porracés, ictère, hypertrophie de la rate, sont des signes suffisants pour permettre le diagnostic.

Fièvre typhoïde. — La *fièvre typhoïde* a donné lieu à des erreurs d'autant plus fréquentes que la fièvre typhoïde des pays tropicaux ne se présente pas toujours avec l'aspect clinique de la fièvre typhoïde des pays tempérés ; l'association du paludisme et de la fièvre typhoïde modifie parfois la courbe thermique de cette dernière, et l'administration de la quinine est souvent nécessaire pour lui faire prendre son aspect caractéristique ; on ne négligera pas la recherche de la séro-réaction de Widal, qui permettra d'établir un diagnostic précis. Il ne faudra pas oublier cependant que la dothiénentérie peut se compliquer de suppuration hépatique.

Fièvre de Malte. — Brun (1) a rapporté un cas de *fièvre de Malte* simulant un abcès du foie ; on se rappellera que le type de la fièvre est tout à fait spécial, ce qui est déjà un gros élément de diagnostic, mais étant donné que cette infection a parfois des

____

(1) Brun, *Société de pathologie exotique*, 1907.

caractères un peu vagues, en cas de doute il faudra toujours pratiquer la séro-réaction.

Embarras gastrique fébrile. — L'*embarras gastrique fébrile* ne sera jamais confondu pendant bien longtemps avec un abcès du foie ; il suffit de signaler la possibilité de cette erreur.

Granulie. — La *granulie* peut, dans certains cas, être très difficile à distinguer de l'hépatite suppurée ; Guéneau de Mussy (1) en a rapporté un exemple. Cependant un examen soigneux de la poitrine, la recherche des bacilles de Koch dans les crachats, l'intradermo-réaction à la tuberculine, l'exploration du foie permettront d'éviter l'erreur.

Anémie tropicale. — Gaide rapporte un cas où un abcès du foie fut confondu avec une *anémie tropicale* compliquée d'insuffisance hépatique et de dyspepsie gastro-intestinale.

Kala-azar. — Le *kala-azar*, qui s'accompagne de fièvre, de douleur du côté du foie, peut rappeler, dans certains cas, l'hépatite suppurée ; mais, dans le kala-azar, la fièvre évolue par ondes fébriles ; il existe de l'hypertrophie de la rate ; la marche de la maladie est ordinairement plus lente ; enfin l'examen du sang permettra de constater de la leucopénie polynucléée ; la ponction de la rate permettra toujours de rencontrer des *Leishmania*.

Endocardite ulcéreuse. — L'*endocardite ulcéreuse*, qui peut d'ailleurs se compliquer d'un abcès hépatique, pourrait être confondue au début avec cette dernière affection. Cependant l'évolution de la maladie, les renseignements fournis par l'examen du cœur permettront d'éviter l'erreur.

Leucémie myéloïde. — La *leucémie myéloïde* sera distinguée de l'abcès du foie par les altérations sanguines caractéristiques et la fréquence de l'hypertrophie splénique.

3° Diagnostic avec une autre affection du foie. — Lorsque les symptômes locaux prédominent, soit qu'il s'agisse d'une forme aiguë, soit que l'affection prenne une marche chronique, l'hé-

(1) Guéneau de Mussy, *Cliniques médicales*, Paris, 1885, t. IV.

patite suppurée peut être confondue avec une autre affection hépatique aiguë ou chronique.

Congestions hépatiques. — Les *congestions hépatiques* peuvent prêter assez facilement à confusion avec l'abcès hépatique, d'autant plus que ce dernier peut succéder à une ou plusieurs poussées de congestion.

Laissant de côté les congestions passives, dont la cause doit être recherchée dans une lésion cardiaque ou vasculaire, dans une affection pleurale ou pulmonaire, dans des lésions rénales ou dans des tumeurs abdominales, congestions qu'il est facile de rattacher à leur vraie cause, nous n'envisagerons que les congestions actives, les seules avec lesquelles l'erreur de diagnostic soit vraiment possible.

Les congestions actives peuvent survenir dans le cours d'une intoxication (mercure), d'une auto-intoxication (goutte), ou succéder à une maladie infectieuse (pneumonie, fièvre typhoïde, variole, scarlatine, syphilis, etc.) ; dans tous ces cas le diagnostic sera basé sur l'examen complet du malade et l'étude des antécédents. Le foie infectieux a été cependant cause d'un certain nombre d'erreurs [Bérard (1), Bozzola (2)].

Les congestions des dyspeptiques ne s'accompagnent généralement pas d'élévation de température ; il s'agit de gros mangeurs et de gros buveurs, et ces congestions se reproduisent le plus souvent à la suite d'une série d'excès alimentaires.

Les congestions des alcooliques ressemblent beaucoup aux précédentes ; la notion d'alcoolisme antérieur est importante pour le diagnostic ; mais ces congestions alcooliques prédisposent à l'infection hépatique.

Le congestion aiguë d'origine palustre se produit au cours d'accès intermittents ou pernicieux ; l'examen du sang, en révélant la présence d'hématozoaires, assurera le diagnostic.

La congestion hépatique des pays chauds, que certains auteurs décrivent comme une entité spéciale, n'est qu'une des formes de congestion précédemment énumérées, ou bien la résultante de plusieurs facteurs combinés (dyspepsie, alcoolisme, paludisme, infections intestinales, etc.) ; parfois il s'agit d'angiocholite.

(1) Bérard, *Lyon médical*, 1902.
(2) Bozzola, *Rivista critica di clinica medica*, 1902.

Les infections intestinales et en particulier la dysenterie s'accompagnent assez fréquemment de congestion hépatique. La dysenterie amibienne surtout occasionne cette congestion, qui bien souvent, à notre avis, n'est qu'une manifestation de l'hépatite nécrotique amibienne, manifestation susceptible de ne pas aboutir à la suppuration.

Enfin il est une variété de congestion hépatique que le chirurgien doit connaître, c'est celle qui résulte de l'usage immodéré de l'eau de Vichy, fréquente surtout lorsque l'eau est prise à la station ; elle peut se produire également lorsqu'elle est prise à domicile ; nous avons eu récemment l'occasion d'observer **deux** cas de ce genre où, devant l'incertitude du diagnostic, nous étions prêts à pratiquer des ponctions exploratrices.

Le diagnostic de la congestion hépatique avec l'abcès du foie est ordinairement rapidement fait ; en quelques jours, grâce à un traitement médical approprié, une amélioration rapide survient ; la congestion hépatique étant fréquemment le début de l'abcès du foie dans les pays chauds, il ne faut pas prolonger trop longtemps l'expectative, si l'amélioration est longue à se manifester ; dans ces cas, la ponction exploratrice s'impose d'autant plus que la phlébotomie hépatique ainsi pratiquée est un puissant moyen de décongestion de l'organe.

Coliques hépatiques. — La rupture d'un abcès latent du foie peut simuler une *crise de coliques hépatiques* ; mais la confusion ne saurait durer bien longtemps.

Cholécystites et péricholécystites. — Les *cholécystites aiguës*, suppurées ou non, les *péricholécystites plastiques* ou *suppurées*, peuvent donner le change avec une suppuration hépatique.

Le siège de la tumeur, sa forme, sa limitation facile, les antécédents morbides permettent de poser le diagnostic de cholécystite, que l'apparition d'un ictère vient confirmer encore.

La péricholécystite suppurée débute ordinairement d'une manière brusque par une douleur vive siégeant à l'hypocondre droit, s'accompagnant le plus souvent de gêne respiratoire. Les vomissements, d'abord alimentaires, puis bilieux et porracés, sont constants ; le ventre se ballonne rapidement. Tous ces signes constituent des éléments suffisants pour asseoir le diagnostic. La péricholécystite plastique se développe par poussées subaiguës avec douleur, fièvre irrégulière, contraction de la paroi abdominale antérieure. Le diagnostic avec l'abcès du foie sera basé sur l'existence de crises antérieures, sur le siège vésiculaire de la douleur, sur les antécédents lithiasiques biliaires.

Angiocholites. — Les *angiocholites primitives* ou *secondaires* (particulièrement dans la lithiase) peuvent, par les phénomènes généraux dont elles sont accompagnées, par la fièvre bilio-septique et l'hypertrophie douloureuse du foie qu'elles présentent, être confondues avec un abcès hépatique ; cependant la connaissance d'accidents lithiasiques antérieurs, la précocité et l'intensité de l'ictère, l'évolution de l'affection permettront d'éviter l'erreur.

Pyléphlébite suppurée. — La *pyléphlébite suppurée* a été confondue avec l'abcès hépatique ; en effet, le début se fait par une fièvre élevée continue ; puis apparaissent : une douleur au niveau de l'hypocondre droit et de la région épigastrique, une hypertrophie douloureuse du foie et, dans nombre de cas, une diarrhée dysentériforme. Seule l'hypertrophie constante de la rate, et, dans les cas où elle existe, une circulation veineuse sous-cutanée abdominale pourront permettre le diagnostic ; l'ictère est également beaucoup plus fréquent dans la pyléphlébite que dans l'hépatite suppurée.

Cancer du foie. — Le *cancer du foie* à évolution aiguë s'accompagnant de fièvre, de douleurs hépatiques, parfois de ramollissement des noyaux cancéreux, a pu être confondu avec un abcès du foie [Routier, Quénu (1)], et même incisé comme tel (Legrand en cite un exemple) ; cependant l'erreur ne saurait être de longue durée ; l'ictère, le volume, l'irrégularité de forme et la consistance de la tumeur, l'apparition fréquente d'ascite sont des signes qui permettront bientôt le diagnostic.

Cancer de la vésicule biliaire. — Les caractères particuliers du *cancer de la vésicule biliaire* et son évolution spéciale ne sauraient longtemps donner lieu à une erreur de diagnostic de ce genre.

(1) Routier, Quénu, *Soc. de chir.*, 1897.

Cirrhoses veineuses hypertrophiques. — Les différentes *cirrhoses veineuses hypertrophiques* dues à des intoxications (alcool), à des auto-intoxications (cirrhose dyspeptique, cirrhose diabétique, cirrhose goutteuse), à des dystrophies (asystolie) ont des caractères suffisamment distinctifs pour que, même en présence d'une poussée aiguë, et en l'absence d'ascite, d'ictère ou de subictère, le diagnostic avec l'hépatite suppurée puisse être posé d'une manière précise ; ce qu'il faut se rappeler, c'est que le foie, dans toutes ces cirrhoses, est dur.

Cirrhoses paludéennes. — Les *cirrhoses paludéennes* procèdent par crises congestives, accompagnées d'ictère ou de subictère ; l'hypertrophie de la rate est constante, et au moment des accès fébriles on peut constater la présence des hématozoaires dans le sang ; de plus, dans la cirrhose paludéenne pigmentaire, il existe une coloration spéciale de la peau, qui est sombre et bronzée.

Syphilis scléro-gommeuse. — La *syphilis scléro-gommeuse du foie*, qui débute parfois par une attaque subaiguë de périhépatite avec douleurs plus ou moins vives au niveau du foie et scapulalgie droite, a pu être confondue avec l'hépatite suppurée, d'autant plus que le foie est hypertrophié irrégulièrement, tantôt aux dépens du lobe droit, tantôt aux dépens du lobe gauche, et qu'il peut exister de la fièvre vespérale. Cependant la partie du foie qui est accessible donne une sensation ligneuse ; le bord libre est tranchant et creusé de sillons ; la rate est hypertrophiée, il existe une albuminurie avec cylindrurie hyaline et épithéliale, et, comme l'ont fort bien dit Castaigne et Chiray (1), « l'association d'une albuminurie massive et d'un gros foie cirrhosé doit toujours éveiller l'idée de syphilis ».

Cirrhoses biliaires. — Quant aux *cirrhoses biliaires* (*maladie de Hanot* en particulier), elles présentent des signes suffisamment nets, malgré les poussées aiguës avec fièvre qu'elles comportent parfois, pour éviter une erreur qui a cependant été commise.

----

(1) Castaigne et Chiray, *Manuel des maladies du foie et des voies biliaires*, publié par Debove, Achard et Castaigne, 1910, page 458.

Cirrhose maligne tuberculeuse. — La *cirrhose maligne tuberculeuse*, affection relativement rare, survenant chez des individus ayant des signes peu accusés de tuberculose, s'accompagnant de troubles généraux graves, avec fièvre vespérale, subdélire, aspect typhique, hypertrophie douloureuse du foie, peut simuler l'abcès hépatique; mais le météorisme abdominal, l'apparition d'un léger épanchement ascitique, la marche de l'affection ne tarderont pas à permettre un diagnostic précis.

Kyste hydatique. — Les kystes *hydatiques non suppurés* peuvent ressembler à s'y méprendre à un abcès du foie à évolution lente. Cependant un certain nombre de signes du kyste hydatique peuvent permettre le diagnostic : tumeur rénitente, peu douloureuse à la pression, absence de fièvre, absence d'infection intestinale ou générale antérieure, marche très lente de l'affection, existence possible d'une série d'éruptions d'urticaire. Lorsque le kyste est suppuré, le diagnostic est souvent impossible. L'examen hématologique ne saurait donner de résultats bien précis, car l'éosinophilie dans le kyste hydatique varie de 4 à 40 p. 100; de plus, elle n'est pas constante et disparaît en général lorsque le kyste est suppuré, et, en dernier lieu, elle existe dans la dysenterie, l'helminthiase intestinale, etc.

Seul le séro-diagnostic (en dehors de la ponction exploratrice) peut permettre un diagnostic précis (1).

Quant à l'examen du liquide retiré par la ponction, il est caractéristique en cas de kyste non suppuré; si la suppuration a envahi la poche, on peut cependant, dans nombre de cas, retrouver des crochets ou des fragments de membrane hydatique.

Disons de plus qu'une erreur de ce genre ne saurait être préjudiciable au malade, puisque le traitement est le même.

Kystes non parasitaires. — Les kystes non parasitaires étudiés récemment par Hans Haberer (2) sont des affections rares dont le diagnostic est pour ainsi dire impossible en dehors des ponctions.

(1) Weinberg, *Annales de l'Institut Pasteur*, 1909.
(2) Hans Haberer, *Wiener klin. Wochenschr.*, 1909.

4° Diagnostic des suppurations hépatiques entre elles. —
Le diagnostic des diverses suppurations hépatiques entre elles
présente souvent d'assez grosses difficultés ; laissant de côté les
petits abcès du foie, qui se rattachent aux angiocholites ou à
certaines hépatites infectieuses, et qui sont toujours extrêmement
petits, nous n'envisagerons que le diagnostic des grands abcès.

Notre description ayant porté sur les abcès les plus fréquents,
les gros abcès post-dysentériques du foie dans les pays chauds,
nous n'y reviendrons plus ; nous n'envisagerons ici que les autres
suppurations hépatiques.

Abcès traumatiques. — Les abcès *traumatiques par plaie*,
ou par *pénétration d'un corps étranger* venu du dehors (projec-
tile) ou du dedans [pénétration d'une épingle avalée, dans le cas
de Wasdale (1)], sont ordinairement faciles à diagnostiquer. L'origine de l'abcès dans les cas analogues à ceux de Colloridi (2), où
l'épingle avait été avalée et rejetée, est plus difficile à reconnaître.

Les *abcès traumatiques par choc* sont surtout fréquents chez
les enfants ; ils succèdent soit à un choc direct au niveau du foie,
soit à un choc indirect (chute) ; ils sont superficiels, s'accompagnent d'adhérences et tendent à s'ouvrir à la peau [Bra-
quehaye (3)].

L'état général est relativement bon ; l'évolution est ordinairement rapide ; les signes physiques tels que rénitence et fluctuation apparaissent rapidement à cause de la superficialité de
l'abcès.

La poche une fois ouverte montre une cavité régulière sans
diverticules ; l'abcès est le plus ordinairement unique, quelquefois multiple [trois poches dans le cas de Legrand (4)]. Le pus est
phlegmoneux ; si le traumatisme a été violent, on peut trouver des
caillots sanguins mêlés au pus (Bertrand et Fontan).

La guérison est très rapide après ouverture de la poche.
Si, dans la plupart des cas, on n'observe pas d'antécédents dysentériques, il ne faut pas oublier que le traumatisme peut réveiller
un abcès latent.

(1) Watson Wasdale, *The Lancet*, 1868.
(2) Colloridi, *Ier Congrès égyptien de médecine*, 1902.
(3) Braquehaye, *Tunisie médicale*, n° 2, 1911.
(4) Legrand, cité par Bertrand et Fontan.

Abcès vermineux. — Les *abcès vermineux* sont rares; ils sont dus à la pénétration de parasites intestinaux dans les voies biliaires, parasites entraînant avec eux des microbes pathogènes, ou à l'infection microbienne des voies biliaires à la faveur de parasites hépatiques.

C'est ainsi que l'on a cité des abcès du foie consécutifs à la migration de lombrics (1), à la présence de douves du foie (2).

Le diagnostic de ces abcès est impossible, même après constatation des œufs des parasites dans les selles, car l'helminthiase est extrêmement fréquente, et ce n'est qu'exceptionnellement qu'elle produit de la suppuration hépatique.

Abcès angiocholitiques. — L'angiocholite donne rarement lieu à un gros abcès ; les *abcès angiocholitiques*, qui revêtent de préférence le *type aréolaire*, ont été précédés de tous les signes de l'angiocholite aiguë, ce qui permet d'en faire le diagnostic. Dans les cas où ces abcès succèdent à un état de rétention biliaire, le malade a présenté antérieurement un ictère chronique apyrétique. Le pus de ces abcès peut présenter une apparence caséeuse [Verger et Petgès (3), dans un cas de suppuration à streptocoques].

Abcès par infection de la veine ombilicale. — Il n'existe que deux cas d'*abcès du foie par infection de la veine ombilicale* (cas de Retchie et de Basche cités par Legrand), survenus chez des enfants en bas âge.

Abcès post-typhiques. — La *fièvre typhoïde* peut se compliquer d'abcès du foie, même dans les pays tropicaux ; cette suppuration hépatique a été précédée de tous les signes de la dothiénentérie, dont le diagnostic aura été confirmé par la séro-réaction de Widal ; cette suppuration tardive ne passera pas inaperçue si le malade est suivi attentivement.

---

(1) Kirkland, *An Inquirity into the present state of med. surg.*, London, 1876. — Tonnelé, *Journal hebdom.*, Paris, 1829. — Forget, *Union médicale*, mai 1856. — Morehead, *Clinical resarches on disease of India*, London, 1861. — Goguel, *Thèse de Strasbourg*, 1856. — Pelligari, *Lo Sperimentale*, janv. 1884. — Simhold, *Jahrb. f. Kinderheilk.*, 1878. — Kartulis, *Centralbl. f. Bakt. und Paras.*, 1887. — Bertrand et Fontan, *loc. cit.* — Loick, cité par Alquier et Lefas, *Archives générales de médecine*, 1901. — Legrand, *loc. cit.* — Gaide, *loc. cit.*

(2) Arnold, cité par Vallot, *Archives de médecine navale*, 1889.

(3) Verger et Petgès, *Société d'anatomie de Bordeaux*, 1905.

Abcès du foie d'origine appendiculaire. — Si les *abcès du foie d'origine appendiculaire* sont ordinairement de petit volume, on en a rencontré de volumineux. Ces abcès ont été précédés d'une crise appendiculaire ; notons qu'il peut très bien s'être agi d'une localisation dysentérique ; c'est la connaissance de cette crise qui seule permet le diagnostic de cette variété. Rappelons que ces abcès peuvent apparaître chez un opéré et en pleine convalescence (1).

Abcès pyohémiques. — Les *abcès pyohémiques*, beaucoup plus fréquents autrefois avant l'ère antiseptique, peuvent succéder à une intervention portant dans la sphère de la veine porte (anus, rectum), à un traumatisme cranien, ou à une infection généralisée (fièvre puerpérale, variole, endocardite, anthrax). La connaissance de ces antécédents et les signes cliniques d'une septicémie permettent de reconnaître cette variété. Dans la plupart des cas, ces abcès sont peu volumineux.

Abcès d'origine grippale. — Nous avons déjà signalé la possibilité d'abcès latents du foie, réveillés par la grippe; mais, en dehors de ces faits, la grippe est susceptible de déterminer des suppurations hépatiques (Tédenat, Gauthier). Le diagnostic sera basé sur la connaissance d'une attaque antérieure de grippe, en l'absence de toute infection intestinale dysentérique.

Abcès tuberculeux. — Les *abcès tuberculeux intrahépatiques* sont d'un diagnostic souvent fort difficile, surtout s'il existe de la fièvre, de la diarrhée, des vomissements, des sueurs, un amaigrissement rapide, un état général mauvais; plus tard, lorsque la collection hépatique est formée, le diagnostic n'est guère plus facile ; la tumeur, la douleur ne présentent aucune particularité. On pourra éviter l'erreur dans certains cas en se basant sur l'évolution lente, la coexistence fréquente de signes de tuberculose pulmonaire, enfin le fait qu'il s'agit d'un sujet jeune (Lannelongue).

Dans le cas où l'abcès tuberculeux viendrait à s'ouvrir à la peau ou dans une bronche, l'examen microscopique du pus et son inoculation aux animaux pourraient fournir des renseigne-

---

(1) Cf. Abadie, *Thèse de Bordeaux*, 1903.

ments. Dans un cas de Bunzl (1), il s'agissait d'une tuberculose nodulaire limitée du foie.

Abcès actinomycosiques. — Le *diagnostic de l'abcès actino-mycosique* est très difficile si le malade n'est pas porteur d'une autre lésion du même genre. Schwartz (2) a donné un signe qui malheureusement est inconstant : « On perçoit alors à la palpation une infiltration et une induration du tissu cellulaire sous-cutané et de la peau, mal limitées, fusionnant ensemble tous les tissus, quelquefois assez loin du foie, au niveau de la région ombilicale, de l'aine. »

Lorsque l'abcès envahit les téguments, le diagnostic est facile, car il se produit des fistules assez caractéristiques, multiples, situées au fond de dépressions ou au sommet d'élevures, par où s'échappe une sérosité louche avec des grains jaunes et des fongosités molles (Bérard) (3).

L'examen microscopique du pus lèvera tous les doutes.

Diagnostic du siège. — Il est possible, dans nombre de cas, de préciser cliniquement le siège de l'abcès. En tenant compte des probabilités, il s'agit le plus souvent d'un abcès de la face convexe du lobe droit proéminant vers la ligne axillaire au niveau du neuvième ou du dixième espace intercostal.

Quand il existe une voussure, il faut bien en déterminer le centre et se souvenir qu'une voussure abdominale n'est que rarement en rapport avec un abcès de la face concave ; de plus, une voussure au niveau des muscles droits est le plus fréquemment occasionnée par un abcès du lobe droit ; pour que l'on puisse conclure à un abcès du lobe gauche, il faut pouvoir déterminer que le lobe droit n'est pas hypertrophié et n'a pas dépassé la ligne médiane à gauche.

La situation des points douloureux à la pression a beaucoup de valeur pour la localisation de la suppuration ; on recherche méthodiquement les points douloureux sur toute l'étendue de la région hépatique ; parfois on détermine plusieurs points douloureux, mais il faut bien se garder de conclure, ainsi que nous l'avons déjà signalé, à l'existence d'abcès multiples.

(1) Bunzl, *Münchener med. Wochenschr.*, 1908.
(2) Schwartz, *Chirurgie du foie*, 1908.
(3) Bérard, *Gazette des hôpitaux*, Paris, 1896.

Les douleurs spontanées peuvent fournir quelques indications ; le point de côté du début siège souvent au niveau de l'abcès ; la scapulalgie droite est en rapport avec un abcès de la face convexe du lobe droit, la scapulalgie gauche avec un abcès de la face convexe du lobe gauche. Quant aux douleurs abdominales, rénales, etc., elles indiquent une évolution ayant tendance à se faire vers la face concave.

Mais il sera toujours bon, avant toute intervention, de vérifier ces données de la clinique par l'examen du foie aux rayons Rœntgen et par la ponction exploratrice.

Diagnostic de la multiplicité des abcès. — Certains auteurs ont voulu poser le diagnostic d'abcès multiples avant toute intervention. Mondon, Manson ont soutenu qu'en cas d'abcès multiples on observe plus fréquemment des accès de fièvre multiples dans une journée qu'en cas d'abcès unique ; pour Gaide, une température oscillant entre 36°,5 et 38°,8 serait en faveur d'un abcès unique, tandis qu'une température entre 39°,5 et 40° serait en faveur d'abcès multiples. Ces signes n'ont absolument aucune valeur, et nombre de faits cliniques s'élèvent contre cette manière de voir.

CHAPITRE V

LES GRANDS ABCÈS DU FOIE DANS LES PAYS CHAUDS (*Suite*)

Examen cytologique du sang. — Radioscopie ; radiographie. — Ponction exploratrice : technique, accidents. — Laparotomie exploratrice. — Thoracotomie
exploratrice : procédé de Pétridis, procédé de Funaro. — Traitement : méthodes
diverses; méthode des chirurgiens anglais; ouverture large : 1° voie abdominale
antérieure, résection du rebord costal ; 2° voie parapleurale transdiaphragmatique ; 3° voie abdominale postérieure ; 4° voie transpleurale. — Complications
opératoires. — Traitement des abcès compliqués d'ouvertures anormales. —
Soins consécutifs. — Résultats opératoires. — Retour dans les pays chauds.

Pour asseoir définitivement le diagnostic d'abcès du foie, on
peut avoir recours à divers procédés cliniques d'exploration, ou
même à des interventions chirurgicales exploratrices.

C'est ainsi que nous allons étudier successivement l'examen
cytologique du sang, l'examen des selles, la radioscopie et la
radiographie de la région hépatique, les ponctions, les laparotomies et les thoracotomies exploratrices.

Examen cytologique du sang. — L'examen cytologique
du sang en cas d'hépatite suppurée a été diversement interprété
par les auteurs. Tandis que Tuffier (1) ne lui attribue pas grande
importance, Maurel, Boinet, Rogers, Fontan lui accordent une
certaine valeur diagnostique. M. Léger (2) a bien étudié les
modifications du sang au cours de l'abcès du foie. Actuellement
il semble bien que cet examen peut donner de précieuses indications.

Les globules rouges présentent de la poikilocytose, de l'aniso
cytose (pour 90 normocytes on trouve 10 microcytes ou macro-

(1) Tuffier, *Rapport au Congrès de chirurgie*, 1904.
(2) M. Léger, *Annales d'hygiène et de médecine coloniales*, 1907.

8

cytes) ; de plus les hématies se laissent moins bien colorer par les couleurs acides (éosine par exemple). Les leucocytes présentent la réaction iodophile (Sabrazès et Cauvin, Sabrazès et Girard) ; mais cette réaction n'est pas spécifique ; on peut la rencontrer dans d'autres affections (rhumatisme blennorragique). La formule leucocytaire est modifiée : il y a polynucléose [Boinet, Masse et Sarda, Sabrazès, Girard, M. Léger (1)] ; mais cette modification n'est pas admise par tous les auteurs [Cauvin (2), Khouris (3)]. Il existe réellement une augmentation des polynucléaires neutrophiles (78,37 p. 100 au lieu de 65 p. 100), une diminution des lymphocytes, dont les variétés conservent la même proportion, une légère diminution des grands mononucléés, une diminution des polynucléaires éosinophiles (0,70 p. 100).

Ces modifications cytologiques sont importantes, car dans la congestion hépatique, par exemple, la polynucléose neutrophile ne dépasse jamais 70 p. 100 ; les éosinophiles sont augmentés (5,10 p. 00), les leucocytes ne présentent pas la réaction iodophile et, à part un peu de poikilocytose, les hématies ne subissent aucune modification. Au moment de la convalescence de l'hépatite suppurée, la formule cytologique se modifie : la polynucléose diminue et aboutit lentement à une hypoleucocytose polynucléaire, qui persiste assez longtemps ; au moment de la guérison complète, on observe une crise éosinophilique ; si ces modifications ne se produisent pas, c'est que l'abcès est mal drainé. Quant à l'éosinophilie signalée par quelques auteurs au cours de l'hépatite suppurée, il semble bien qu'elle doive être attribuée soit à la dysenterie, soit au parasitisme intestinal.

Radioscopie. — Radiographie. — La radioscopie et la radiographie rendent de grands services dans le diagnostic des abcès à évolution thoracique, et l'on doit toujours recourir à cette exploration lorsque l'on suppose l'existence d'une hépatite suppurée. [Loison (4), Béclère (5), Le Roy des Barres et Degorce (6),

(1) M. Léger, *Gaz. hebdom. des sciences méd. de Bordeaux*, 1905.
(2) Cauvin, *Thèse de Bordeaux*, 1904.
(3) Khouris, *Société de biologie*, octobre 1905.
(4) Loison, *les Rayons Röntgen*, Paris, 1905.
(5) Béclère, *Société de pathologie exotique*, 12 février 1908.
(6) Le Roy des Barres et Degorce, *Société médico-chirurgicale de l'Indo-Chine*, 9 janvier 1910.

H. Béclère (1)]. Vincent (2) ne lui accorde pas grande valeur et préfère l'examen leucocytaire. La radioscopie montrera une déformation de la coupole diaphragmatique à droite et l'immobilité de la partie droite du diaphragme pendant les mouvements respiratoires ; dans la congestion hépatique, le dôme hépatique n'est pas ordinairement élevé ; en tout cas son contour n'est pas modifié.

La radiographie sera faite dans la position debout et dans la position assise, la plaque étant placée sur l'épigastre, l'ampoule derrière le dos.

Les collections du bord gauche et même celles de la face inférieure du foie peuvent être visibles sur les radiographies, à condition de remplir préalablement l'estomac de gaz.

Dans le cas d'un foyer hépatique ouvert dans les bronches, la radiographie peut montrer une traînée sombre en continuité avec le foie, siégeant au niveau de la base pulmonaire droite et qui serait due à la condensation du parenchyme autour du trajet fistuleux (Quadrone) (3).

Examen des selles. — L'examen des selles sera pratiqué en vue de découvrir la présence d'amibes, de parasites intestinaux, de pus, de cellules hépatiques (en cas d'ouverture), etc.

Ponction exploratrice. — La ponction exploratrice doit être de règle toutes les fois que le médecin soupçonne l'existence d'une suppuration hépatique. C'est Récamier qui fut le promoteur de la ponction exploratrice ; Mureay, Mac Lean, Vauvray en furent ensuite les vulgarisateurs.

Technique. — Pour pratiquer une ponction exploratrice, on emploiera une aiguille longue de 12 à 15 centimètres et même plus et d'un diamètre intérieur de 1 millimètre au moins à $1^{mm},5$ au plus. Longue, une aiguille permet de diminuer le nombre des ponctions à pratiquer ; trop fine, elle se laisse boucher par le sang, le pus, les cellules hépatiques ; trop grosse, son orifice de pénétration au niveau du foie peut donner lieu à une

(1) H. Béclère, *Thèse de Paris*, 1910.
(2) Vincent, *Annales de médecine navale*, 1910.
(3) Quadrone, *Gaz. degli Ospedali*, Milano, 1904.

hémorragie. Les aiguilles en acier ont l'inconvénient de pouvoir se briser, si elles sont mal entretenues ; celles en platine iridié sont malheureusement flexibles.

Nous n'insisterons pas sur la nécessité qu'il y a d'observer l'asepsie la plus rigoureuse dans les ponctions exploratrices ; P. Manson recommande avec juste raison de ne pas plonger les aiguilles dans une solution phéniquée, car le sang, au contact de celle-ci, prend l'aspect de la bouillie hépatique.

L'aiguille exploratrice pourra être montée sur un aspirateur ou sur une seringue quelconque, destinés à faire le vide ; si le chirurgien emploie un appareil aspirateur, il devra faire attention de ne pas comprimer de l'air dans le récipient. Zancarol (1), Imbert (2) ont signalé la mort par introduction d'air dans les veines sus-hépatiques. Avant de pratiquer des ponctions, on repérera exactement par la percussion les limites de la matité hépatique ; il sera même bon de les dessiner sur la peau. Les ponctions seront pratiquées d'abord aux endroits où la percussion aura montré une forme anormale de la matité hépatique ; si la percussion n'a pas donné de renseignements précis, on pourra rechercher le pus à l'endroit où la pression se montrera douloureuse. Il est bien entendu que, si l'emploi des rayons Rœntgen a fourni des indications, c'est aux points suspects révélés par la radioscopie et la radiographie que seront faites les recherches. De même, en cas de tuméfaction au niveau des téguments, c'est sur cette tuméfaction que devront porter au début les ponctions.

Dans nombre de cas, surtout au début, aucun renseignement ne peut indiquer le point où devront porter les recherches ; c'est donc une exploration méthodique du foie qu'il faudra pratiquer.

Il est absolument indispensable, avant de ponctionner un foie, d'avoir préparé tous les instruments nécessaires à une ouverture immédiate de l'abcès, une fois celui-ci trouvé, et cela sans retirer l'aiguille ; en procédant autrement, on risque de retrouver difficilement la poche purulente.

Les ponctions seront pratiquées sous chloroforme, ce qui évite tout mouvement intempestif du patient et permet de multiplier les ponctions en cas de besoin ; de plus, une fois l'abcès trouvé, l'intervention peut être pratiquée séance tenante sans aucun

(1) Zancarol, *Traité chirurgical des abcès du foie des pays chauds.*
(2) Imbert, cité par Renaut, *loc. cit.*

retard. Ce n'est que chez les individus très affaiblis que nous n'avons pas recours à l'anesthésie générale et que nous pratiquons les ponctions après anesthésie locale au chlorure d'éthyle.

Avant d'enfoncer l'aiguille, il est absolument indispensable de s'assurer chaque fois de sa perméabilité, en y aspirant un peu d'eau stérilisée ; une bonne précaution est d'avoir à sa disposition plusieurs aiguilles stérilisées. Une fois l'aiguille pénétrée dans la paroi, on établit le vide ; puis l'aiguille est enfoncée progressivement sur toute sa longueur, si la direction qui lui a été donnée permet de le faire sans aucun danger pour les organes ou vaisseaux voisins. En cours de route, une quantité considérable de sang peut être aspirée ; il n'y a pas lieu de s'en inquiéter ; cette soustraction est des plus favorable en cas de congestion hépatique simple ; d'ailleurs, il suffit d'enfoncer plus profondément l'aiguille pour voir cesser l'écoulement.

L'aiguille sera retirée en maintenant également le vide, ce qui est indispensable dans le cas où le chirurgien aurait traversé rapidement l'abcès de part en part ; il serait alors possible au retour d'obtenir du pus.

Si les très gros abcès sont faciles à rencontrer après deux ou trois ponctions, il n'en est pas de même lorsqu'il s'agit d'un abcès du volume d'une mandarine caché au milieu du parenchyme hépatique ; aussi ne doit-on pas craindre de multiplier les ponctions et d'explorer méthodiquement le foie, territoire par territoire. Nous avons souvenir d'un cas de ce genre, opéré par Degorce, où le pus ne fut trouvé qu'à la treizième ponction.

Il est possible de pratiquer sous anesthésie, sans inconvénient pour le malade, une quinzaine de ponctions, mais une telle exploration ne devra être recommencée qu'après quelques jours de repos.

Accidents. — Les *accidents* causés par les ponctions exploratrices bien faites sont nuls en pratique. Cependant on a signalé des *hémorragies graves* ou même *mortelles* (Funaro, Zancarol, Février, Auvray). Ces hémorragies peuvent être dues à l'emploi d'aiguilles trop volumineuses, à la blessure de gros vaisseaux, à une lésion sanguine. Nous avons indiqué le calibre des aiguilles à employer ; nous n'y reviendrons pas.

La blessure des gros vaisseaux sera évitée si l'aiguille n'arrive pas au sillon transverse ; or, ce sillon se trouve à 8 ou 9 centimètres de profondeur en arrière du tendon supérieur du muscle droit antérieur.

On évitera, par un examen soigné du malade, de pratiquer une ponction exploratrice chez un individu atteint d'une altération sanguine : « C'est une erreur sérieuse que de méconnaître l'existence de la leucocythémie, de l'anémie pernicieuse ou du scorbut et de faire des ponctions aspiratrices sur un foie hypertrophié, croyant que les symptômes proviennent d'un abcès de cet organe. On a vu en pareil cas une hémorragie intrapéritonéale mortelle se produire à la suite de la ponction » (P. Manson).

Ces contre-indications étant respectées, l'hémorragie n'existe pour ainsi dire jamais ; les foies examinés à la suite de ponctions soit à l'autopsie, soit au cours de l'intervention, ne présentent aucune lésion appréciable ; cependant, dans quelques rares cas, au cours de l'intervention, nous avons constaté à la surface du foie quelques caillots, peu volumineux d'ailleurs ; Fontan a observé un cas analogue.

La *blessure des organes voisins* sera évitée par la connaissance exacte de l'anatomie de la région et par la détermination précise de la matité hépatique. Les piqûres du rein et de la vésicule biliaire sont d'ailleurs sans inconvénient.

Quant à l'issue du pus dans le péritoine ou dans la plèvre, lorsqu'il n'existe pas d'adhérences, cette issue n'est pas à redouter, si, une fois le pus trouvé, on ne retire pas l'aiguille exploratrice et si l'intervention est pratiquée séance tenante. On a signalé la possibilité de casser l'aiguille dans le foie au cours de cette exploration ; le fragment ainsi oublié dans le parenchyme hépatique était devenu cause d'une récidive dans le cas de Pervès (1).

Résultats. — Même en cas d'abcès, les ponctions exploratrices ne donnent pas toujours des résultats positifs ; c'est ainsi que les abcès très petits peuvent facilement passer inaperçus même au cours d'une exploration méthodique ; d'autre part, au début de l'affection, la poche est remplie d'une bouillie hépatique qui peut ne pas traverser l'aiguille ; on a même signalé des cas où le pus constitué était trop épais pour être aspiré.

Il ne faut donc pas craindre de répéter à plusieurs jours

____

(1) Pervès, *Annales de médecine navale*, 1911.

d'intervalle les ponctions exploratrices, si les signes cliniques militent en faveur d'un abcès du foie.

Laparotomie exploratrice. — Il est bien certain qu'une laparotomie exploratrice bien faite, et chez un individu non affaibli (ce qui n'est pas toujours le cas), ne présente pas de grands inconvénients; mais doit-on toujours la préférer aux ponctions exploratrices, comme semblent le dire certains auteurs ?

Si le chirurgien se trouve en présence d'un foie volumineux, dépassant de beaucoup le rebord costal, avec voussure au-dessous de ce rebord, la laparotomie exploratrice n'est que le premier temps de l'intervention ; mais ces conditions ne se rencontrent pas couramment ; les abcès du foie ne sont pas tous situés au voisinage de la paroi abdominale antérieure et ne sont pas tous volumineux ; bien plus, l'abcès du foie doit être recherché et opéré dès que possible, c'est-à-dire avant que son volume ne soit devenu considérable.

Lorsque l'abcès est tant soit peu éloigné de la superficie de l'organe, à deux travers de doigt par exemple, et qu'il est encore petit, la surface du foie ne présente à la vue aucune altération, et à la palpation on n'obtient aucun renseignement précis; ce fait, nous avons eu l'occasion de le vérifier nombre de fois; dans ces cas, la laparotomie exploratrice n'aura été que le premier temps d'une série de ponctions exploratrices qu'il est nécessaire de pratiquer sur le foie ainsi mis à nu. Or la ponction peut très bien démontrer la présence du pus, à une très grande profondeur, près du bord postérieur par exemple, en un endroit où parfois il sera pratiquement impossible de l'évacuer par la voie abdominale. Enfin Zancarol, Loison, Gérard-Marchant, M. Milton, Fontan, etc., n'ont pas trouvé à la laparotomie des abcès du foie reconnus ultérieurement.

Quant à l'objection qui a été faite à la laparotomie exploratrice de risquer de déchirer parfois des adhérences protectrices de la cavité péritonéale, cette objection est sans valeur, une bonne technique permettant toujours d'isoler cette cavité.

Dans la grande majorité des cas, nous sommes peu partisan de la laparotomie exploratrice, qui n'est pas sans inconvénients, si elle est sans résultats, chez un individu affaibli, comme le sont en général les malades atteints de suppuration hépatique. Nous n'y avons recours que si nous croyons à l'existence d'un abcès à évolution abdominale; toutes les fois que nous pensons à un abcès masqué par les espaces intercostaux, nous préférons l'usage des ponctions exploratrices; c'est d'ailleurs l'opinion de Loison.

Thoracotomie exploratrice.— Frappés des difficultés rencontrées dans l'exploration du foie, au cours des laparotomies, certains auteurs ont songé à pratiquer sur le thorax soit deux incisions exploratrices (Pétridis) (1), soit la mobilisation temporaire d'un volet (Funaro) (2).

Procédé de Pétridis. — Au niveau de la septième ou de la huitième côte en partant de la ligne mamelonnaire, on pratique une incision horizontale, soit au bistouri, soit de préférence au thermocautère (Pétridis), ayant une étendue de 12 à 15 centimètres. On résèque sur une étendue de 3 centimètres environ les côtes croisées par l'incision (septième, huitième, neuvième et dixième). La plèvre est alors ouverte et la cavité pleurale explorée; on évacue ainsi les épanchements qui peuvent exister, et on la draine au besoin; sinon on tamponne la plaie pour diminuer le pneumothorax. Le chirurgien incise alors le diaphragme au thermocautère, suture la lèvre supérieure de l'incision diaphragmatique à la lèvre correspondante de l'incision cutanée, puis, à l'aide de compresses glissées sous le foie, protège le péritoine; et, s'il existe des adhérences péritonéales, on s'efforce de ne pas les détruire. Le foie visible au fond de la plaie peut être exploré; on aura recours particulièrement à la palpation bimanuelle.

La plaie n'est pas refermée et, les jours suivants, le foie est à nouveau exploré si cela est nécessaire; s'il y a un abcès, il est ouvert si possible par cette voie.

Procédé de Funaro. — Le volet temporaire de Funaro est un volet en *u* oblique sur l'horizontale et à base antérieure, s'ouvrant par conséquent de haut en bas et d'arrière en avant; sa direction correspond à celle du foie. Une incision légèrement oblique, allant de la ligne axillaire antérieure à la ligne axillaire moyenne, et

(1) Petridis, *Comptes rendus du 1er Congrès égyptien de médecine*, Le Caire, 1905, p. 424.
(2) Funaro, *ibid.*, p. 455.

croisant ordinairement les sixième, septième et huitième côtes, est pratiquée, et les côtes ainsi découvertes sont réséquées sur une petite étendue. De chaque extrémité de la plaie oblique, le chirurgien conduit une incision oblique de 5 à 6 centimètres et plus, au niveau de l'espace intercostal correspondant, suivant la direction de cet espace et d'arrière en avant. Le lambeau ostéo-cutané est soulevé avec précautions pour éviter toute fracture ou luxation de cartilage, le rebord costal servant de charnière ; puis, sans s'inquiéter du pneumothorax qui se produit fatalement, lorsqu'il n'existe pas d'adhérences, le diaphragme est incisé sur une longueur suffisante pour permettre le passage de la main. L'exploration complète du foie est des plus facile lorsqu'il n'existe pas d'adhérences entre le foie et le diaphragme ; si l'exploration du lobe gauche est nécessaire, on sectionne d'un coup de ciseau la base du ligament falciforme, et la main exploratrice peut alors avancer jusqu'à la rate.

S'il n'existe pas d'abcès, le volet est rabattu et suturé ; si l'exploration a montré l'existence d'une collection purulente, elle est évacuée par cette voie si cela est possible. Ces procédés opératoires sont certes très ingénieux, mais, à notre avis, ils ne seront jamais que des procédés d'exception. Laissant de côté la production d'un pneumothorax, qui ordinairement ne présente pas d'inconvénient, et la possibilité d'une infection pleurale par faute d'asepsie, il n'en est pas moins vrai qu'il peut être nécessaire, quand le foie est mis à nu, d'y pratiquer des ponctions pour déceler l'abcès. L'abcès reconnu, si le chirurgien l'évacue par la voie ainsi ouverte, il risque fort, surtout dans le procédé à lambeau, d'observer une infection pleurale ; de plus, et ceci est à notre avis le plus grave reproche à adresser à ces procédés, il peut être obligé de recourir à une nouvelle incision pour évacuer l'abcès.

Conclusions. — Si un individu présente du côté du foie des signes pouvant faire songer à l'existence d'une suppuration hépatique ou présentant des signes généraux que rien n'explique, et qui pourraient être attribués à une hépatite suppurée, on devra, particulièrement dans les pays tropicaux, l'interroger sur l'existence d'une dysenterie antérieure, d'une diarrhée, d'une infection intestinale, d'une infection générale quelconque. Le chirurgien devra rechercher soigneusement les limites de la matité du foie et les dessiner, noter l'existence et le siège des points douloureux; faire pratiquer un examen du sang, tant au point de vue de la recherche des hématozoaires que des variations de la formule leucocytaire et des diverses séro-réactions; faire examiner le malade aux rayons de Rœntgen. Si aucun diagnostic précis n'est alors posé, ou si la possibilité d'une suppuration du foie s'est affirmée, il est nécessaire de pratiquer des ponctions exploratrices. Ces ponctions exploratrices, bien faites, ne présentent pratiquement aucun danger ; on n'hésitera pas à les multiplier et à les répéler en cas de besoin.

Dans les pays tempérés, où l'évolution de l'abcès du foie est plus lente, le chirurgien pourra différer un peu plus longtemps les ponctions exploratrices que dans les pays chauds. Dans ces pays, il ne faut pas perdre de vue que l'hépatite suppurée est une affection fréquente et la plus fréquente de toutes les maladies du foie, et que son évolution y est particulièrement grave ; aussi vaut-il mieux prendre pour un abcès du foie une autre affection et pratiquer des ponctions exploratrices inutiles que de laisser passer inaperçue une suppuration hépatique susceptible d'entraîner rapidement la mort.

Dans les cas où la ponction exploratrice n'a pas donné de résultats, où dans les cas où l'on soupçonne un abcès hépatique non masqué par les côtes, à évolution antérieure, on pourra avoir recours à une laparotomie exploratrice. Malgré tous ces moyens d'exploration, une erreur peut être commise ; c'est ainsi que Zancarol trouva un abcès du foie à l'autopsie d'un individu chez lequel il avait pratiqué en vain vingt-quatre ponctions et une laparotomie.

Traitement. — Rogers (1) préconise, dans la période présuppurative, l'administration d'ipéca (15 centigrammes quatre à six fois par jour), à doses décroissantes, dans des capsules kératinisées, pour éviter la formation de l'abcès.

La seule indication à remplir pour le traitement, une fois le pus collecté, est de donner issue au pus et le plus largement possible, dès que l'abcès est reconnu. Cette indication, ainsi que l'a fait remarquer Braquehaye, avait déjà été formulée en 1778 par David (2) : « On concevra aisément que le

(1) Rogers, *Journal of the royal army medical corps*, 1909.

(2) David, *Mémoires sur les abcès*, p. 46, Paris, 1778 ; *Mémoires sur les sujets proposés par l'Académie royale de chirurgie*, t. **X**.

meilleur parti que l'on puisse prendre, c'est d'ouvrir les abcès
du foie dès que les signes d'un certain ordre annoncent qu'il y a
collection de pus dans ce viscère ,et qu'il a contracté adhérence
avec le péritoine. »

David avait été précédé par Marchetti (1) (1664), qui
déclarait que les « tumeurs suppurées du foie pouvaient être
ouvertes en toute sûreté, surtout en sa partie convexe... Elles
réclament l'incision sans qu'il y ait à craindre pour la vie ».
Celse et Arétée parlaient déjà de l'ouverture des abcès du foie
au scalpel.

Méthodes diverses. — Nous ne parlerons donc pas de l'ouverture de la poche purulente par les caustiques, ni de l'ouverture
en deux temps de Récamier, ni du trocart à demeure de Cambay. Nous aurions également passé sous silence la ponction
aspiratrice, si Spencer (2) n'avait récemment rapporté trois cas
de guérison d'abcès du foie par l'aspiration et l'injection dans la
poche d'une solution de quinine suivant le procédé de Rogers
et Wilson (3). A notre avis, l'aspiration avec injection de quinine
ne sera jamais comparable à l'incision large, et, si la guérison
peut être obtenue dans les cas d'abcès amibiens ou aseptiques
petits, nous doutons fort qu'il en soit de même pour les abcès
volumineux et les abcès septiques.

Le procédé de Stromeyer-Little (4), qui consistait à introduire un trocart explorateur, puis, l'abcès une fois trouvé, à
inciser tous les tissus sur ce trocart comme guide, n'est plus
aujourd'hui qu'un procédé historique, qui exposait à la blessure
d'organes importants et à l'infection du péritoine en cas d'absence d'adhérences protectrices.

Quant à l'*hépatocolostomie* (5) (abouchement de la poche
purulente au côlon), c'est un procédé qui ne se discute
même pas.

Méthode des chirurgiens anglais. — Les chirurgiens anglais
ont encore recours à l'ouverture étroite des abcès du foie ; c'est

(1) Marchetti, *Sylloges observationum medico-chirurgicorum*, Venise, 1664.
(2) Spencer, *Journal of royal med. C.*, janvier 1909.
(3) Rogers et Wilson, *Brit. med. Journ.*, 16 juin 1906.
(4) Stromeyer-Little et Ayme, *Archives de médecine navale*, 1880.
(5) Bichon, *Thèse de Montpellier*, 1890.

ainsi que Neil Mac Leod (1), après avoir trouvé le pus par ponction exploratrice et incision de la peau au niveau d'un espace intercostal, dilate le trajet avec des canules de plus en plus volumineuses, puis avec un dilatateur, et place un drain en argent.

Patrick Manson, après avoir trouvé l'abcès par la ponction exploratrice, retire l'aiguille, incise la peau au niveau de l'abcès sur une longueur de 2 à 3 centimètres, enfonce un trocart muni de sa canule ; le trocart est alors retiré, le pus s'écoule. Dans l'orifice du trocart, on introduit un drain en caoutchouc étiré sur un stylet; quand le drain est au fond de la cavité, on retire la canule, puis le stylet; le drain reprend son volume primitif et reste maintenu à frottement dans le tissu hépatique, ce qui empêche l'issue du pus dans la cavité abdominale. Le drain reste en place une semaine, mais on vérifie son bon fonctionnement ; puis le drain est enlevé et remplacé.

Les résultats obtenus par l'ouverture étroite des abcès du foie sont inférieurs à ceux fournis par l'ouverture large, car l'orifice de communication a tendance à se refermer avant la cicatrisation complète de la poche dans sa profondeur. Nous avons eu l'occasion d'opérer à nouveau deux malades qui avaient été traités à Schang-Haï par la méthode anglaise et qui, respectivement, six mois et trois ans après, avaient vu une collection sous-cutanée d'origine profonde se produire au niveau de la cicatrice. Moulinier (2) cite des cas analogues.

Ouverture large. — Étant donné que les abcès du foie peuvent être divisés, au point de vue de leur évolution anatomique, en deux grandes classes, les abcès thoraciques et les abcès abdominaux, il est bien évident que la voie d'accès et, par suite, la technique opératoire pour l'ouverture large de ces abcès seront différentes dans l'un et l'autre cas, si bien qu'il est absolument indispensable de décrire séparément la technique de l'ouverture de ces abcès par la voie abdominale et par la voie transpleurale.

1° Voie abdominale antérieure. — L'incision sera faite là où la ponction exploratrice aura montré l'existence de pus ; elle sera

(1) Neil Mac Leod, *Brit. med. Journal*, 1892, t. I, p. 936.
(2) Moulinier, *Archives de médecine navale*, 1902.

longitudinale, sauf indications spéciales sur lesquelles nous reviendrons ; s'il est possible de passer par la ligne blanche, on le fera, sinon, et c'est le cas le plus fréquent, l'incision passera à travers la couche musculaire. L'incision sera faite couche par couche.

Deux cas peuvent se présenter ; ou bien le foie est venu adhérer à la paroi, l'abcès ayant migré vers la surface ; ou le foie n'a contracté aucune adhérence, et la cavité péritonéale doit être ouverte pour aborder l'organe.

Dans le premier cas, la peau et l'aponévrose incisées, on observe le plus ordinairement un aspect un peu spécial de la couche musculaire, qui est jaunâtre, infiltrée ; les tissus sont souvent difficiles à reconnaître, et, même en incisant prudemment, on arrive sans s'en douter sur la poche, qui se trouve ouverte pour ainsi dire par surprise.

L'orifice est alors agrandi avec une pince ou une paire de ciseaux introduite fermée et retirée ouverte. La poche s'évacue, et le chirurgien facilite cette évacuation en penchant le malade d'un côté ou de l'autre ; mais il se gardera bien d'exercer des pressions sur la région ou sur l'abdomen, pressions pouvant provoquer la rupture d'adhérences protectrices.

La poche une fois complètement vidée est lavée sans pression à l'eau bouillie, puis explorée avec le doigt. Le doigt explorera la cavité dans tous les sens pour se rendre compte de sa direction, de ses dimensions, de l'existence de poches secondaires ; les orifices étroits faisant communiquer des poches avec la cavité principale seront élargis avec le doigt, de manière à assurer la facile évacuation du pus. Cette exploration terminée, avec le doigt entouré d'une compresse ou avec des compresses montées sur des pinces, on pratiquera un curettage de la paroi, ce qui facilitera la sortie des débris sphacélés (Zancarol) ; ce que nous savons de la constitution anatomo-pathologique de cette paroi, dans laquelle se trouvent les amibes, justifie l'emploi de ce procédé. Fontan (1) a préconisé le curettage de la poche, et les résultats qu'il en a obtenus sont remarquables ; Voronoff (2) est également partisan de ce curettage ; l'emploi de cette technique accélérerait considérablement la guérison (Fontan). Le curettage est fait avec

(1) Fontan, *Société de chirurgie*, 1892 ; *ibid.*, 1898. — Bresson, *Thèse de Bordeaux*, 1894-1895.

(2) Voronoff, *Congrès de Bruxelles*, 1908.

prudence, en se servant de la curette utérine tranchante ; lorsque la curette arrive sur le tissu hépatique sain, il se produit une sorte de « cri hépatique ». Nous n'avons jamais recours dès la première fois au curettage instrumental, qui expose à l'ouverture des canaux biliaires ou a des hémorragies, comme nous en avons vu un cas. La paroi de l'abcès récent est trop friable pour subir, sans dangers possibles, un curettage le premier jour ; seuls des abcès anciens, ou des abcès enkystés où la paroi est constituée, peuvent sans inconvénient être ainsi traités. Par contre, nous avons volontiers recours au curettage secondaire, dont les indications, que nous examinerons plus loin, ont bien été posées par Degorce (1).

La poche une fois détergée avec des compresses est lavée une seconde fois à l'eau bouillie ; puis un gros drain est placé qui pénètre jusqu'au fond de la cavité. Si l'incision cutanée est trop grande, quelques points la rétrécissent.

Lorsque le foie ne présente pas d'adhérences, l'opération est conduite comme toute laparotomie jusqu'à l'ouverture du péritoine. Celui-ci une fois ouvert sur une longueur suffisante, on peut, pour éviter l'infection de la grande séreuse, suturer le foie à la paroi suivant le procédé préconisé par Horner. Cette suture sera faite avec de gros catguts n°s 2 ou 3, passés en deux fois, d'abord dans la glande pour éviter sa déchirure, puis dans la paroi en prenant le péritoine et les muscles ; on peut utiliser des fils en u. Dans le foie, le fil sera passé à quelques millimètres au-dessous de la capsule, sur une longueur de 1 centimètre et demi environ ; les fils seront serrés lentement, progressivement, et ne devront pas sectionner le tissu glandulaire, c'est un accolement qu'il faut obtenir, et c'est tout. L'aiguille exploratrice étant laissée au centre de la région à circonscrire, ou son orifice de pénétration ayant été repéré et placé au centre, on fixe le foie surtout le pourtour de l'incision par des points séparés les uns des autres de 1 centimètre et demi à 2 centimètres.

Certains auteurs emploient un surjet au lieu de points séparés ; Pantaloni (2) pratique deux rangées de suture : dans l'une les points sont disposés parallèlement aux lèvres de la plaie, dans l'autre les points ont une direction radiée.

(1) Degorce, *Revue médicale de l'Indo-Chine française*, 1908.
(2) Pantaloni, *Chirurgie du foie et des voies biliaires*, 1899.

Si l'abcès est trop tendu, le passage des fils fixateurs expose à la déchirure de la poche; aussi est-il recommandé, dans ces cas, de vider partiellement l'abcès par aspiration; la paroi devient alors flasque et la fixation facile.

Cette suture a pour but, l'abcès étant vidé, d'empêcher le foie de s'écarter de la paroi abdominale et d'éviter que le pus ne coule dans le péritoine. Béhier et Hardy, Chauvel, Mabboux, Ramonet considèrent cette suture comme inutile, dangereuse et illusoire, à cause de la fragilité du tissu hépatique. Cette suture ne présente ni difficulté, ni danger, mais, à notre avis, elle n'est pas indispensable, et nous ne l'utilisons qu'assez rarement; souvent même nous ne plaçons que quelques points fixant le foie à la lèvre inférieure de l'incision. Dans la grande majorité des cas, nous garnissons soigneusement le pourtour de la plaie de compresses enfoncées en bas et latéralement entre le foie et la paroi, et même sous le foie; ces compresses sont enlevées au bout de quarante-huit heures. En procédant ainsi, jamais nous n'avons eu d'accidents; le seul inconvénient consiste dans la douleur qui accompagne parfois l'ablation de ces compresses.

Certains auteurs ne pratiquent la fixation du foie qu'après incision de l'abcès et suturent les lèvres de l'incision hépatique aux lèvres correspondantes de l'incision cutanée. Avant l'ouverture de la poche, un aide appuyant sur le ventre maintient le foie en contact avec la paroi, afin d'éviter l'issue du pus dans le péritoine. La collection incisée, le chirurgien introduit l'index gauche recourbé en crochet dans la cavité pour attirer le foie à la paroi; la compression de l'aide est supprimée; un écarteur remplace ensuite le doigt, et la suture est pratiquée.

Dans les cas où la protection est difficile à assurer, on pourrait, suivant le conseil de Walther, évacuer la poche par aspiration et la laver à l'eau bouillie plusieurs fois, par injection et aspiration, avant de l'ouvrir; on pourrait, également, faire une sorte de cloisonnement de la cavité péritonéale en suturant la vésicule biliaire (Walther) ou le grand épiploon (Terrier et Auvray) à la paroi.

Le champ opératoire hépatique ayant été limité, le parenchyme sera incisé avec le couteau du thermocautère porté au rouge sombre, en suivant l'aiguille exploratrice comme conducteur. On peut, également, enfoncer une pince de Kocher, que l'on ouvrira progressivement dès qu'elle aura pénétré dans la poche. Nous déconseillons formellement l'emploi du bistouri, qui expose à des hémorragies.

L'emploi du thermocautère ne met pas, cependant, complètement à l'abri des hémorragies; si le vaisseau ouvert est volumineux, le thermocautère est éteint par l'écoulement sanguin qu'il ne peut arrêter. Dans un cas de ce genre, nous avons remplacé le thermocautère par l'index avec lequel nous avons dilacéré le tissu hépatique jusqu'à l'abcès; l'hémorragie s'est arrêtée de suite.

L'abcès une fois ouvert, l'aiguille exploratrice est retirée, et l'orifice d'évacuation est agrandi avec le doigt, qui dilacère le tissu hépatique sans danger d'hémorragie.

La poche est alors traitée comme il a été dit plus haut.

Résection du rebord costal. — Lorsqu'un abcès du foie est suffisamment rapproché du rebord costal pour qu'il puisse être évacué sans passer à travers la plèvre, on pratiquera, après une incision oblique, une résection extrapleurale du rebord costal, suivant le procédé décrit par Lannelongue (1).

Dans un cas, nous avons eu recours à ce procédé qui nous a donné toute satisfaction; par contre, Legrand et Pétridis déclarent qu'il expose à la nécrose des cartilages; Marion (2), Foucaud et Machenot (3) l'ont employé avec avantage.

2º Voie parapleurale transdiaphragmatique. — Pacheco Mendès (4) a utilisé une fois, chez le vivant, et avec succès, un procédé analogue à celui préconisé théoriquement par Siraud (5). Voici le procédé tel qu'il est décrit par cet auteur. « Le malade étant couché sur le côté gauche et endormi, nous pratiquons sur la neuvième côte, à partir de son insertion au cartilage sternal, une incision de 12 centimètres, sur les extrémités de laquelle nous avons fait tomber deux autres incisions; puis nous disséquons et soulevons le lambeau jusqu'à sa base, qui correspond au septième espace intercostal. Les huitième et neuvième côtes sont

(1) Lannelongue, *Congrès français de chirurgie*, 1888. — Canniot, *Thèse de Paris*, 1891.

(2) Marion, *Société de chirurgie*, 1908.

(3) Foucaud et Machenot, *Annales de médecine navale*, 1911.

(4) Pacheco Mendès, *Revue de chirurgie*, Paris, 1903, p. 732.

(5) Siraud, *la Province médicale*, Lyon, 1900, p. 603, et 1901, p. 4.

mises à découvert, dénudées de leur périoste et réséquées au moyen d'une pince de Liston, de 10 centimètres pour la neuvième côte et de 8 centimètres pour la huitième côte. L'isolement des côtes de leur périoste est très facile, et la plèvre n'est pas intéressée. Cela fait, nous décollons au doigt et au moyen de la rugine plate le feuillet pariétal de la plèvre des côtes placées au-dessous de l'incision, jusqu'au point de réflexion de ce feuillet sur le diaphragme. En relevant bien le cul-de-sac de la plèvre, nous pratiquons sur le diaphragme à nu, à sa partie inférieure, une incision de 5 centimètres de long, qui donne issue au pus. »

Ce procédé est ingénieux, mais, étant donnée la facilité avec laquelle il est possible de préserver la cavité pleurale, son application nous paraît devoir être restreinte.

3° Voie abdominale postérieure. — Jaboulay a recours à une laparotomie postérieure sous-costale. Les téguments sont incisés parallèlement à la douzième côte et immédiatement au-dessous d'elle; le cul-de-sac pleural est refoulé en haut, puis l'incision des couches profondes est continuée jusqu'à ouverture de la cavité péritonéale; le foie est alors visible. La cavité de l'abcès est ouverte avec le doigt, qui dilacère les tissus; une fois le pus évacué, un drain est placé dans la poche. Il est inutile de suturer le diaphragme à la peau. L'opération ne dure que quelques minutes; le malade est anesthésié au chlorure d'éthyle et opéré assis.

Le procédé est applicable aux abcès postérieurs du foie, pas trop haut situés; mais dans le cas où ils évoluent vers le thorax, à moins d'être volumineux, ils ne seront que difficilement accessibles par cette voie, qui ne donne que très peu de jour et oblige de travailler avec le doigt dans la profondeur.

4° Voie transpleurale. — Lorsque les abcès hépatiques siègent au niveau d'un espace intercostal, il est nécessaire d'avoir recours à la voie transpleurale, préconisée par Thornton (1) et vulgarisée par Bertrand et Fontan; l'incision transpleurale était d'ailleurs celle suivie par Israël en 1879 pour les kystes hydatiques du foie.

L'incision est pratiquée au niveau de la côte située immédiatement au-dessous de l'espace où siège l'abcès et indiqué par la

____

(1) Thornton, *Brit. med. Journal*, vol. II, 1886, p. 901.

ponction exploratrice, que l'on pratique autant que possible près du bord supérieur de la côte sous-jacente ; l'incision, longue de 10 centimètres environ, est faite jusqu'à l'os ; la côte est dépouillée de son périoste et réséquée sur la longueur de l'incision. La face profonde du périoste costal est alors incisée prudemment, le plus près possible de l'aiguille, qu'il ne faut pas abandonner. Trois cas peuvent se présenter.

PREMIER CAS. — La plèvre, le diaphragme et le foie adhèrent les uns aux autres ; le bistouri traversera tous ces plans sans arriver à les distinguer et ouvrira l'abcès.

DEUXIÈME CAS. — La plèvre est le siège d'un épanchement liquide. Si l'épanchement est séreux, il est évacué, puis la plèvre est refermée comme il sera dit plus loin ; si l'épanchement est purulent, après évacuation du pus, la cavité pleurale est drainée et l'opération continuée.

TROISIÈME CAS. — La plèvre est libre d'adhérences ; c'est le cas le plus fréquent lorsque le chirurgien intervient au début ; dans ce cas, on fermera la plèvre pour éviter le pneumothorax, qui, s'il n'est pas grave par lui-même, est toujours une complication gênante, et pour empêcher l'infection de la cavité pleurale. Nous procédons de la manière suivante : la plèvre et le diaphragme sont incisés sur toute la longueur de l'incision tégumentaire, en laissant, cependant, 1 centimètre environ entre chaque extrémité de la deuxième incision et l'extrémité correspondante de la première, ceci en vue de faciliter les sutures ultérieures. Des pinces à dix griffes, placées sur les lèvres de l'incision pleuro-diaphragmatique, assurent, provisoirement, la fermeture de la cavité pleurale, fermeture qui est rendue définitive par un surjet au catgut comprenant le diaphragme, les plèvres et le périoste interne.

Beaucoup de chirurgiens pratiquent la suture des plèvres avant l'incision du diaphragme ; nous trouvons plus commode de faire cette suture après l'incision ; le peu d'air qui peut pénétrer dans la plaie en opérant ainsi ne saurait entrer en ligne de compte.

Le foie est alors visible dans le fond de la plaie ; on peut, si l'on veut, le suturer pour l'empêcher de fuir ; pour faciliter la suture, un aide, d'une main appliquée au niveau de l'épigastre, peut refouler le foie en haut et à droite, de manière à l'appliquer contre la paroi (Loison). Dans les rares cas où nous y avons recours, nous ne comprenons jamais le diaphragme dans toute son épaisseur; nous ne prenons que la face profonde du muscle; un aide maintient la lèvre diaphragmatique éversée à l'aide d'une pince, et le fil est passé à 0^{cm},5 environ du bord de l'incision. D'une manière générale, cette suture est plus difficile à réaliser que celle faite par la voie abdominale. Personnellement nous nous contentons, presque toujours, de placer des compresses protectrices.

La cavité péritonéale ayant été bien isolée, le foie est incisé, comme il a été dit plus haut. Un ou deux points de suture rétrécissent l'incision cutanée après évacuation du pus et drainage.

Les procédés de Pétridis et de Funaro peuvent être employés également pour l'ouverture des abcès du foie par voie transpleurale, une fois l'abcès reconnu par la ponction; mais ce sont surtout des procédés d'exploration.

Dans le choix de la voie d'accès et du procédé opératoire, on se basera tout d'abord sur le siège de l'abcès; il faut que l'incision permette de drainer l'abcès à sa partie déclive, mais il faut également que la poche soit facilement accessible pour en permettre l'évacuation par une ouverture d'une largeur suffisante. Autant que possible, on aura recours aux procédés les plus simples, ne créant ni lambeaux, ni volets, et aux procédés qui peuvent être exécutés rapidement, afin de ne pas prolonger l'anesthésie chez des sujets déprimés et dont le foie est profondément altéré.

Complications opératoires et post-opératoires. — Les complications opératoires, telles que la blessure de l'intestin, la section d'un vaisseau important, l'inoculation du péritoine, sont des accidents évitables au cours d'une intervention anatomiquement et rationnellement conduite; nous n'en parlerons pas. Il en sera de même des hernies de l'intestin au cours de l'intervention, qui ont été signalées par quelques auteurs. Quant à la *perte de parallé-lisme des bords des plaies* qui est la conséquence, en l'absence d'adhérences, du retrait brusque du foie après évacuation de l'abcès, et qui permet l'inoculation de la séreuse péritonéale, nous avons vu que la suture du foie à la paroi ou le placement de compresses à demeure pouvaient éviter cette complication. Mais, à côté de ces complications, qui ne doivent pas se produire entre les mains d'un chirurgien expérimenté, il en est d'autres qui surviennent malgré toutes les précautions apportées au cours de l'acte opératoire, et ce sont ces complications que nous allons examiner.

Hémorragies. — Après l'évacuation de la poche, soit immédiatement, soit les jours suivants, on peut observer des *hémorragies*. Nous avons signalé les hémorragies qui peuvent se produire après un curettage primitif de la cavité de l'abcès; nous n'y reviendrons pas. Mais parfois, même après un essuyage de la cavité, on peut voir survenir une hémorragie. Si, malgré un lavage à l'eau bouillie chaude et un tamponnement de la cavité pendant quelques minutes, la cavité continue à saigner fortement, le mieux est d'introduire dans celle-ci un gros drain entouré de gaze imbibée d'une solution de cocaïne-adrénaline, de tasser un peu de gaze autour du drain et de laisser ce pansement vingt-quatre heures. Au bout de ce laps de temps, les mèches sont retirées avec précaution; on facilite leur ablation en injectant un peu d'eau oxygénée dans le drain; puis le drainage est rétabli. Certains auteurs ont recommandé de saisir avec une pince la tranche hépatique de l'incison, si c'est elle qui est le siège de l'hémorragie; c'est une manœuvre qui échoue presque constamment et qui est bien inférieure au tamponnement tel que nous venons de le décrire.

Si l'hémorragie est abondante et paraît provenir d'un gros vaisseau, comme cela peut arriver dans l'ouverture des abcès voisins du hile, qui constitue une « zone dangereuse » (Fontan), le meilleur est encore le tamponnement de la cavité à la gaze trempée dans la solution de cocaïne-adrénaline, mais il peut être nécessaire, pour pratiquer ce tamponnement, d'élargir l'orifice d'évacuation.

Accidents infectieux. — La *persistance des accidents infectieux* peut reconnaître plusieurs causes : la rétention purulente, l'extension de l'abcès, la multiplicité des abcès, des accidents à distance, ou l'inflammation d'organes voisins.

1° *Rétention purulente.* — La *rétention purulente* peut se produire : soit à la suite d'une ouverture à l'extérieur primitivement trop étroite ou secondairement rétrécie; dans ce cas, il est nécessaire de l'agrandir; soit à cause de l'existence de diver-

ticules se vidant mal dans la cavité principale ; dans ce cas,
l'exploration digitale de la poche en rendra compte et permettra
d'élargir les orifices de communication ; soit parce que l'orifice
d'évacuation du pus à l'extérieur n'a pas été fait à l'endroit le
plus déclive, et dans ce cas il peut être nécessaire de faire
une contre-ouverture.

2° *Extension de l'abcès.* — L'abcès peut continuer à s'accroître
par une sorte de *phagédénisme* de sa paroi, phagédénisme qui
peut envahir la plaie cutanée, comme nous en avons observé un
exemple, et qui a été signalé également par Menetrier et Touraine (1), Degorce. Contre cette complication, on peut essayer
des lavages de la poche à l'eau bouillie, à l'eau oxygénée, ou
encore avec une solution d'un sel de quinine ; mais, si ces moyens
n'amènent pas rapidement la guérison, il est nécessaire de
recourir au curettage de la poche.

3° *Suppuration abondante.* — Une *suppuration abondante*,
prolongée, résistant aux lavages, doit être également traitée par
le curettage.

4° *Multiplicité des abcès.* — Lorsque toutes les causes possibles de persistance des accidents infectieux ont été éliminées,
il est nécessaire de songer à l'éventualité d'un ou plusieurs
autres abcès. Il ne faudra pas craindre de les rechercher par de
nouvelles ponctions, après avoir pratiqué à nouveau l'examen
du foie aux rayons Rœntgen. Ces ponctions seront pratiquées
avec de minutieuses précautions pour éviter l'infection du foie,
à cause du voisinage de la plaie suppurante du premier abcès.

Si de nouvelles poches sont ainsi découvertes, il faut les
ouvrir immédiatement, soit par la même incision, soit par des
incisions spéciales.

5° *Pleurésie purulente.* — Qu'elle survienne à la suite d'une
pleurésie séreuse, ou d'un pneumothorax, ou qu'elle soit due à
une infection de la plèvre par contiguïté, la *pleurésie purulente*
est une complication particulièrement grave. Elle sera traitée

(1) Menetrier et Touraine, *Bulletins et Mémoires de la Société médicale des
hôpitaux de Paris,* 18 juin 1908.

par la pleurotomie, et il y aura avantage à faire l'incision de la cavité pleurale le plus loin possible de l'incision de l'abcès.

6° *Complications infectieuses à distance.* — Les complications à distance sont assez nombreuses ; citons les *pneumonies* et les *broncho-pneumonies*, indépendantes d'une migration de l'abcès, les *phlébites*, les *abcès du cerveau*, etc.

7° *Persistance de la fièvre par résorption toxique.* — Si, malgré une suppuration peu abondante, la fièvre persiste, et si l'examen du malade ne permet de constater aucune des complications que nous venons d'énumérer, il faut songer à la résorption possible dans la poche de produits toxiques élaborés au niveau des parois sphacélées et pratiquer alors un curettage.

Retard dans la cicatrisation. — Si la cicatrisation est longue à se produire du fait du mauvais état général du sujet, il faudra le soumettre à un traitement reconstituant, en insistant sur la quinine et le quinquina, lorsque le malade a des antécédents paludéens ; de plus, il sera nécessaire de recourir à l'opothérapie hépatique, qui, ainsi que le fait remarquer Loison, donne de bons résultats dans ces conditions.

Fistules. — Des *fistules*, d'une guérison parfois très longue à obtenir, peuvent succéder à l'ouverture des abcès du foie. Ces fistules reconnaissent de nombreuses causes : tout d'abord, la fermeture trop rapide des téguments, alors que persiste une poche hépatique plus ou moins considérable ; l'existence d'une carie costale ou cartilagineuse ; la présence d'une poche purulente, sorte d'empyème limité, entre le foie et la paroi thoracique ; la chute du drain dans la cavité de l'abcès ; le maintien trop prolongé du drain qui amène l'épidermisation du trajet.

Ces diverses causes seront l'objet d'un traitement spécial : l'ouverture insuffisante de l'abcès sera agrandie ; les portions nécrosées du squelette seront grattées ou réséquées ; l'empyème sera traité par des résections costales qui permettront à la paroi de s'affaisser et de venir en contact avec le foie ; le drain tombé dans la cavité sera recherché et extirpé ; le trajet épidermisé sera curetté ou extirpé (Loison).

Pneumothorax. — Le *pneumothorax* qui peut se produire au moment de l'intervention n'est pas grave, d'autant plus qu'il est rapidement limité par la fermeture de la plaie pleurale à l'aide de sutures; mais il n'en est pas de même de celui qui peut se produire secondairement à l'ouverture de l'abcès, lorsque la suture vient à céder (rupture du fil, résorption trop rapide du catgut, infection de la plaie), car il se fait alors une aspiration de pus dans la cavité pleurale, qui occasionne rapidement une pleurésie purulente le plus souvent très grave.

Pleurésie séreuse. — Dès que l'existence d'une *pleurésie séreuse* sera reconnue, l'épanchement devra être évacué avec de minutieuses précautions aseptiques, afin d'éviter sa transformation en épanchement purulent.

Cholerragie. — La *cholerragie* est une complication qui survient dans les abcès du foie traités chirurgicalement; elle a été bien étudiée par Bertrand (1) et par Valence (2).

La cholerragie peut avoir lieu dans l'intérieur de la poche purulente avant son ouverture; mais alors elle est toujours extrêmement faible; elle est prouvée par la teinte spéciale du pus, due à la présence de pigments biliaires.

La cholerragie est primitive ou secondaire. Primitive, elle est exceptionnelle et paraît due à l'ouverture immédiate d'un canal biliaire. Secondaire, la cholerragie est soit précoce (dans les vingt-quatre heures qui suivent l'opération), soit tardive et survenant alors du huitième au douzième jour (Bertrand et Fontan, Lesueur-Florent) (3); elle est attribuée par les auteurs à la chute des débris sphacélés qui tapissent la poche et à l'ouverture d'un canal biliaire, ou à l'ulcération de la paroi d'un canal par un drain trop long [Demmler (4), Peyrot et Veillon (5), Cauvy (6)]. Pour Valence, la cholerragie précoce serait due à une rupture par décompression d'un canal biliaire; dans quelques cas, il faudrait

(1) Bertrand, *Revue de médecine*, 1890, p. 185.
(2) Valence, *Revue de chirurgie*, Paris, 1906, p. 101.
(3) Lesueur-Florent, *Archives de médecine navale*, 1901, p. 25.
(4) Demmler, *in* Gremillon, *Thèse de Paris*, 1889.
(5) Peyrot et Veillon, *Société de chirurgie*, Paris, 1890.
(6) Cauvy, *Archives de médecine navale*, 1891.

incriminer la rupture dans la poche principale d'un petit abcès intracanaliculaire voisin.

La cholerragie peut également être attribuée au reflux dans la poche de l'abcès de la bile, dont le cours normal est interrompu par suite de la compression des canaux biliaires par un second abcès (Bertrand et Fontan) ou par une obstruction calculeuse (Trille) (1).

Ordinairement peu abondante, la cholérragie est cependant susceptible de devenir une complication sérieuse, capable même d'entraîner la mort (cas de Lafourcade) (2). L'abondance de l'écoulement varie beaucoup, de quelques grammes à 1 500 grammes (cas de Potherat) (3); sa durée peut être fort longue (au bout de seize mois la fistule n'était pas fermée dans le cas de Potherat). Dans ces conditions, il est facile de comprendre que cet écoulement abondant et prolongé de bile aggrave singulièrement l'état général d'un malade déjà fortement affaibli par la suppuration hépatique; cependant, en règle générale, l'écoulement guérit spontanément, mais lentement, car le contact de la bile paraît gêner la cicatrisation de l'abcès (Fontan).

La cholerragie se produit de préférence dans les abcès à allure gangreneuse; son apparition coïncide en général avec une élévation de température, qui vraisemblablement est due à l'infection des voies biliaires au moment de l'ouverture du canal biliaire.

Le traitement paraît peu efficace; on a essayé des cautérisations de la poche avec des substances variées, des attouchements à l'eau oxygénée; Gangitano (4) a réussi à arrêter en cinq jours une cholerragie inquiétante par un tamponnement de la cavité de l'abcès avec de la gaze imbibée d'une solution d'adrénaline. Certes, tous ces traitements sont à essayer, mais ce qu'il faut faire, c'est hâter le processus de la cicatrisation en désinfectant la poche et en soutenant les forces du malade; l'opothérapie, suivant le conseil de Valence, peut rendre des services.

Scapulalgie persistante. — Un drain trop long, comprimant la paroi de l'abcès, peut être la cause de la persistance de la

---

(1) Trille, *Thèse de Lyon*, 1899.

(2) Lafourcade, *Bulletins et Mémoires de la Société de chirurgie de Paris*, 1897, p. 831.

(3) Potherat, *ibid.*, 1898, p. 57.

(4) Gangitano, *La Riforma medica*, 2 février 1907.

scapulalgie; le raccourcissement du drain suffit pour faire disparaître cette douleur.

Dysenterie. — Souvent, après l'évacuation du pus, la dysenterie, qui s'était amendée au moment de l'apparition des symptômes hépatiques, subit une recrudescence, et nous avons vu mourir de dysenterie plusieurs malades dont l'abcès incisé était presque entièrement cicatrisé.

Traitement des abcès compliqués d'ouvertures anormales. — Les migrations et les ouvertures des abcès du foie peuvent donner lieu à des indications opératoires spéciales, variant d'ailleurs selon les séreuses ou les organes avec lesquels l'abcès s'est mis en contact, ou même dans lesquels il a pu s'évacuer.

Ouverture d'une séreuse. — Dans le cas où l'abcès s'est vidé dans une séreuse, il faut immédiatement lui donner issue.

Nous avons vu plus haut le traitement des collections de la plèvre; nous n'y reviendrons pas.

L'ouverture dans le péricarde sera traitée par la péricardotomie.

Lorsque le pus s'est évacué dans le péritoine, en aura recours à la laparotomie et au drainage du péritoine; dans un cas de ce genre, Hulke (1), par la laparotomie et le lavage du péritoine, a sauvé son malade. Dans les péritonites enkystées, on évacuera séparément la poche hépatique et la poche péritonéale, cette dernière pouvant d'ailleurs être indépendante de la précédente.

Ouverture dans le poumon. — L'ouverture dans le poumon pouvant être un des modes de guérison de l'abcès, il ne faudra intervenir que si l'expectoration purulente persiste longtemps, ou s'il existe de la fièvre et des phénomènes généraux. Dans ce cas, il sera d'abord indiqué d'intervenir sur la poche hépatique; cette poche une fois ouverte, on s'abstiendra de tout lavage afin d'éviter la pénétration du liquide dans les bronches. Mais parfois la détermination exacte du siège de la poche hépatique est absolument impossible à déterminer, malgré les ponctions et les examens aux rayons de Rœntgen; il faut alors pratiquer une thoracotomie large suivant le procédé de Pétridis. La main

(1) Hulke, *Semaine médicale*, 1892, p. 483.

introduite explore la face convexe du foie, reconnaît les ligaments
normaux et les adhérences pathologiques et les détruit progressivement. Parfois il est possible de limiter une adhérence cylindrique dans laquelle se trouve la « cheminée » de communication ;
cette adhérence sera détruite comme les autres avec les doigts, et
l'on arrivera ainsi à percevoir, à un moment donné, et même à
voir une cavité avec un orifice supérieur diaphragmatique et un
inférieur hépatique. Le doigt sera introduit dans ce dernier
orifice pour explorer la poche à laquelle il donne accès, puis il
sera débridé avec un instrument quelconque, ou élargi avec le
doigt. La cavité hépatique est alors accessible au drainage ; mais,
si la poche hépatique était profonde, il serait nécessaire parfois
de pratiquer un débridement considérable de l'orifice pour
assurer un bon drainage. Aussi, dans ces cas, vaut-il mieux faire
une contre-ouverture, en opérant de la manière suivante : un
doigt étant introduit jusque dans le fond de la poche, mais en
prenant soin de ne pas chercher à abaisser le foie, ce qui pourrait amener des déchirures soit de la glande, soit du ligament
coronaire, avec un trocart mousse introduit dans le foie par
l'incision existante ou par une petite incision spéciale, on va à
la recherche du doigt intrahépatique ; ceci fait avec le thermocautère, en se servant du trocart comme guide, on pratique une
contre-ouverture par laquelle la poche est drainée. On referme
ensuite partiellement l'incision de la thoracotomie, et un drain
est placé au niveau des deux orifices de communication.

Quant à la voie sus-diaphragmatique, elle doit être rejetée, car
elle ne permet pas l'évacuation de la poche hépatique et expose
à la pleurésie purulente.

Il peut être nécessaire, dans certains cas où la poche hépatique
est guérie et où la poche pulmonaire persiste, d'attaquer celle-ci
directement par une pneumotomie.

Fistules biliaires bronchiques. — Après la guérison de l'abcès
hépatique, il peut persister une expectoration biliaire sans traces
de pus, indice d'une communication entre une bronche et un
canal biliaire. La première indication à remplir dans ce cas est
de vérifier la perméabilité des voies biliaires et de la rétablir, si
elle est interrompue ou partiellement oblitérée.

Si la perméabilité des voies biliaires est normale, on abordera
la fistule par une thoracotomie, et, après s'être rendu compte de

l'absence de poche purulente hépatique, on pratiquera une ligature de la fistule : si cette ligature est impossible, après avoir sectionné le trajet et fermé le diaphragme, on appliquera un tamponnement et un drainage ; la guérison peut s'obtenir ainsi. Dans d'autres cas, il se produira une fistule cutanée biliaire susceptible de guérir spontanément, ou pouvant exiger une nouvelle intervention.

Ouverture dans le tube digestif. — Dans le cas d'ouverture de l'abcès hépatique dans le tube digestif, qui peut constituer un mode de guérison spontanée, le chirurgien n'interviendra pas de suite ; il attendra que des accidents infectieux ou de rétention se produisent ; dans ce cas, le traitement portera à la fois sur la poche hépatique et sur la fistule.

Une laparotomie permettra de voir le siège de la fistule et de se rendre compte de l'étendue des lésions ; puis, après avoir soigneusement protégé la cavité péritonéale, on détruira les adhérences avec précaution, jusqu'à ce que l'orifice de communication soit mis à découvert. La plaie intestinale ou stomacale sera fermée après avivement de ses bords, si ses dimensions sont petites et si la paroi n'est pas trop friable, sinon le chirurgien ne devra pas hésiter à pratiquer une résection. Dans certains cas de communication de la poche avec le duodénum, la fermeture de la plaie intestinale amènerait fatalement un rétrécissement du calibre de l'intestin ; il sera alors nécessaire de pratiquer une gastro-entéro-anastomose.

La poche hépatique sera ensuite traitée comme il a été dit précédemment. Il faudra toujours craindre, à cause de la septicité du foyer dans lequel le chirurgien a été appelé à intervenir, la possibilité d'une fistule intestinale secondaire, pour laquelle une deuxième intervention sera nécessaire.

Migration rénale. — L'abcès périnéphrétique consécutif à une suppuration hépatique sera incisé par la voie lombaire, et, par cette voie, il sera parfois possible d'atteindre l'abcès hépatique ; sinon les deux poches seront traitées séparément, soit que l'on pratique une incision transpleurale, soit que l'on agrandisse l'incision lombaire par une incision transversale permettant de pénétrer dans le péritoine. La conduite du chirurgien sera dictée par le siège de l'abcès hépatique.

Dans le cas d'ouverture de la poche dans le rein ou le bassinet, l'intervention peut être différée quelque temps dans l'espoir d'une guérison spontanée ; si celle-ci est longue à se produire, ou si des accidents d'infection viennent à éclater, on interviendra comme précédemment sur les deux poches. Aucun cas n'a été rapporté jusqu'à présent où la néphrectomie ait été jugée nécessaire.

Soins consécutifs. — Les premiers jours, à cause de l'abondance de la suppuration, il est parfois nécessaire de changer le pansement matin et soir ; mais assez rapidement l'écoulement purulent diminue, et un pansement quotidien suffit. Nous sommes peu partisan des lavages de la poche après l'intervention, tout au moins dans le cas où la suppuration diminue d'une manière régulière. Par contre, l'écoulement du pus restant très abondant ou devenant fétide, il est indiqué de pratiquer des lavages à l'eau bouillie ou à l'eau oxygénée.

Les drains seront diminués de longueur peu à peu, mais on se guidera sur le comblement de la poche dans sa profondeur ; leur diamètre ne sera diminué que tout à fait vers la fin, lorsque la cicatrisation sera presque entièrement terminée dans la profondeur, afin d'éviter la fermeture de l'orifice avant la cicatrisation complète de la poche, ce qui permettrait la reproduction d'une poche purulente.

Il faut également éviter qu'un drainage trop prolongé n'entraîne l'épidermisation du trajet.

Une fois ouverte, la cavité de l'abcès diminue rapidement, et on est étonné parfois, à l'autopsie d'individus morts quelques jours après une ouverture d'abcès hépatique, de ne trouver qu'une cavité beaucoup plus petite que celle constatée au moment de l'intervention ; ce fait, que nous avons eu l'occasion de contrôler deux fois, a été signalé par Bertrand et Fontan, Longuet. Il nous a paru que l'une des conditions importantes pour le comblement rapide de la poche était l'absence de périhépatite adhésive, qui pourrait empêcher le foie de reprendre rapidement son volume normal. L'existence d'une congestion hépatique intense au moment de l'évacuation du pus, congestion qui disparaît rapidement après l'ouverture de la poche, facilite également grandement cette rétraction de la poche.

Le traitement général ne sera pas non plus négligé : le quinquina, les arsenicaux, le fer, les injections de sérum artificiel seront employés ; l'opothérapie hépatique sera également utilisée.

Si une rechute de dysenterie se reproduisait à la suite de l'opération, ou si cette affection persistait, on aurait recours au traitement approprié, en utilisant de préférence les préparations à base d'ipéca, qui, d'après Rogers, paraissent avoir une action élective sur le parenchyme hépatique.

Pendant toute la durée du traitement, la température du malade sera prise avec le plus grand soin, car une élévation de celle-ci peut être une indication en faveur de l'existence d'un ou de plusieurs autres abcès, ou d'une complication septique nécessitant une thérapeutique appropriée. On ne négligera pas non plus d'ausculter le malade afin de déceler l'apparition d'un épanchement pleural.

Résultats opératoires. — Les interventions larges, qui seules doivent être de mise dans le traitement des gros abcès du foie, donnent une mortalité encore élevée, 35 p. 100 environ. Cette mortalité est d'ailleurs variable selon l'époque de l'intervention, selon l'unicité ou la multiplicité des abcès, selon les races. C'est ainsi que chez les Annamites, par exemple, à l'hôpital de Hanoï, la mortalité opératoire n'est que de 23 p. 100 environ.

Si la mortalité reste encore élevée dans les interventions pour hépatite suppurée, c'est qu'il ne faut pas tenir compte de l'abcès seul; les infections intestinales concomitantes, et en particulier la dysenterie, peuvent fort bien enlever un malade dont l'abcès incisé était en voie de guérison ; il ne faut pas oublier non plus que trop souvent encore les malades sont opérés trop tardivement à cause des difficultés parfois extrêmes du diagnostic.

Dans un certain nombre de cas, la multiplicité des abcès transforme le foie en une éponge purulente, si bien que l'intervention, même précoce, ne peut rendre aucun service.

En dernier lieu, les statistiques ne sont pas comparables ; c'est ainsi qu'en Europe, par exemple, où on opère surtout des coloniaux rapatriés, c'est-à-dire des malades dont l'évolution de l'abcès à été le plus souvent fort lente, on se trouve en présence d'individus qui ont résisté; ils ont pu faire les frais de la maladie; dans les pays chauds, au contraire, le chirurgien s'attaque souvent à des abcès à évolution rapide, les conditions changent du tout au tout.

D'une manière générale, on peut donc affirmer qu'au point de vue du résultat opératoire les suppurations hépatiques sont et resteront probablement longtemps des affections graves, et qu'un chirurgien, même très expérimenté, opérant dans les meilleures conditions possibles, ne peut jamais poser un pronostic opératoire au moment où il prend le bistouri.

Retour dans les pays chauds. — Lorsqu'un Européen a été atteint dans les pays chauds d'hépatite suppurée, il est de toute utilité de le renvoyer dans son pays natal et de lui interdire le retour dans les climats tropicaux. Cependant il existe des exemples, et nous en avons observé nous-mêmes plusieurs, d'Européens ayant eu un abcès du foie opéré, qui ne sont pas rentrés dans leur pays natal et qui ont continué à mener une vie active dans les pays chauds.

CHAPITRE VI

LA FILARIOSE GÉNITO-URINAIRE

Historique. — Géographie. — Étiologie : filaires humaines sanguinicoles, *Filaria Bancrofti*, le moustique hôte intermédiaire ; modes de pénétration de la filaire chez l'homme ; passage de la filaire à l'état adulte. — Pathogénie des lésions causées par la filaire. — Anatomie pathologique. — Diagnostic : recherche des microfilaires dans le sang, les urines, les sérosités. — Complications. — Pronostic. — Traitement. — Manifestations génito-urinaires de la filariose. — I. Hématochylurie : historique, étiologie, anatomie pathologique, pathogénie, symptomatologie, pronostic, diagnostic, traitement. — II. Lymphoscrotum : définition, historique, symptômes, pronostic, diagnostic, anatomie pathologique, traitement. — III. Varices lymphatiques de la vulve. — IV. Abcès du scrotum d'origine filaricnne.

Historique. — La filariose génito-urinaire est une des manifestations les plus fréquentes de l'infection humaine par les filaires ; c'est également la plus anciennement connue. C'est Demarquay (1863) et son interne Lemoine qui, dans le liquide laiteux extrait d'une hydrocèle par ponction chez un jeune homme de La Havane, découvrirent les premières filaires ; cette découverte passa inaperçue.

Wucherer (1866-1868), retrouvant les mêmes parasites, fut considéré pendant longtemps comme ayant découvert le premier les parasites dans les urines chyleuses ; c'est ainsi que Da Silva Lima (1877) décrit ces parasites sous le nom de *Filaria Wucheri*.

Salisbury (1868) décrit dans les urines chyleuses la *Trichina cystica* ; mais il semble bien qu'il ait méconnu l'oxyure vermiculaire dans le cas qu'il rapporte.

Crevaux, Lewis, Busk, Charles et Palmer, Cobbod (1870) rencontrent les mêmes parasites que Wucherer dans les urines chyleuses.

Lewis (1872) découvre dans le sang et dans les urines chyleuses le même parasite qu'il nomme *Filaria sanguinis hominis.*

Sansino (1874) décrit la *Filaria sanguinis hominis œgyptica,* qui est la même que la précédente. Manson (1875) confirme les recherches précédentes ; Cobbod (1876) décrit l'œuf de la filaire, et Bancroft (1876) rencontre la femelle dans un abcès lymphatique du bras. Lewis découvre l'adulte mâle.

Puis les recherches se sont multipliées tant au point de vue clinique qu'au point de vue de l'étude de la filaire, ainsi que nous pourrons le constater en examinant l'étiologie de l'affection et ses divers aspects cliniques.

Géographie. — La géographie médicale de la filariose génito-urinaire est la même que celle de la filariose en général ; cette affection est particulière aux pays chauds ; elle est fréquente en Asie (Indes, Chine, Japon), en Afrique (Algérie, Tunisie, Zanzibar, Soudan, Madagascar), en Amérique (Antilles, Brésil, Pérou), en Océanie (Australie). Cependant la filariose peut se rencontrer en Europe ; c'est ainsi que Font y Torne (1) à Barcelone, Guyot à Brest, Biondi (2) à Vienne ont observé la filariose chez des sujets n'ayant jamais voyagé dans des pays à filariose ; peut-être s'agit-il de cas [de contagion par des individus contaminés. Cependant les diverses manifestations génitales ne se rencontrent pas partout avec la même fréquence ; c'est ainsi qu'au Tonkin le lympho-scrotum est relativement rare ; par contre, les hydrocèles chyleuses, la chylurie, les hématuries filariennes sont beaucoup plus fréquentes.

Étiologie. — La filaire est la cause de toutes les manifestations pathologiques que nous allons étudier ; mais une question se pose, une seule espèce de filaire est-elle susceptible de produire ces différents troubles, ou l'homme peut-il être parasité par plusieurs variétés pathogènes de filaire ?

Filaires humaines sanguinicoles. — On a admis, pendant une assez longue période, l'unicité des filaires sanguinicoles rencon-

---

(1) Pour la bibliographie générale, cf. Raph.-Blanchard, *Traité de zoologie médicale*, Paris, 1890. — Font y Torne, *Rev. de cien. med.*, Barcelone, 1894.
(2) Biondi, *Rendic. acad. dei Lincei*, 1903.

trées chez l'homme, et l'on a considéré la seule *Filaria sanguinis hominis* ou *Filaria Bancrofti* ou *Filaria nocturna* (Manson, 1891) comme la seule espèce susceptible de vivre dans l'organisme humain ; les recherches ultérieures tendent au contraire à faire admettre la multiplicité des filaires. Actuellement on distingue la *Filaria nocturna,* la *Filaria diurna,* dont la forme adulte serait peut-être la *Filaria loa,* la *Filaria perstans,* la *Filaria Demarquayi,* qui est peut-être bien la même que la *Filaria Ozzardi,* la *Filaria Magalhaesi,* la *Filaria volvulus,* la *Filaria gigas,* la *Filaria Powelli.*

Il est fort probable que cette classification subira de profondes modifications au fur et à mesure que les recherches se multiplieront et permettront de découvrir les formes adultes ou embryonnaires encore inconnues de certaines espèces.

« Filaria nocturna » ou « Filaria Bancrofti ». — La *Filaria nocturna* étant la seule rencontrée jusqu'à présent dans les diverses manifestations de la filariose génito-urinaire, c'est elle seulement dont nous passerons rapidement en revue les caractères morphologiques et biologiques.

La forme adulte de la *Filaria nocturna* est encore connue sous le nom de filaire de Bancroft. Le *mâle* mesure environ 38 millimètres de long sur $0^{mm},120$ au milieu du corps, $0^{mm},05$ au niveau de la tête, $0^{mm},04$ au niveau de la queue. La queue, droite pendant la vie, se recourberait au moment de la mort. L'anus s'ouvre à $0^{mm},13$ de l'extrémité postérieure ; la fente cloacale est surmontée de deux lèvres saillantes, une antérieure et une postérieure. Au niveau de l'anus, on rencontre deux spicules rétractiles inégaux. On a décrit des spermatozoïdes dans des formations tubulaires situées près de l'extrémité postérieure. La couleur de ce ver est blanchâtre.

La *femelle* mesure près de 100 millimètres ; son épaisseur varie de $0^{mm},85$ à $0^{mm},28$; elle est donc plus longue et plus large que le mâle. L'extrémité antérieure est légèrement bulbeuse et reliée au corps par un cou ; la bouche est terminale ; la vulve s'ouvre immédiatement en arrière du cou. L'extrémité postérieure est un peu effilée, mais s'arrondit brusquement à sa terminaison. On distingue un tube digestif parcourant tout le corps jusqu'à l'anus, deux utérus bourrés d'œufs et d'embryons à divers degrés de développement. La couleur de la femelle est blanchâtre.

Les *œufs* ne se voient normalement que dans l'utérus, la filaire
étant vivipare ; ils sont ovalaires, de dimensions variables, en
moyenne 0,025 dans leur petit diamètre et 0,04 dans leur grand
diamètre. L'embryon est mobile dans l'intérieur de l'œuf. La
dernière portion de l'utérus ne renferme plus d'œufs, mais des
embryons. La filaire adulte habite de préférence les varices lymphatiques, les gros troncs lymphatiques, les ganglions, le canal
thoracique ; on en a trouvé assez souvent au niveau du scrotum
[Manson (1881), Primrose (1) et Elliot] ; Maitland (2) en a vu dans
les ganglions fémoraux. Mâles et femelles vivent ordinairement
enchevêtrés ; on rencontre environ un mâle pour cinq femelles.
Manson admet que c'est par centaines que les filaires adultes se
rencontrent chez un même individu; d'après cet auteur, une
seule femelle ne suffirait pas à répandre dans le sang un nombre
d'embryons suffisant pour que l'on puisse, sur une préparation
de sang, rencontrer jusqu'à 500 ou 600 embryons. La filaire
adulte paraît avoir une vie très longue ; mais il est difficile d'être
fixé d'une manière précise à cause des réinfections possibles ;
seule l'absence prolongée des microfilaires dans le sang peut faire
admettre la mort des filaires adultes.

Les embryons ou microfilaires (Le Dantec) vivent dans le
sang ; ils se présentent sous la forme d'une anguillule mobile,
bousculant les globules sanguins avec lesquels ils sont en contact ; doués de mouvements de progression sur la lamelle pour
certains auteurs, ils ne progresseraient pas pour d'autres. Au
bout de quelques heures, les mouvements se ralentissent, et l'on
peut étudier la morphologie du parasite, étude qui se fait beaucoup plus facilement après coloration. La microfilaire a une
longeur de 125 à 300 μ et une largeur de 7 à 11 μ ; son extrémité
antérieure est brusquement arrondie, son extrémité postérieure
se rétrécissant graduellement pour se terminer en pointe. L'embryon est maintenu dans une gaine qui s'applique étroitement
sur son corps, mais qui, trop longue, le dépasse en avant et en
arrière et se plisse à ces endroits. A l'état vivant, l'embryon
s'agite dans l'intérieur de cette gaine et vient buter contre sa
partie antérieure comme pour en sortir. L'extrémité antérieure
est formée par un rostre conoïde terminé par un filament ténu

(1) Primrose, *Brit. med. Journ.*, vol. II, p. 1262, 1903.
(2) Maitland, *ibid.*, vol. II, p. 903, 1897.

rétractile; le rostre peut être couvert et découvert par un prépuce à six dentelures. Quant au corps, il est formé par un cylindre musculo-cutané, finement strié, à l'intérieur duquel on voit des cellules sur la disposition desquelles les auteurs ne sont pas d'accord (1).

La microfilaire nocturne ne se rencontre pas le jour dans le sang périphérique; elle n'y apparaît que vers le soir, pour augmenter en nombre pendant la première moitié de la nuit et diminuer ensuite pour disparaître au jour (Manson). Mackenzie a montré qu'il suffit de modifier les heures de veille et de sommeil pour qu'au bout d'un certain temps la périodicité soit complètement modifiée, et cette périodicité inverse est aussi nette que la périodicité normale; les filaires disparaissent totalement pendant la journée. Thorpe (2) a observé aux îles des Amis (Océanie) que la *Filaria nocturna* ne présente pas de périodicité et explique ce fait par les habitudes des indigènes qui, s'amusant la nuit, se reposent indifféremment le jour ou la nuit. Annett, Dutton, Elliott, Ziemann ont observé des faits analogues. Green (3) a observé, par contre, à Calcutta que, chez les agents de police filarisés, les filaires ont une périodicité nocturne nette, malgré des heures de. repos très irrégulières. Quant aux diverses théories émises pour expliquer cette périodicité, aucune n'est satisfaisante; aussi n'insisterons-nous pas sur ce point. De même le sort des microfilaires qui ne sont pas destinées à la reproduction de l'espèce et ne sont pas absorbées par les moustiques est totalement inconnu.

Le moustique, hôte intermédiaire. — Pour acquérir son complet développement, la microfilaire doit passer par un hôte intermédiaire, qui est le moustique [Manson (4), 1877], ainsi que Bancroft (5) en avait émis l'hypothèse. Les recherches de Manson furent confirmées par Bancroft (1899) (6) pour les *Culex*, James (7) pour les *Anopheles*. Plus tard, ces recherches furent complétées

---

(1) Pour plus de détails, voir Pénel, *Thèse de Paris*, 1904.
(2) Thorpe, *Brit. med. Journ.*, vol. II, 1896.
(3) Green, *Indian med. Gaz.*, 1902.
(4) Manson, *Ibid.*
(5) Bancroft, *Lancet*, 12 janv. 1878 (lettre à Cobbod).
(6) Bancroft, *Australas med. Gaz. Sydney*, vol. XVIII, p. 120, 1899 ; *Journ. of med. Trop.*, London, vol. II, p. 91 et 149, 1899-1900; *Australas med. Gaz.*, vol. XXII, p. 251, 1903.
(7) James, *Indial med. Gaz.*, mai 1900 : *Brit. med. Journ.*, vol. II, p. 533-537, 1900; *ibid.*, I, p. 247, 1901.

par celles de Daniels (1), Vincent (2), Low (3), Annett, Dutton (4), Elliot pour les Culicidés.

Une fois pénétrée dans l'estomac du moustique, la microfilaire se débarrasse de sa gaine, puis perfore la paroi du tube digestif, pénètre dans la cavité générale et gagne les muscles de l'aile, où elle va séjourner pour achever son évolution larvaire. La larve s'épaissit et se raccourcit, prend l'aspect d'un boudin ; c'est le stade « saucisse » où elle est immobile ; puis elle s'allonge, diminue de largeur, reprend quelques mouvements et prend alors l'aspect, mais en réduit, de la filaire adulte ($1^{mm},7$ de long sur $0^{mm},03$ de large). Les larves quittent le thorax, et la plus grande partie gagnent la région de la trompe. C'est au moment de la piqûre que les larves pénétreraient dans le corps de l'homme.

Modes de pénétration de la filaire chez l'homme. — Pour Grassi et Noé (5), le labium, qui, au moment de la piqûre, ne pénètre pas dans la peau, mais se recourbe, éclaterait à ce moment lorsqu'il est bourré de filaires, et celles-ci descendraient dans la plaie en suivant le stylet.

Pour Annett et Dutton, c'est l'extrémité antérieure du labium, qui appuie sur la peau, qui éclate, et la filaire émerge directement sur le point piqué ; il lui est alors facile de pénétrer.

Sambon (6) pense que les larves traversent la paroi molle du pharynx et de là gagnent le canal formé par le labre et l'hypopharynx et pénètrent directement dans la peau.

Mais, à côté de ces théories de la pénétration des larves par la piqûre des moustiques, Manson avait émis l'hypothèse suivante : la larve, mise en liberté dans l'eau à la mort du moustique ou sortant de la trompe (Maitland) (7), serait avalée avec l'eau de boisson. Manson a, d'ailleurs, depuis, abandonné cette hypothèse, qui rallie encore beaucoup de partisans ; nous ne discuterons pas les divers arguments formulés pour et contre l'origine hydrique de la filariose (vie de la filaire dans l'eau pendant plusieurs heures,

(1) Daniels, *Journal of Trop. med.*, vol. IV, 1901.
(2) Vincent, *Brit. med. Journ.*, 1902.
(3) Low, *Brit. med. Journ.*, 1900 ; *ibid.*, 1901.
(4) Dutton, *Journ. of Trop. med.*, 1901.
(5) Grassi et Noé, *Brit. med. Journ.*, 1900.
(6) Sambon, *Lancet*, II, 1902.
(7) Maitland, *Brit. med. Journ.*, vol. II, 1900.

individus ne buvant que du thé, par exemple, atteints de filaires ;
immunité relative des gens faisant usage de moustiquaires, etc.),
faits plus ou moins contradictoires, et demandant à être vérifiés.
Si, à l'heure actuelle, l'inoculation de la filaire par la piqûre de
moustique est considérée par la majorité des auteurs comme le
mode d'infection le plus probable, il serait prématuré cependant
de conclure, car, il faut bien l'avouer, cette hypothèse explique
difficilement certaines particularités cliniques et, en particulier, la
localisation prédominante des lésions filariennes au niveau des
organes génito-urinaires et des membres inférieurs. Audain, après
Kenward, a insisté particulièrement sur la théorie alimentaire
(eau et autres aliments sur lesquels ont pu mourir les moustiques) et sur la facilité avec laquelle il est permis, à l'aide de cette
théorie, d'expliquer la prédominance des localisations de la filariose dans telle ou telle région (1). Les filaires absorbées avec
l'eau ou les aliments peuvent s'engager dans les troncs lymphatiques depuis l'estomac jusqu'au rectum y compris, et de là
gagner les groupes ganglionnaires correspondants : ganglions
lombo-aortiques, ganglions pelviens, ganglions inguinaux ;
c'est à ces divers ganglions qu'aboutissent les lymphatiques des
organes génito-urinaires et des membres inférieurs. D'après cet
auteur, si la théorie cutanée était vraie, on devrait observer
constamment des lésions filariennes de la partie supérieure du
corps, car cette partie n'est pas à l'abri des piqûres de moustiques; de plus, la filariose devrait être encore beaucoup plus
fréquente, et, si la filaire émet une si grande quantité d'embryons,
c'est que beaucoup de ceux-ci doivent mourir rapidement. Avec
cette théorie alimentaire, les cas de filariose des membres supérieurs, de la mamelle, ne sont pas inexplicables : les larves peuvent fort bien dépasser le groupe lombo-aortique et pénétrer
soit dans la grande veine lymphatique, soit dans le canal thoracique et aboutir ensuite dans les ganglions de l'aisselle. On a
objecté contre cette théorie que les larves remonteraient le cours
de la lymphe dans des vaisseaux valvulés pour aboutir dans le
bras ou dans la jambe; cette objection n'a pas une grosse valeur.

Penel se demande si les filaires ne quitteraient pas le moustique en dehors de la piqûre (larves s'échappant avec les œufs

(1) Audain, *Lanterne médicale d'Haïti*, 1900 ; *Pathologie intertropicale*, Port-au-
Prince, 1904.

ou les excrétions, ou au moment où le moustique se nourrit du suc des fruits. Manson, Low, Vincent nient le passage des larves sur la pulpe des fruits; Grassi et Noé l'admettent.

En résumé, deux théories surtout sont en présence : la théorie cutanée par inoculation au moment de la piqûre des moustiques, et la théorie alimentaire ; pour ou contre ces théories, les auteurs ont amoncelé des faits, mais de nouvelles recherches sont encore nécessaires ; car bien des inconnues restent à dégager. Frappés des faits qui militent en faveur de l'une et de l'autre théorie, certains auteurs ont adopté une théorie mixte, faisant jouer le plus grand rôle tantôt à l'inoculation par piqûre, tantôt à l'infection par l'alimentation.

Ginebra (1) est revenu sur une théorie qui avait été admise par un certain nombre d'auteurs, à savoir la possibilité pour les embryons de filaire, ayant quitté le moustique au moment de sa mort par exemple et vivant dans l'eau ou dans la vase, de pénétrer dans l'organisme humain à la faveur d'une excoriation cutanée. Les embryons pénètrent dans l'hypoderme en produisant une vive réaction locale et en occasionnant des phénomènes généraux : fièvre, frissons, etc. Pour expliquer les poussées inflammatoires, Ginebra admet « la possibilité de reprises analogues, de rechutes au point même où la lésion s'est déclarée pour la première fois ». Cet auteur, d'ailleurs, admet aussi la pénétration des embryons par la piqûre des moustiques.

Cette théorie de l'envahissement de l'organisme humain à la faveur d'une solution de continuité n'a rien, du reste, qui puisse surprendre ; ne savons-nous pas que l'ankylostome peut pénétrer à travers la peau ? Et on peut même se demander si la pénétration des embryons de filaire ne peut pas se faire à travers la peau en dehors de toute solution de continuité, comme pour l'ankylostome.

La survie relativement courte de l'embryon de filaire dans l'eau expliquerait que la filariose soit une affection bien moins répandue que l'ankylostomiase. Dans cette dernière affection, lorsque l'envahissement se fait par une quantité suffisante de larves, on observe des phénomènes de réaction locale, peu accusés, il est vrai, mais rien ne s'oppose à ce que les embryons de filaire soient plus irritants pour les tissus et ne donnent lieu

(1) Ginebra, *Thèse de Paris*, 1908.

à une réaction inflammatoire plus vive. S'il était démontré que le *craw-craw* est bien une dermatose d'origine filarienne, cette démonstration pourrait être en faveur de la pénétration des embryons de la *Filaria Bancrofti* à travers les téguments.

Sans nous prononcer en faveur d'une des théories mises en avant pour expliquer la pénétration de l'embryon chez l'homme, nous dirons cependant que c'est la théorie de l'inoculation par piqûres de moustiques qui nous paraît le plus difficilement expliquer la localisation des manifestations de la filariose ; le rôle du moustique nous paraît devoir se borner, tout au moins dans nombre de cas, à servir d'hôte intermédiaire dans le corps duquel la microfilaire se transforme.

Variétés de moustiques favorables à l'évolution de la filaire nocturne. — Tous les moustiques ne sont pas également aptes à permettre l'évolution de la filaire nocturne ; chez certaines espèces, l'évolution ne se fait pas ; chez d'autres, elle est incomplète. Voici quelles sont les espèces chez lesquelles l'évolution se fait d'une manière complète : *Culex pipiens* (évolution en sept jours) ; *Culex Skusi* (seize jours) ; *Culex fatigans* (douze jours); *Anopheles Rossi* (douze jours) ; *Anopheles costalis* (quinze jours); *Anopheles nigerrimus* ; *Stegomya fasciata, Panoplites africanus.*

Passage de la filaire à l'état adulte. — Une fois pénétrée dans l'organisme humain, la larve doit se déplacer facilement, vu son faible diamètre ; puis, devenant de plus en plus développée, ses déplacements doivent se limiter de plus en plus, et, à l'état adulte, elle reste enfermée dans un lymphatique ou dans un ganglion. On n'est réduit qu'à des hypothèses sur ces déplacements de la larve et sur sa transformation à l'état adulte.

La durée de cette dernière phase de l'évolution de la larve est totalement inconnue ; elle paraît fort longue, étant données la rareté de la filariose chez les enfants et la possibilité de l'apparition d'accidents filariens chez des individus ayant quitté depuis plusieurs années les régions où la filariose est endémique (cinq à six ans).

Pathogénie des accidents causés par la filaire. — La circulation des microfilaires dans le sang ne cause en général aucun symptôme ; seule la présence de la filaire adulte dans les lymphatiques donne lieu à des troubles variés et qui ne paraissent pas se produire rapidement, étant donné le nombre de porteurs de microfilaires qui ne présentent aucun trouble.

Comment agissent les filaires adultes ? Elles peuvent agir mécaniquement en obstruant elles-mêmes ou par leurs œufs le lymphatique dans lequel elles se trouvent, ou encore produire l'obstruction de ce lymphatique en déterminant soit la coagulation de la lymphe qui y est contenue, soit une irritation chronique de la paroi, qui conduit à une obstruction lente et progressive par sténose cicatricielle.

Si l'obstruction porte sur un lymphatique de petites dimensions, les troubles qui en résulteront seront insignifiants ; mais si, par contre, il s'agit du canal thoracique ou d'un gros vaisseau lymphatique, la circulation lymphatique est arrêtée ou entravée dans un territoire considérable ; il se produit alors des dilatations lymphatiques avec varices lymphatiques. Si la circulation se rétablit en empruntant souvent des voies rétrogrades, elle n'en est pas moins considérablement gênée. Lorsque l'obstacle siège sur le canal thoracique ou sur un de ses vaisseaux d'origine, le liquide contenu en amont de l'obstacle est constitué par du chyle ; s'il s'agit au contraire d'un lymphatique périphérique, le liquide contenu dans les lymphatiques dilatés est de la lymphe. Dans ces conditions, si un de ces vaisseaux vient à se rompre, soit à l'extérieur, soit dans un organe creux, il est facile de comprendre que, suivant le cas, on aura un écoulement chyleux ou lymphatique.

La rupture des lymphatiques peut se produire à la suite d'un traumatisme, d'un choc, d'un excès de pression lymphatique.

L'obstruction mécanique peut-elle réaliser à elle seule la lymphangiectasie ?

A la suite des interventions chirurgicales ayant amené la ligature de vaisseaux lymphatiques, on n'a jamais observé de dilatations variqueuses ; de même les expériences de Théophile Anger (1) ont montré que l'arrêt brusque de la circulation lymphatique dans un territoire donné ne produisait qu'une ectasie toute temporaire. Il est vrai que la ligature d'un tronc lymphatique s'accompagne de lésions périvasculaires (œdème), d'après

____

(1) Th. Anger, *Thèse de Paris*. 1867.

Boddaert (1) ; mais cet œdème se résorbe lorsque la circulation
se rétablit ; il semble donc qu'il faut autre chose que l'obstruction mécanique pour amener l'altération du vaisseau lymphatique
et sa dilatation variqueuse. Il se passe pour les lymphatiques ce
qui a lieu pour les veines ; il faut que la paroi du vaisseau soit
altérée pour qu'il se dilate ; la veine devient variqueuse à la suite
d'une phlébite microbienne ou toxique ; le lymphatique devient
variqueux à la suite d'une lymphangite microbienne ou toxique.
Ce qui revient à dire que la filariose ne fait que créer l'obstruction et que les lésions vasculaires sont dues à des causes surajoutées. Ces lésions vasculaires lymphatiques peuvent d'ailleurs
être produites en dehors de toute filariose par des infections
aiguës ou chroniques (*staphylocoque, streptocoque, bacille de
Koch*) ; leur action est facilitée par une obstruction ou une compression préalables des troncs lymphatiques (tumeur, néoplasme).
Ces lésions, réalisées à la faveur d'obstructions diverses par une
infection surajoutée, se produisent à la suite de l'obstruction
filarienne, que celle-ci soit due à la filaire elle-même, à ses œufs
ou à ses embryons.

Au cours de la filariose, on observe souvent des poussées
inflammatoires, fébriles ou apyrétiques. Les poussées inflammatoires fébriles paraissent dues à une infection microbienne surajoutée ; étant donné le développement des lymphatiques et la
stase de la lymphe qui en résulte, l'éclosion des lymphangites est
singulièrement facilitée.

Cependant Ricot (2) a essayé d'expliquer ces accès fébriles par
l'action d'une toxine sécrétée par les filaires adultes, toxine qui
serait expulsée périodiquement. Le rôle joué par cette toxine
paraît des plus hypothétique, et l'existence même de cette toxine
est loin d'être démontrée ; R. Blanchard (3) n'admet pas son existence : « Les helminthes sanguinicoles (bilharzia, filaires,
sclérostomes) ne causent aucune intoxication appréciable : leurs
toxines sont déversées dans le sang d'une façon permanente, mais
elles s'en échappent de la même façon par le filtre rénal ; elles ne
s'accumulent pas dans le plasma sanguin en quantités suffisantes
pour causer des accidents perceptibles. »

1) Boddaert, *Académie de Belgique*, sept. 1895.
(2) Ricot, in *Fièvres intertropicales* de Audain, 1910.
(3) R. Blanchard, *Archives de parasitologie*, sept. 1906.

Quant aux poussées de lymphangite aiguë apyrétique, Ricot les explique par l'oblitération brusque des lymphatiques par les œufs de filaire. Ces œufs de filaire, que Manson a rencontrés dans la lymphe, et qui sont trop volumineux pour traverser les ganglions lymphatiques, sont expulsés des filaires adultes qui, normalement, sont vivipares, par une sorte d'avortement survenu à la suite d'un traumatisme ou de toute autre cause. Les œufs se détruisent, et, la lymphe pouvant reprendre son cours, la poussée lymphangitique disparaît.

L'explication donnée par Ricot est plausible ; nous savons que l'obstruction brusque des gros troncs lymphatiques peut donner naissance à de l'œdème périvasculaire, mais qui dit œdème ne dit pas rougeur, chaleur, aussi nous demandons-nous si, même dans ce cas, il ne s'agirait pas d'une infection atténuée, ne donnant lieu qu'à une élévation de température insignifiante et pouvant passer inaperçue. Peut-être même que certaines de ces infections évoluent sans fièvre.

Ce sont ces infections localisées au niveau des territoires dont la circulation lymphatique est entravée par les filaires qui, par leur répétition, donneraient naissance à l'éléphantiasis tropical ; nous aurons ultérieurement l'occasion d'examiner les rapports de la filariose et de l'éléphantiasis tropical.

A la suite des complications infectieuses que nous venons de signaler, les filaires adultes peuvent succomber et les embryons disparaître alors complètement du sang.

Anatomie pathologique. — Chacune des manifestations génito-urinaires de la filariose s'accompagnant de lésions spéciales, et devant par suite être décrite séparément, nous n'aborderons ici, et seulement d'une manière rapide, que les lésions communes à toutes ces manifestations, qui se résument en une altération des vaisseaux lymphatiques et des ganglions et en un œdème plus ou moins considérable.

Macroscopiquement les altérations des vaisseaux lymphatiques se caractérisent par une dilatation parfois énorme de ces vaisseaux et la flexuosité de leur trajet (*varices lymphatiques*). La dilatation frappe un nombre plus ou moins considérable de vaisseaux lymphatiques, suivant le siège de l'obstruction. C'est ainsi que, dans une obstruction thoracique, les lymphatiques abdominaux et pelviens sont dilatés ; le volume atteint par ces vaisseaux est parfois énorme (grosseur d'un doigt pour le canal thoracique) ; la dilatation atteint même les lymphatiques superficiels, donnant ainsi lieu à des *varices lymphatiques réticulaires*. Par suite de la dilatation des lymphatiques obstrués et de la production d'une circulation rétrograde, les lymphatiques dilatés d'une même région peuvent venir en contact les uns des autres et former des paquets de lymphatiques, ou même de véritables tumeurs ; ce sont ces paquets de lymphatiques dilatés et variqueux qui forment le *varicocèle lymphatique* du cordon ; ce sont ces mêmes amas de vaisseaux lymphatique hsypertrophiés et plus ou moins intriqués en tumeurs qui forment dans l'abdomen les *lymphangiomes pédiculés*.

Les ganglions correspondant à ces lymphatiques sont hypertrophiés ; ils peuvent être entourés d'une capsule graisseuse marquant plus ou moins la lobulation de la tumeur ; à la coupe, les ganglions rappellent l'aspect des vésicules spermatiques ouvertes [Amussat (1)]. En examinant cette coupe, on se rend compte que le ganglion est formé par un amas de vaisseaux lymphatiques pelotonnés sur eux-mêmes et variqueux.

Microscopiquement les parois des vaisseaux sont le siège d'une prolifération conjonctive ; par places, cependant, au niveau des vésicules, la paroi est extrèmement amincie.

Diagnostic. — Recherche des microfilaires dans le sang, les urines et les sérosités. — Le diagnostic est surtout basé sur l'existence des microfilaires, qu'il faudra rechercher avec soin, nombre d'affections pouvant produire des lésions identiques à celles de la filariose.

Dans le cas où les filaires sont très abondantes dans le sang, la recherche en est des plus facile. Le sang est recueilli au début de la nuit par piqûre de l'extrémité d'un doigt ; ce procédé donne souvent des insuccès et, avant de se prononcer négativement, doit-on multiplier les recherches ; nous avons l'habitude, depuis plusieurs années, de recueillir une plus grande quantité de sang par ponction d'une veine et d'examiner le culot obtenu par centrifugation ; les résultats étaient déjà supérieurs à ceux de l'examen après piqûre simple, mais bien inférieurs à ceux obtenus par l'emploi de la méthode préconisée par Nattan-Larrier et

(1) Amussat, *Académie de médecine*, 1825.

Bergeron (1), qui associe la centrifugation à l'hydrohémolyse.

On procède de la manière suivante : 10 centimètres cubes de sang sont recueillis par ponction d'une veine ; le sang est réparti par moitié dans deux fioles à fond plat contenant 100 grammes d'eau distillée ; on agite le mélange trois à quatre minutes. Le contenu des fioles est centrifugé dans quatre tubes de 25 centimètres pendant un quart d'heure. Le culot obtenu est établi sur des lames, puis examiné après fixation par les vapeurs d'acide chromique.

On peut aussi observer les filaires à l'état vivant ; le sang recueilli est alors posé par petites gouttes sur des lames ; une lamelle recouvre la goutte, et les bords sont lutés à la vaseline pour éviter l'évaporation.

Pour examiner les microfilaires après coloration, on étale une goutte de sang sur une lame ; on la fait sécher, puis on plonge la lame quelques secondes dans de l'acide acétique dilué qui dissout l'hémoglobine ; la lame est colorée par le bleu de méthylène et l'éosine.

L'examen des urines pourra se faire après centrifugation ; il est quelquefois assez difficile à cause du nombre considérable des particules graisseuses qui encombrent la préparation. Un bon procédé consiste à filtrer les urines sur un papier-filtre assez serré ; les filaires ne peuvent pas passer à travers les pores du filtre et restent à la surface ; en examinant le dépôt ainsi obtenu, on rencontre, le plus souvent, très facilement les microfilaires. Le même procédé peut être utilisé pour le liquide des hydrocèles.

Les sérosités qui s'écoulent dans les ruptures des lymphatiques superficiels de la peau renferment souvent des microfilaires visibles à l'examen microscopique du liquide, particulièrement après filtration. On pourrait également recueillir de la lymphe par ponction au niveau d'une lésion filarienne (*lymphoscrotum, adénolymphocèle,* etc.) ; mais on risque de produire une lymphorragie parfois tenace et une infection des vaisseaux lymphatiques [Sabrazès (2)].

Complications. — Les filariens, lorsqu'ils sont victimes d'une

<hr>

(1) Nattan Larrier et Bergeron, cités par Le Dentu, *Société d'hygiène e de médecine tropicales*, 25 mai 1906.

(2) Sabrazès, *Archives cliniques de Bordeaux*, 1896.

infection secondaire, peuvent présenter des accidents infectieux
graves; c'est ainsi que des plaies insignifiantes peuvent être chez
eux le point de départ d'une infection suraiguë mortelle; aussi
devra-t-on soigner très attentivement les plaies survenues chez
les filariens, et, en cas d'intervention chirurgicale, devra-t-on
observer la plus scrupuleuse asepsie.

Les accès filariens, sur la pathogénie desquels nous avons déjà
envisagé les diverses hypothèses émises, se répètent plus ou
moins fréquemment et plus ou moins violents, suivant en cela la
marche ordinaire de ces accès dans les diverses autres manifestations de la filariose. Les poussées lymphangitiques peuvent
revêtir un caractère de gravité particulière, étant données les
relations anatomiques qui existent entre les lymphatiques des
organes génitaux et le péritoine, si bien que certaines lymphangites amènent des réactions péritonéales impressionnantes, et que,
dans quelques cas même, elles peuvent entraîner la mort; cette
dernière éventualité est d'ailleurs rare. Par leur répétition, ces
infections lymphatiques peuvent conduire peu à peu le filarien
à l'éléphantiasis.

Pronostic. — Le pronostic de la filariose génito-urinaire n'est
pas grave en lui-même; nombre d'individus sont porteurs d'un
lymphoscrotum et ne le savent même pas. Le pronostic est
assombri par les poussées lymphangitiques, et surtout par les
infections profondes, d'ailleurs rares, envahissant les lymphatiques du cordon. La répétition des accès et leur violence sont
une cause d'affaiblissement pour le malade.

Mais ce qui assombrit le pronostic, c'est la possibilité de la
formation d'un éléphantiasis à la faveur des lésions déterminées
par la filariose, sur lesquelles vient se greffer une infection secondaire; car, aux déformations et à la gêne insignifiantes le plus
ordinairement causées par la filariose, font place des déformations, parfois considérables, de la région atteinte par l'éléphantiasis.

Traitement. — A propos de chacune des manifestations de
la filariose génito-urinaire, nous étudierons les indications particulières à remplir; nous ne donnerons ici que quelques rapides
indications sur le traitement de la filariose en général, traitement
qui sera toujours de mise, quelle que soit la localisation envisagée.

Tout d'abord, l'idéal de ce traitement serait la destruction des filaires adultes; or, jusqu'à présent, aucun des médicaments préconisés n'a donné de résultats bien nets. Les injections hypodermiques ou intraveineuses de bleu de méthylène, les injections d'atoxyl au niveau des régions atteintes, les injections intraveineuses de thallianine, de cyanure de mercure, d'hectargyre, d'hectine, de quinine, les injections sous-cutanées de cacodylate de soude, d'arrhénal, ne nous ont jamais donné aucun résultat.

Nous avons utilisé également sans succès les injections intraveineuses d'émétique, d'aniline, préconisées par Thiroux et d'Anfreville (1), qui peuvent donner lieu à des accidents graves, même lorsqu'elles sont associées à des injections sous-cutanées de caféine. Magalhaes a essayé sans résultats la glycérine; d'autres auteurs ont employé en vain le thymol.

On ne négligera pas cependant l'usage d'un traitement médicamenteux destiné à relever les forces du malade; nous avons recours particulièrement à l'emploi des arsenicaux, du fer, du quinquina.

Le séjour dans les climats froids est à conseiller, car, s'il ne produit pas la guérison (R. Le Dentu et Nattan-Larrier (2) citent cependant la guérison d'un adénolymphocèle dans ces conditions), il se fait une accalmie des diverses manifestations de la filariose; par contre, un retour dans les pays chauds peut occasionner un réveil de ces manifestations qui s'étaient endormies dans les climats tempérés. Nous avons eu l'occasion d'observer un créole des Antilles qui, porteur d'un adénolymphocèle double avec varicocèle et hématochylurie, ne présentait plus de chylurie, plus de poussées lymphangitiques lorsqu'il séjournait en France depuis deux ou trois mois; ce malade, lorsqu'il retournait dans un pays chaud (Madagascar, Cochinchine, Antilles), était, par contre, repris de manifestations filariennes, parfois même quélques jours avant son débarquement.

Waders (3) a rapporté le cas d'un individu atteint de filariose des ganglions cervicaux, sous-maxillaires et axillaires, qui fut guéri de ses adénopathies par des applications de radium faites par Dominici; le même traitement pourrait être essayé dans les formes externes de la filariose génitale.

<hr>

(1) Thiroux et d'Anfreville, *Bulletin de la Soc. de pathol. exotique*, 1910.
(2) R. Le Dentu et Nattan-Larrier, in *Thèse* R. Le Dentu, Bordeaux, 1907.
(3) Waders, *The Lancet*, n° 4482, 14 juillet 1909.

La mort des filaires adultes produira-t-elle la guérison de toutes les manifestations de la filariose? Nous ne le pensons pas, car il faudrait admettre, d'une part, la disparition complète des filaires et, d'autre part, le retour *ad integrum* des parois des vaisseaux lymphatiques et le rétablissement du cours de la lymphe. Or, ce que nous savons de l'anatomie pathologique nous permet d'affirmer que la guérison complète est impossible. Les filaires adultes obstruent les lymphatiques, les ganglions, mais à cette obstruction mécanique s'ajoutent des phénomènes inflammatoires, qui, à un moment donné, produisent des lésions de dégénérescence, se traduisant d'une part par une dilatation permanente des vaisseaux lymphatiques, d'autre part par une sclérose de ces mêmes vaisseaux. Or ces lésions une fois constituées ne régressent pas, pas plus que ne régressent les lésions de sclérose veineuse ou artérielle ; ces lésions sont définitives.

Bien plus, la mort des filaires adultes ne mettra pas le malade à l'abri des complications que l'on peut observer au cours de la filariose ; les lymphatiques seront exposés à des infections qui occasionneront des poussées de lymphangite, poussées de lymphangite qui pourront aboutir, s'il s'agit de lymphatiques superficiels, à la formation d'un éléphantiasis ; la chylurie pourra persister, etc. ; en un mot, la cause première aura disparu, mais les altérations anatomiques persisteront toujours.

Est-ce à dire qu'il ne faut pas viser à la destruction de la filaire et même, avec Moty (1), admettre que « la filaire adulte, une fois morte, peut causer des abcès ou même aller former embolie, de telle sorte que, si nous tenions en main le moyen de la tuer sur place, il ne faudrait pas en user... »? Nous ne le pensons pas. Si la présence de microfilaires dans le sang paraît compatible pendant de longues années avec une santé relativement bonne, on n'en constate pas moins, chez tous les infectés, une anémie plus ou moins accusée suivant les cas, anémie qui aura beaucoup plus de chances de s'améliorer et de guérir après la mort des filaires adultes.

Manifestations génito-urinaires de la filariose. — Les manifestations génito-urinaires de la filariose sont nombreuses ; ce sont l'hématochylurie, le lymphoscrotum, les abcès du scro-

(1) Moty, *Revue de chirurgie*, 1892.

tum d'origine filarienne, les varices lymphatiques de la vulve, le varicocèle lymphatique, l'hydrocèle chyleuse, l'orchite filarienne, le lymphangiome pédiculé inguino-scrotal.

Nous y ajouterons l'adénolymphocèle inguino-crural, qui, par son siège et par sa coexistence fréquente, pour ne pas dire constante, avec les manifestations génitales de la filariose, doit être étudié avec celles-ci ; il en est de même du lymphocèle inguino-crural, qui est d'ailleurs beaucoup plus rare.

Nous étudierons également la lymphangite génitale, qui est la complication fréquente de ces manifestations de la filariose génitale.

Pour la facilité de la description, chacune des diverses localisations que nous venons d'énumérer sera étudiée séparément ; mais il ne faut pas perdre de vue que, dans la réalité, le même individu présente souvent à la fois plusieurs manifestations filariennes : adénolymphocèle et lymphoscrotum, hématochylurie et lymphoscrotum, etc.

On peut même, dans quelques cas, noter la coexistence de manifestations filariennes et d'éléphantiasis, la filariose ayant été la cause prédisposante à l'éclosion de cette dernière affection. C'est cette coexistence de plusieurs manifestations filariennes qui nous fait estimer complètement inutile de vouloir réunir, comme l'a fait Audain, sous le nom de filariose génitale interne, les manifestations portant sur les lymphatiques du cordon (varicocèle lymphatique), sur le testicule (orchite filarienne) ou sur la séreuse testiculaire (hydrocèle chyleuse) et les complications douloureuses qui peuvent accompagner ces diverses manifestations (colique filarienne), filariose génitale interne qu'il considère comme conséquence d'un adénolymphocèle lombo-aortique partiel ou total.

Prout (de Liverpool) n'admet pas la filariose comme cause de la chylurie ; « on ne peut trouver, déclare-t-il, aucun cas où la chylurie ait coïncidé avec la présence d'une filaire adulte dans le canal thoracique ; le cas de Stephen Mackenzie n'est pas probant, car à l'autopsie on ne trouve pas trace de filaire adulte causant l'obstruction ; enfin, dans certains pays, la filariose est fréquente et la chylurie est rare (aux îles Fidji par exemple) ». Cette théorie n'est pas admise d'une manière générale ; il est bien certain qu'il existe des chyluries indépendantes de la filariose ; mais il n'en est pas moins vrai qu'il existe une coïncidence remarquable entre la fréquence des infections filariennes et la chylurie.

I. Hématochylurie. — L'hématochylurie est une des manifestations les plus fréquentes de la filariose génito-urinaire et aussi l'une des plus anciennement connues.

Historique. — L'hématochylurie a été décrite anciennement sous les noms de *pyurie lactée* (Sauvage, Vieussens), *diabète laiteux*, *pyurie caséeuse* (Alibert), *galacturie, lacturie*. Requin, ayant reconnu la présence de chyle dans ces urines, les appela *urines chyleuses*. F. Martins les dénomma *urines graisseuses*; Prout, en 1818, proposa le terme de *chylurie*.

Comme nous l'avons déjà indiqué, c'est Wucherer (1866) qui découvrit les microfilaires dans les urines.

A la suite des recherches de Cobbod, Lewis, Manson, Bancroft, etc., on considéra comme d'origine filarienne toute hématochylurie; mais une réaction se fait actuellement, et un certain nombre de cas de chylurie ou d'hématochylurie indépendants de la filariose ont été signalés [Comby (1), Myers, Berri, Leight-Hunt, Siegmund, Frank (de Berlin) (2), Pasteau (3)].

Étiologie. — On a voulu voir dans certaines maladies générales antérieures, dans certains tempéraments, les causes prédisposantes de cette localisation; on ne saurait leur attribuer d'une manière générale un rôle quelconque dans la localisation de ces manifestations morbides, pas plus d'ailleurs que dans le développement de l'infection parasitaire.

Climat. — La répartition géographique de l'hématochylurie est celle de la filariose en général, sans que cette localisation soit plus ou moins fréquente suivant les contrées. Les accès seraient plus fréquents pendant la saison des pluies.

Race. — Les gens de couleur sont plus souvent atteints que les blancs, les créoles plus encore que les gens de couleur ou les Européens; la race noire serait plus sensible que la race jaune.

Sexe. — Les auteurs ne sont pas d'accord sur l'influence du

(1) Comby, *Progrès médical*, 1883.
(2) Frank, *Association française d'urologie*, oct. 1908.
(3) Pasteau, *ibid*.

sexe ; Cassieu considère les hommes comme plus fréquemment atteints; notre statistique nous donne 1 femme pour 5 hommes.

Age. — L'hématochylurie s'observe à tous les âges ; elle est cependant beaucoup moins fréquente chez les enfants.

Lésions urinaires antérieures. — Les lésions locales antérieures ne paraissent pas jouer un rôle bien important dans l'apparition de l'hématochylurie, et si, chez certains malades, nous avons pu retrouver une lésion génito-urinaire antérieure (cystite, calcul vésical), chez beaucoup d'autres il était impossible de retrouver dans les antécédents personnels une affection de l'appareil génito-urinaire.

Causes occasionnelles. — Les traumatismes de l'abdomen, les efforts, les courses à pied ou à cheval, les voyages pénibles, le refroidissement, une grossesse (Leicester), un cathétérisme peuvent être l'occasion d'une crise d'hématochylurie ; mais cette crise peut d'ailleurs éclater sans cause appréciable.

Anatomie pathologique. — Les lésions anatomo-pathologiques qui accompagnent l'hématochylurie sont assez mal connues ; le nombre des autopsies pratiquées d'une manière complète est des plus restreints.

Ce qui domine, c'est la dilatation extrême de tous les lymphatiques pelviens et rénaux, des chylifères et du canal thoracique ; ces lymphatiques, par leur réunion, peuvent ou former une masse unique, véritable tumeur (Havelberg), ou former des masses plus ou moins séparées. Stephen Mackenzie a signalé la présence de calculs dans les lymphatiques rénaux.

Pathogénie. — Sous une influence quelconque, la pression lymphatique venant à augmenter, un des vaisseaux variqueux se rompt soit au niveau d'un ou des deux reins, soit au niveau de la vessie ; puis un écoulement hémorragique ou chyleux se produit, souvent même les deux à la fois, et l'hématochylurie est constituée. La majorité des auteurs admettent que l'hématochylurie est la résultante du mélange, soit dans la vessie, soit dans le bassinet, du sang et du chyle. Cependant, pour Audain, dans certains cas où le sang est en petite quantité, ce serait la lymphe elle-même qui serait colorée à la sortie des vaisseaux lymphatiques, par suite de la rupture des *vasa vasorum*. Pour soutenir cette hypothèse, cet auteur s'appuie sur le fait suivant, de constatation courante, que la lymphe qui s'écoule des troncs lymphatiques sectionnés est de couleur rosée. Manson admet en outre la formation de globules sanguins dans une lymphe longtemps retenue à l'intérieur des vaisseaux variqueux résultant dé l'évolution normale des éléments figurés de ce liquide.

Le cathétérisme des uretères, l'emploi du cystoscope et des séparateurs vésicaux nous ont permis de constater, ainsi que l'avaient déjà fait plusieurs auteurs, que l'exhalaison hémato-chylurique se fait tantôt au niveau de l'un des deux reins, tantôt au niveau de la vessie, tantôt à la fois au niveau des reins et de la vessie.

SYMPTOMATOLOGIE. — Un symptôme qui domine la description clinique des manifestations filariennes au niveau des reins et de la vessie est l'*hématochylurie* ; mais on peut observer l'*hématurie* seule, — ce qui est rare, — la *chylurie* seule, — ce qui est plus fréquent ; très souvent le sang et le chyle se mélangent (*hématochylurie*), ou l'hématurie et la chylurie se succèdent.

1° *Début*. — Le début est des plus variable ; tantôt, et c'est le cas le plus fréquent, ce sont les modifications de l'urine qui ouvrent la scène, tantôt c'est une complication (rétention d'urine), tantôt ce sont des phénomènes fébriles ou douloureux (douleurs dans les lombes, les aines, le périnée, le scrotum).

2° *État*. — La période d'état présente comme symptôme cardinal la modification de l'aspect des urines.

Caractères des urines. — Les urines hématuriques de la filariose ne présentent aucune particularité. Les urines chyleuses ont l'aspect d'une émulsion ; leur analyse montre, en effet, qu'il s'agit d'une émulsion très fine de gouttelettes graisseuses, susceptible de traverser les filtres ordinaires. Traitée par l'éther ordinaire ou le chloroforme, l'urine devient claire, et la graisse dissoute dans ces réactifs peut être recueillie par évaporation et pesée. L'acide osmique colore en noir ces granulations.

La quantité de graisse varie suivant les heures de la journée et suivant les individus; après les repas, elle est plus considérable qu'à jeun ; elle est également plus considérable chez les individus se nourrissant de matières grasses. On y trouve de l'albumine en quantité souvent assez élevée. Les urines renferment en outre de la fibrine et de l'acide benzoïque. Quoique la glycose existe normalement dans le chyle, la glycosurie est exceptionnelle. Acides au moment de l'émission, ces urines deviennent plus rapidement alcalines que les urines normales.

Recueillies dans un vase et abandonnées à l'air, ces urines se coagulent rapidement ; au bout de quelques heures, le caillot ainsi formé se rétracte et vient nager à la surface du liquide. Ce dernier, d'abord laiteux, se divise en trois couches : une couche profonde rougeâtre ; une couche moyenne, la plus considérable, qui est rosée et où nage le caillot ; une couche superficielle, qui n'est qu'une pellicule crémeuse.

L'examen microscopique donne les résultats suivants : la couche profonde se montre composée d'hématies, de leucocytes, de sels urinaires et de microfilaires en quantité souvent considérable ; la couche moyenne n'est qu'une émulsion très fine de gouttelettes graisseuses ; la couche superficielle n'est due qu'à l'agglomération de gouttelettes de graisse.

Wucherer, dans certains cas, aurait trouvé une quantité énorme de cylindres fibrineux.

Douleurs. — Les *douleurs* du début peuvent persister ; on peut observer : de la pesanteur dans le bas-ventre, des coliques vagues, des contractions sensibles du sphincter vésical ; des coliques plus fortes le long de l'uretère, avec irradiations vers les testicules, qui peuvent être dues à la migration des caillots.

Troubles de la miction. — La miction peut être gênée par la présence de caillots plus ou moins volumineux dans la vessie, par l'engagement de ces mêmes caillots dans l'urètre ; il est même possible d'observer, dans certains cas, des phénomènes de *rétention*.

Fièvre. — L'hématochylurie peut s'accompagner d'un véritable accès de fièvre (37°,5 à 39°,5), avec nausées, vomissements, facies grippé, prostration, délire.

Pour Ricot, cette fièvre est due à l'action d'une toxine sécrétée par les filaires ; si les filaires sont voisines des parois vésicales, leurs toxines sont versées dans la vessie, et il n'y a pas de fièvre ; sinon elles sont déversées dans la circulation générale, ce qui explique la fièvre.

A notre avis, dans nombre de cas, il s'agit d'une infection surajoutée.

Exploration de l'appareil urinaire. — L'examen cystoscopique, la séparation des urines, le cathétérisme des uretères peuvent montrer l'origine de l'hématochylurie. Dans un cas que nous avons eu l'occasion d'observer, avec le cystoscope à vision directe de Luys, l'hématochylurie se produisait à la surface de toute la muqueuse vésicale comme une véritable rosée sanglante.

3° *Marche et terminaison.* — La marche de l'affection est des plus variable ; l'hématochylurie peut disparaître brusquement, comme elle était venue, après avoir persisté pendant des semaines et des mois (parfois plus d'un an), et à une urine chyleuse succède une urine claire. La marche est essentiellement intermittente ; ordinairement chaque accès dure plusieurs jours ; cependant on en a signalé qui ne duraient que quelques heures. La grossesse, l'accouchement chez la femme, les exercices violents, le froid, etc., faciliteraient le retour des accès.

La guérison est possible après un seul accès ; ordinairement la durée de l'évolution est fort longue (vingt, trente et même cinquante années).

PRONOSTIC. — L'hématochylurie est compatible pendant de longues années avec un excellent état général ; aussi considère-t-on le pronostic de cette affection comme bénin. Malheureusement il n'en est pas toujours ainsi, et nous avons observé un cas où la mort survint trois mois après le début des accidents, l'hématochylurie n'ayant cessé qu'une dizaine de jours en tout pendant ce laps de temps.

DIAGNOSTIC. — Le diagnostic de l'origine filarienne de la chylurie, de l'hématochylurie et de l'hématurie ne peut être posé d'une manière précise que par l'examen du sang et des urines, qui sera pratiqué comme il a été dit plus haut.

Quant au diagnostic clinique en dehors de ces examens, s'il est assez facile en ce qui concerne la chylurie et l'hématochylurie, il est fort difficile pour l'hématurie isolée.

Hématuries diverses. — L'origine filarienne d'une hématurie ne peut être soupçonnée qu'après avoir passé en revue et éliminé successivement toutes les causes locales et générales susceptibles de produire l'hématurie (*lithiase, tuberculose, cancer, sarcomes,* etc.).

Les hématuries dues à la *Bilharzia hœmatobia*, à l'*Enstrongylus visceralis*, ou *Pentastomum dentatum*, ne seront reconnues que par l'examen des urines, qui montrera la présence d'œufs caractéristiques.

Hémoglobinurie. — L'*hémoglobinurie*, la *fièvre bilieuse hémoglobinurique* sont faciles à distinguer par suite de l'absence d'hématies dans les urines. D'ailleurs la fièvre hémoglobinurique s'accompagne de vomissements porracés, et la marche de la fièvre est tout à fait différente de celle qu'on peut observer dans l'hématochylurie filarienne.

Pyurie. — La *pyurie* se reconnaîtra par le fait que les urines purulentes ne sont pas spontanément coagulables, mais le deviennent par l'action de l'ammoniaque ; de plus, elles ne se divisent pas en trois couches par le repos.

Lipurie. — La *lipurie* (urines grasses) se reconnaît à la présence dans les urines de grosses gouttes graisseuses, bien différentes des gouttelettes fines microscopiques de la chylurie ; elle se rencontre dans le diabète sucré, l'intoxication phosphorée, dans les états purulents prolongés. Les urines ne renferment ni fibrine ni peptones.

Élasurie. — L'*élasurie* (urines huileuses) est caractérisée par la présence à la surface de l'urine d'une couche huileuse.

Urines jumenteuses. — Les urines très chargées en sels en abandonnent une grande partie par le refroidissement, *urines jumenteuses*; mais ce dépôt n'a nullement l'aspect de celui des urines chyleuses ; de plus la chaleur dissout les urates et, par l'addition d'acide acétique, qui dissout les phosphates, les urines redeviennent claires.

Substances étrangères. — Le médecin recherchera également avec soin si le malade ou son entourage, par négligence ou dans un but de supercherie, n'ont pas versé dans les urines du lait ou des matières grasses. Une malade de Gilbert s'injectait du lait dans sa vessie (1).

Bactériurie. — La bactériurie se reconnaîtra facilement à l'examen microscopique.

Chylurie parasitaire des pays tempérés. — Predtechenski (2), dans un cas de chylurie *nostras* a trouvé des œufs de *Tænia nana* ; Stuertz (3) a décrit un cas de chylurie *nostras* due au strongle.

Chylurie non parasitaire des pays tempérés. — Laissant de côté le cas de Galtier et Lemaire (4), où il s'agissait d'une néphrite infectieuse avec chylurie, on a décrit dans les pays tempérés une chylurie non parasitaire, intermittente, augmentant par la marche et après les repas, pouvant diminuer par le repos, disparaître dans la position couchée ; dans d'autres cas, la chylurie ne se produit que dans la position couchée [Boissard (5), Franck, Magnus Lévy (6)].

Cette chylurie, qui n'amène pas de troubles de la santé générale et peut durer des années, ne peut être distinguée de la chylurie filarienne que par l'absence constatée de microfilaires.

Wurtz a signalé l'existence au Japon d'une chylurie non parasitaire (*niou bi nyo*) qui ne serait pas extrêmement rare.

Coliques néphrétiques. — Les douleurs irradiées le long de l'uretère peuvent faire songer à une colique néphrétique d'origine calculeuse, avant que la chylurie, qui lèvera tous les doutes, n'ait fait son apparition.

(1) Cité par Marion, *Annales des maladies des organes génito-urinaires*, 1910.
(2) Predtechenski, *Presse médicale*, 1900.
(3) Stuertz, cité par Franck, *Congrès d'urologie*, 1908.
(4) Galtier et Lemaire, *Soc. d'anat. et de phys. de Bordeaux*, 1905.
(5) Boissard, *France médicale*, 1882.
(6) Magnus Lévy, *Deutsch. med. Woch.*, 1908.

Traitement. — Le malade atteint d'hématochylurie devra éviter les fatigues, la marche ; si c'est une femme, on lui recommandera d'éviter les grossesses.

Au moment de la crise, le malade conservera le plus possible le décubitus dorsal, le siège relevé : on pourra également recourir à l'application de glace sur l'abdomen.

A l'intérieur, on administrera de l'ergotine, du tanin, du chlorure de calcium, du perchlorure de fer.

On pratiquera des lavages prudents de la vessie avec une solution de tanin, de nitrate d'argent à 1 p. 200, d'antipyrine, d'adrénaline.

Si des phénomènes de rétention apparaissent, on injectera dans la vessie des solutions alcalines faibles (bicarbonate de soude) pour favoriser la dissolution du caillot ; on n'aura recours au cathétérisme que si les injections vésicales ne réussissent pas, et on aura bien soin de n'utiliser que des sondes en caoutchouc afin d'éviter des lésions de la muqueuse.

Mais, il faut bien l'avouer, rien n'est plus déroutant que le traitement de l'hématochylurie, et, étant donnée la brusquerie de la disparition de ce symptôme, parfois sans aucun traitement, on est toujours en droit de se demander, lorsqu'une médication est suivie de la guérison de l'hématochylurie, si cette disparition n'est pas plutôt une coïncidence que l'effet du traitement.

Le cathétérisme chez un filarien pouvant être le point de départ d'une hématochylurie, le chirurgien devra redoubler de prudence lorsqu'il sera obligé de cathétériser un individu atteint de cette affection.

II. **Lymphoscrotum.** — Définition. — Le lymphoscrotum est caractérisé par la présence de dilatations lymphatiques variqueuses de la peau des bourses qui a conservé sa consistance « soyeuse » (Manson) ; il existe de plus une hypertrophie du scrotum, à la surface duquel on constate, sur le trajet des vaisseaux lymphatiques dilatés, de pseudo-vésicules.

Historique. — Jansetje et Wong (de Canton) étudièrent les premiers, en 1858, le lymphoscrotum, qui fut ensuite l'objet des travaux de Lewis, Fayrer et Manson, W. Carter, M. Leod, T. Fox, Roux.

Symptômes. — Le début passe le plus souvent inaperçu, et souvent c'est à l'occasion de l'examen d'un malade pour une affection tout autre que le lymphoscrotum est découvert ; dans d'autres cas, le malade vient consulter, non pas parce qu'il éprouve une douleur ou de la gêne, mais parce qu'il s'est aperçu de l'augmentation du volume de son scrotum. Quelquefois ce sont des accidents aigus qui attirent l'attention sur l'existence d'un lymphoscrotum.

Lorsque le début se fait brusquement, on observe une fièvre souvent assez élevée (38° à 40°), s'accompagnant de céphalalgie, de vertiges. On note souvent, en outre, un état nauséeux ou même des vomissements, de la constipation, un état saburral de la langue plus ou moins prononcé.

Les signes locaux sont caractéristiques : la peau du scrotum est chaude, rouge ; cette rougeur varie de la teinte rosée à la teinte lie de vin ; elle peut ne pas rester limitée aux bourses, mais envahir les régions voisines (face interne des cuisses, verge, périnée), et parfois gagner toute la paroi abdominale. La peau a une apparence irrégulière ; elle est couverte de saillies plus ou moins accusées, les unes arrondies, les autres disposées en traînées. Les traînées sont formées par les vaisseaux lymphatiques dilatés et enflammés ; ces lymphatiques sont sinueux, présentant des rétrécissements et des dilatations distribuées irrégulièrement. Les saillies arrondies varient du volume d'un grain de millet à celui d'un pois, siègent sur le trajet des lymphatiques ; elles sont transparentes ; ce sont des pseudo-vésicules à paroi extrêmement mince, si mince même que le moindre frottement, le moindre grattage peut en amener la rupture.

Dans la station debout, dans les efforts, les pseudo-vésicules, les lymphatiques augmentent de volume ; le décubitus dorsal, et en particulier le décubitus dorsal avec siège relevé, affaisse ces saillies lymphatiques.

Sous l'influence des frottements, des grattages (car la poussée aiguë est parfois accompagnée de démangeaisons), d'un excès de la pression dans les lymphatiques de la région, les pseudo-vésicules peuvent se rompre et donner naissance à un écoulement blanchâtre ou rosé, ou jaune-paille, à une lymphorragie. La durée et l'importance de cet écoulement sont variables, depuis quelques heures à plusieurs semaines et de quelques grammes à plusieurs litres par jour.

Si on recueille ce liquide, on constate qu'il tend, par le repos, à se diviser en deux couches : l'une supérieure, citrine ; l'autre inférieure, épaisse, plus ou moins rougeâtre, susceptible de se coaguler.

A l'examen microscopique, ce liquide renferme des globules blancs, des globules rouges, en quantité variable suivant la coloration, et des microfilaires.

Au point de vue chimique, ce liquide contient de l'albumine, de la fibrine et de la graisse.

Cette lymphorragie, par l'humidité qu'elle entretient, par la formation de croûtelles auxquelles elle peut donner naissance, amène de l'irritation du scrotum, de la face interne des cuisses, d'où l'apparition possible, après la disparition de la poussée aiguë, d'érythèmes plus ou moins étendus et plus ou moins tenaces, d'eczématisation des téguments, de pyodermite et même de poussées érysipélateuses.

Malgré la durée et l'abondance parfois considérables de cette lymphorragie, l'état général se maintient très bon, pendant fort longtemps, le malade ne se ressentant tout au plus que de fatigue et de malaises légers.

La marche de l'affection est variable ; la maladie peut évoluer pendant de longues années sans présenter de poussée aiguë ; d'autres fois, les poussées se répètent suivant une modalité qui n'est pas toujours la même ; c'est ainsi que l'intervalle qui les sépare peut être réduit à quelques semaines, ou comporter plusieurs années.

En général, l'accès ne dépasse pas quarante-huit heures ; souvent même la fièvre ne dure qu'une journée ; dès que la fièvre a disparu, le malade se trouve considérablement soulagé ; quant aux signes locaux, ils persistent une semaine environ après la chute de la température.

Après chaque poussée, le scrotum ne revient jamais à son volume primitif ; on peut constater chaque fois une légère augmentation de son volume, mais la peau conserve toujours sa souplesse.

PRONOSTIC. — Le pronostic n'est pas grave ; le lymphoscrotum ne devient gênant qu'à la longue, lorsqu'à la suite de nombreuses poussées aiguës, ou après de longues années dans les formes torpides, les bourses ont atteint un volume énorme, constituant

une infirmité pour le malade ; mais parfois le pronostic est
assombri par l'apparition de complications. .

COMPLICATIONS. — La coexistence d'autres manifestations filariennes est fréquente dans le lymphoscrotum. Les complications
infectieuses ne sont pas rares ; nous avons déjà mentionné l'eczématisation des bourses, l'érysipèle, les pyodermites ; signalons
encore les abcès du scrotum. Les inflammations répétées du
lymphoscrotum, et en particulier les poussées érysipélateuses,
provoquent peu à peu l'épaississement des téguments et la production d'un éléphantiasis scrotal.

DIAGNOSTIC. — Le diagnostic du lymphoscrotum ne présente
pas de difficultés ; la constatation des varices lymphatiques, des
pseudo-vésicules lymphatiques, permet d'éliminer toutes les
autres hypertrophies du scrotum.

L'*éléphantiasis* est caractérisé par l'épaississement des téguments, la perte de l'état « soyeux ».

Au moment des poussées aiguës, on pourrait, au premier abord,
confondre le lymphoscrotum avec un *eczéma aigu* ; mais, dans
cette affection, les vésicules n'ont pas les mêmes caractères ; il
n'existe pas de dilatations des vaisseaux lymphatiques ; les caractères de la lymphorragie sont différents de ceux du suintement
dans l'eczéma. La présence des microfilaires dans le liquide de la
lymphorragie lèvera tous les doutes.

ANATOMIE PATHOLOGIQUE. — A la section, on constate que la peau
du scrotum est épaissie, infiltrée d'une sérosité abondante qui
s'écoule ; la tranche montre des orifices qui ne sont autres que
la section des vaisseaux lymphatiques dilatés.

L'examen microscopique donne des résultats un peu différents
suivant que la section porte au niveau d'une pseudo-vésicule,
ou à un endroit où il n'y a pas de dilatations lymphatiques superficielles.

Au niveau d'une pseudo-vésicule, on constate que l'épiderme
est aminci, réduit à quelques cellules ; autour de la vésicule,
l'épiderme est également diminué d'épaisseur ; le corps muqueux
de Malpighi est aplati et atrophié ; les cellules à éléidine peuvent
disparaître.

Dans la région où la peau ne présente pas de saillies lymphatiques, les cellules épidermiques sont à peu près normales ; le corps papillaire est distendu par des cavités qui arrivent au contact des couches superficielles de l'épiderme. Ces cavités ont un volume variable et peuvent remplir toute la papille.

Dans le derme, on constate une hypertrophie du tissu conjonctif et souvent des fibres élastiques ; on note de plus une infiltration leucocytaire autour des vaisseaux lymphatiques et sanguins. Dans certains lymphatiques et dans certaines dilatations, on constate une desquamation endothéliale, avec amas de leucocytes et réseaux fibrineux ; il s'agit là de phénomènes inflammatoires.

TRAITEMENT. — Le traitement au début est purement palliatif : port d'un suspensoir, soins de propreté, applications de poudres inertes, de pommades. La compression rend également des services.

Au moment des poussées aiguës, les pansements humides légèrement antiseptiques, ou des poudres absorbantes aseptiques seront utilisés. Le malade sera maintenu dans le décubitus dorsal, ayant le siège surélevé et les bourses maintenues élevées par des coussins.

Plus tard, lorsque le scrotum aura acquis un volume gênant, seul le traitement chirurgical peut rendre des services. Ce traitement consistera dans la résection des parties malades, en ayant soin d'en dépasser les limites ; on pratiquera une résection analogue à celle qui est faite dans le varicocèle veineux ; mais on ne craindra pas de faire une résection large, les tractions exercées sur les lambeaux permettant toujours d'avoir assez d'étoffe pour recouvrir les testicules.

Cette opération, faite aseptiquement, ne présente pas de dangers de lymphangite, comme on en observait autrefois avant l'ère antiseptique. Cependant il faut être prévenu que parfois, à la suite de l'ablation d'un lymphoscrotum, on a vu apparaître d'autres manifestations de la filariose, la chylurie, par exemple.

III. **Varices lymphatiques de la vulve.** — Chez les femmes, les lésions d'origine filarienne au niveau des organes génitaux externes sont très rares ; cependant on peut y rencontrer des varices lymphatiques et un épaississement des grandes lèvres

(Magalhaës) rappelant par son aspect le lymphoscrotum de l'homme.

Nous avons observé deux cas de varices lymphatiques de la vulve ; un de ces cas coïncidait avec une hématochylurie.

Ces lésions ne présentent d'ailleurs pas de caractères les distinguant des lésions analogues observées chez l'homme. La grossesse, l'accouchement, augmentent les lésions ; au moment de la menstruation également, on peut observer une augmentation. Les crises douloureuses se produisent fréquemment à l'occasion de l'apparition des règles ; elles peuvent même les devancer d'un jour ou deux, comme dans un des cas que nous avons observés. Ces épaississements des grandes lèvres peuvent ultérieurement devenir le point de départ d'un éléphantiasis de la vulve.

Si les lésions devenaient considérables, il serait facile d'en pratiquer l'ablation.

IV. Abcès du scrotum d'origine filarienne. — Les abcès du scrotum d'origine filarienne sont analogues à ceux qui ont été rencontrés sur diverses parties du corps, et en particulier sur les membres supérieurs.

Ces abcès ont été étudiés par Manson, Preston-Maxewell, Prout, Nunez.

Les abcès filariens du scrotum peuvent se présenter soit comme première manifestation de la filariose, soit comme complication d'une hydrocèle, d'un varicocèle, d'un lymphoscrotum filariens.

PATHOGÉNIE. — La pathogénie de ces abcès est un peu diversement interprétée par les auteurs ; pour les uns, la filariose est nettement en cause ; pour d'autres, elle n'est qu'une coïncidence.

Pour Manson, la filaire adulte morte, qui, d'ordinaire, se résorbe sans amener de réaction, peut, dans certains cas, agir comme un corps étranger irritant et produire un abcès dans lequel on trouve des fragments de parasite ; mais, en dehors de la mort de la filaire, on peut observer des abcès dans le lymphoscrotum, à la suite d'une poussée lymphatique par exemple.

Nunez (1) incrimine la présence de la filaire morte agissant

____

(1) Nunez, *Revista medica cubana,* 1905.

comme corps étranger et en plus l'action des produits infectés de la filaire.

Prout (de Liverpool), se basant sur l'absence fréquente de filaires dans le pus des abcès filariens aigus, les considère comme dus à l'infection des excoriations et plaies présentées par les malades et au manque de propreté et de soins de ces plaies.

A notre avis, il faut distinguer deux choses : les abcès filariens dus à la présence de la filaire adulte et les abcès chez les filariens.

Les abcès dus à la présence de lafilaire adulte existent; ils ne sont pas très fréquents d'ailleurs; la filaire morte se résorbe sans accidents, à moins que la cavité dans laquelle elle est renfermée ne vienne à s'infecter; la filaire vivante pourrait agir de la même manière; dans les deux cas, la filaire est un corps étranger irritant qui favorise l'évolution d'une infection.

Les abcès chez les filariens sont de beaucoup les plus nombreux; il s'agit de suppurations banales qui se produisent à la faveur d'une excoriation (écorchure, sillon de gale, etc.), suppurations qui rencontrent un terrain favorable lorsqu'il existe de la gêne de la circulation lymphatique. On peut aussi observer là suppuration d'une hydrocèle chyleuse.

SYMPTÔMES. — Le début de l'abcès filarien est souvent brusque et se fait par une poussée de lymphangite; puis la région scrotale augmente de volume, s'infiltre, rougit, devient douloureuse; une saillie acuminée se montre; la fluctuation apparaît; l'ouverture peut se faire spontanément au dehors, si le chirurgien n'intervient pas auparavant. La fièvre est souvent très élevée au début, au moment de la poussée lymphangitique; elle peut baisser et même disparaître les jours suivants.

Telle est l'évolution des cas où l'abcès a pris naissance à la superficie du scrotum; mais il n'en est pas toujours ainsi.

Lorsque l'abcès a pris naissance dans le cordon au niveau d'un lymphatique oblitéré ou dilaté, les symptômes sont plus graves; la fièvre est très élevée et souvent persistante jusqu'à l'évacuation; le cordon est douloureux sur toute son étendue, même dans son trajet inguinal; le volume du testicule est souvent augmenté; l'abcès est fort long à se manifester à l'extérieur, et, si l'on n'intervient pas rapidement, l'infection peut remonter le long des lymphatiques pelviens, et on peut voir survenir des complications péritonéales parfois mortelles.

Quand l'abcès succède à une hydrocèle chyleuse, la fièvre et les signes sont moins accusés que précédemment; le scrotum est rouge, distendu par le liquide de l'hydrocèle; peu à peu la peau du scrotum s'amincit, et il se forme un orifice par où s'écoule le pus, et par lequel le testicule peut venir faire hernie; nous avons eu l'occasion d'observer plusieurs cas de ce genre; la guérison rapide est d'ailleurs de règle après l'évacuation spontanée ou chirurgicale du pus.

L'origine filarienne de ces suppurations ne peut être affirmée qu'après examen microscopique du pus et constatation de la présence de fragments de parasites.

TRAITEMENT. — Le traitement consiste essentiellement dans l'ouverture large de l'abcès.

Dans les abcès profonds du scrotum, abcès susceptibles de présenter des complications graves, il y a le plus grand intérêt à agir rapidement et à ne pas attendre parfois l'apparition de la fluctuation. On se trouve en présence d'une lymphangite grave, dont la suppuration peut tarder à se manifester d'une manière nette; aussi est-il indispensable, dans l'intérêt du malade, de permettre l'évacuation au dehors de tous les liquides septiques. Dès que le diagnostic est établi, une incision précoce peut conjurer des accidents parfois mortels.

Dans les cas d'hydrocèle suppurée, il peut être nécessaire de maintenir le drainage assez longtemps pour éviter la production ultérieure de récidives; il est inutile de s'inquiéter de la hernie du testicule, qui peut se rencontrer dans les cas où l'ouverture spontanée a eu lieu; cet organe se recouvre très vite d'un tissu de granulation dont l'épidermisation se fait rapidement.

CHAPITRE VII

LA FILARIOSE GÉNITO-URINAIRE (*Suite*)

V. Varicocèle lymphatique : définition. — Historique. — Anatomie pathologique, pathogénie. — Symptomatologie. — Diagnostic. — Traitement. — VI. Hydrocèle chyleuse : historique. — Symptômes. — Diagnostic. — Traitement. — VII. Orchite filarienne : historique. — Anatomie pathologique. — Pathogénie. — Symptômes. — Diagnostic. — Traitement. — VIII. Lymphangiome pédiculé inguino-scrotal : définition. — Historique. — Anatomie pathologique. — Symptomatologie et diagnostic. — Traitement. — IX. Adénolymphocèle inguino-crural : définition. — Historique. — Anatomie pathologique. — Symptomatologie. — Évolution. — Complications (lymphangite, etc.). — Diagnostic. — Traitement (complications opératoires). — X. Lymphocèle inguino-crural : définition. — Anatomie pathologique. — Symptômes. — Complications. — Diagnostic. — Traitement. — XI. Lymphangite génitale : historique (colique filarienne d'Audain, funiculite lympho-toxique de Ménocal, funiculite endémique de Castellani). — Pathogénie. — Symptomatologie (forme aiguë non suppurée, forme suppurée, forme hypertoxique). — Diagnostic. — Pronostic. — Traitement.

V. Varicocèle lymphatique. — DÉFINITION. — Le varicocèle lymphatique est la dilatation variqueuse des vaisseaux lymphatiques du cordon.

HISTORIQUE. — Le varicocèle lymphatique, signalé en France par Robert (1), a été étudié ensuite par Moty ; Audain a cherché à en établir la pathogénie ; A. Le Dentu, dans plusieurs publications, a insisté sur les caractères de cette affection.

ANATOMIE PATHOLOGIQUE. — L'ectasie des lymphatiques commence dans la cavité abdominale et descend jusqu'au testicule. Les vaisseaux dilatés atteignent un volume variable, parfois énorme (volume d'une plume d'oie, volume d'une anse intestinale). Les vaisseaux ne sont pas seulement dilatés, mais encore leur

(1) Robert, *Bulletin de la Société de chirurgie*, 1891.

longueur est accrue, car ils sont flexueux et enroulés sur eux-mêmes, si bien que, dans un cas d'Audain, la tumeur enlevée avait 25 centimètres de longueur, tandis que les lymphatiques une fois déroulés atteignaient jusqu'à 55 centimètres.

Les lésions sont presque toujours bilatérales ; sinon elles sont plus fréquentes à gauche. Fréquemment le testicule est le siège de lésions ; il est hypertrophié ; mais ces lésions testiculaires peuvent être absentes, surtout dans les cas ne datant pas de plusieurs années.

Tous les lymphatiques du cordon peuvent être pris, et les vaisseaux forment alors une masse unique au milieu de laquelle se rencontrent les divers éléments du cordon ; mais assez souvent on constate plusieurs groupes plus ou moins séparés ; enfin, dans quelques cas, un seul groupe peut être atteint.

Le tissu cellulaire du cordon est souvent épaissi autour des groupes lymphatiques, et ce n'est qu'après l'avoir incisé que l'on reconnaît les vaisseaux lymphatiques, flexueux, pelotonnés sur eux-mêmes et d'ordinaire irrégulièrement dilatés, prenant parfois une apparence moniliforme. D'une manière générale, c'est au niveau de la partie supérieure du cordon que la dilatation des vaisseaux lymphatiques est à son maximum.

Au point de vue microscopique, les lésions des vaisseaux lymphatiques sont celles que nous avons signalées à propos de l'anatomie pathologique de la filariose en général.

Nous avons vu, sur un sujet, la coexistence d'un varicocèle lymphatique et d'un varicocèle veineux gauches.

Pathogénie. — La gêne de la circulation dans les troncs lymphatiques du cordon, soit par suite d'une oblitération des ganglions lombo-aortiques, soit par suite d'une oblitération d'un gros vaisseau afférent, produit une stase de la lymphe dans ces vaisseaux, d'où dilatation ; cette dilatation peut n'être que passagère si l'oblitération est passagère ; elle devient permanente si l'oblitération est permanente. Une circulation collatérale s'établit, qui contribue également à l'augmentation de la masse lymphatique du cordon ; puis surviennent des poussées inflammatoires qui altèrent la paroi des lymphatiques. Les lésions ne se limitent pas forcément aux troncs ; elles peuvent envahir les radicules d'origine intratesticulaire, d'où possibilité et fréquence même de lésions testiculaires concomitantes.

SYMPTOMATOLOGIE. — 1° *Début*. — Le varicocèle lymphatique débute insidieusement ; plusieurs fois, au cours d'interventions pour hernies, nous avons constaté chez les Annamites atteints de filariose l'existence d'un léger varicocèle lymphatique, qui n'avait occasionné aucun symptôme particulier ; et, si la plupart des auteurs admettent la fréquence d'un début brusque par une crise douloureuse, c'est qu'ils ont pris pour un symptôme initial une complication d'une lésion déjà existante, mais latente.

2° *Période d'état*. — *Signes physiques*. — Lorsque le varicocèle lymphatique est constitué, les signes qu'il présente ressemblent beaucoup à ceux du varicocèle veineux, avec cette différence que la tuméfaction est beaucoup plus longue dans le varicocèle lymphatique, car elle pénètre dans le canal inguinal ; c'est une tumeur inguino-scrotale. C'est cette dilatation des lymphatiques dans le trajet inguinal du cordon qui donne assez souvent, dans les tumeurs volumineuses, une sorte d'aspect en 8, dû à l'étranglement de la tuméfaction au niveau de l'orifice inguinal externe. Si le varicocèle est bilatéral, la tuméfaction du scrotum est régulière ; s'il est unilatéral, on constate une asymétrie plus ou moins marquée ; l'unilatéralité est surtout fréquente au début ; le côté gauche paraît le plus souvent affecté.

La peau a conservé son aspect normal, sa minceur et sa consistance ordinaires. Mais, quel que soit le volume du varicocèle lymphatique, jamais il ne se dessine sous la peau comme le varicocèle veineux.

A la palpation, la tumeur est mollasse et donne la sensation d'un paquet de vers, ou mieux de « petits boyaux mollasses » (Audain) ; nous avons l'habitude de comparer cette sensation à celle des « boyaux de poulet » ; la tumeur peut être irrégulière, présenter des bosselures, des étranglements. Le doigt introduit dans l'orifice inguinal externe montre que cet orifice est dilaté.

A une palpation attentive, on constate que le volume des vaisseaux ainsi dilatés est plus considérable que celui qu'il est commun de rencontrer dans le varicocèle veineux ; de plus, de place en place, on sent des nouures, comme si les vaisseaux avaient été noués sur eux-mêmes. On peut également se rendre compte que le volume de la tumeur en général et des cordons qui la composent en particulier diminue au fur et à mesure que les doigts explorateurs se rapprochent du testicule.

Par la pression, on diminue lentement et en partie le volume de la tumeur; lorsque la pression cesse, la tumeur se reforme lentement. Audain a comparé la reproduction du varicocèle à la réplétion « d'une poire en caoutchouc qu'on a pressée dans la main et qu'on abandonne ensuite à elle-même ». Si, avant de supprimer la pression, on exerce une compression sur le trajet du canal inguinal correspondant, la tumeur peut être fort longue à se reproduire; mais cela dépend du degré de développement de la circulation lymphatique collatérale.

La position horizontale prolongée, avec le siège élevé, diminue le volume du varicocèle; une station debout prolongée l'augmente légèrement.

Le testicule peut être augmenté de volume; mais, à cause de l'œdème lymphatique, il paraît plus gros qu'en réalité. Il peut existfor une hydrocèle concomitante. Les limites du testicule et du varicocèle lymphatique sont moins apparentes que dans le varicocèle veineux, car épididyme et testicule paraissent noyés et couverts d'un capuchon mou et dépressif (Ménocal).

Signes fonctionnels. — Le varicocèle peut, pendant fort longtemps, ne s'accompagner d'aucun symptôme appréciable, et c'est parfois le médecin qui découvre cette affection à l'occasion d'un examen pratiqué pour toute autre cause. Lorsque le varicocèle augmente de volume à la suite d'efforts, d'une marche prolongée, le malade ressent une pesanteur au niveau du bas ventre et du testicule, et le port d'un suspensoir le soulage.

Lorsque le testicule est atteint, ou lorsqu'il existe en même temps de l'hydrocèle, la gêne occasionnée par l'affection est plus considérable.

Signes généraux. — Lorsque le varicocèle est constitué, il peut être le siège de crises douloureuses accompagnées de fièvre; il s'agit là d'une poussée de lymphangite analogue à celle que l'on peut observer dans toutes les lésions des vaisseaux lymphatiques de la filariose. La lymphangite ne reste pas limitée aux vaisseaux de la portion inguinale et intrascrotale du cordon; elle remonte jusqu'à la région lombaire et peut atteindre les lymphatiques intratesticulaires; elle ne se limite pas aux lymphatiques profonds, mais envahit également les lymphatiques superficiels des organes génitaux; en un mot, il s'agit d'une lymphangite génitale totale. C'est à cette poussée de lymphangite qu'Audrain a donné le nom de *colique filarienne*; comme cette lymphangite peut se produire à la suite des lésions testiculaires, alors que le varicocèle est peu accusé, ou même n'existe pas, à la suite d'une simple hydrocèle chyleuse sans varicocèle lymphatique cliniquement appréciable, ainsi que nous en avons observé un cas, et que cette lymphangite peut se rencontrer chez la femme, nous étudierons séparément cette complication, d'autant plus que sa symptomatologie assez particulière peut donner lieu à des erreurs de diagnostic.

Diagnostic. — Le *varicocèle veineux* se distingue du varicocèle lymphatique surtout par les renseignements fournis par la palpation dans le varicocèle sanguin : les vaisseaux donnent une sensation plus nette de vers enroulés ; ils sont moins mollasses ; on sent moins facilement les nœuds ; de plus, la réduction est complète et assez rapide ; enfin le scrotum n'a pas l'aspect globuleux qui existe dans le varicocèle lymphatique ; il est au contraire comme étiré, effilé, au niveau de l'anneau inguinal.

La *hernie épiploïque* peut simuler, à un examen rapide, un varicocèle lymphatique, d'autant plus que, dans ce dernier cas, il peut exister de l'impulsion à la toux ; mais la forme de la tumeur, qui est plus régulière, la dureté du pédicule, la reproduction rapide de la tumeur de haut en bas après réduction, l'absence de reproduction lorsque le doigt reste appuyé sur l'orifice inguinal externe, l'absence ordinaire d'augmentation de volume et souvent même, au contraire, un léger degré d'atrophie du testicule sont des signes suffisants pour permettre d'éviter l'erreur.

Le *lymphangiome pédiculé inguino-scrotal* a presque tous les signes de la hernie épiploïque ; ce sont donc les mêmes caractères que précédemment qui en permettront le diagnostic d'avec le varicocèle lymphatique.

Enfin il ne faut pas oublier que le varicocèle lymphatique peut exister en dehors de la filariose ; c'est ainsi que Walther (1) en a décrit un cas consécutif à une grosse hernie épiploïque ; l'examen complet du malade et les caractères spéciaux de la hernie et du varicocèle peuvent permettre de poser le diagnostic de coexistence de ces deux affections.

(1) Walther, *Société de chirurgie*, juillet 1905.

Traitement. — Lorsque le varicocèle est peu volumineux, le malade peut se contenter du port d'un suspensoir ; mais ordinairement, au bout d'un temps plus ou moins long, le suspensoir n'amène plus un soulagement suffisant lorsque la tumeur est devenue volumineuse ; dans ces conditions, le traitement chirurgical est le seul indiqué.

Nous avons l'habitude de réséquer les lymphatiques variqueux depuis le testicule jusqu'à l'orifice inguinal profond après ouverture du canal inguinal. Après avoir isolé les divers éléments du cordon, les lymphatiques malades sont liés par paquets, puis réséqués après ligature. On pratique, s'il y a lieu, un retournement ou une extirpation de la vaginale, et le canal inguinal est reconstitué avec soin.

Le drainage n'est utile que d'une manière exceptionnelle (en cas de résection ou de retournement de la vaginale, par exemple).

Nous n'avons pas recours à la fixation du testicule à l'angle supérieur de la plaie (orchidopexie), ni à l'exorchidopexie préconisée par Audain en cas de testicule volumineux. Si le testicule est trop malade, nous l'enlevons complètement ou nous en laissons un fragment destiné à figurer un testicule moral ; mais cette éventualité est tout à fait exceptionnelle ; d'ailleurs, après l'extirpation du varicocèle et le retournement de la vaginale, le testicule diminue de volume. Si le scrotum est lâche, ou si sa paroi est le siège d'un lymphoscrotum, il est utile de pratiquer une résection scrotale.

Lorsque l'asepsie a été bien observée, ces diverses interventions pour le varicocèle lymphatique ne donnent lieu à aucune complication. Les suites opératoires sont des plus simples, à la condition d'appliquer un pansement compressif et de maintenir le malade dans le décubitus dorsal avec les bourses relevées, ainsi que le bassin.

VI. Hydrocèle chyleuse.

— Les hydrocèles chyleuses sont encore connues sous le nom de *lymphocèles*, d'*hydrocèles graisseuses, laiteuses,* de *galactocèles,* de *chylocèles.*

Historique. — Vidal de Cassis paraît avoir le premier signalé ces hydrocèles. C'est Demarquay qui, dans le liquide d'une hydrocèle chyleuse, vit pour la première fois les filaires ; après lui

Lewis, Manson, A. Le Dentu (1) les décrivirent avec soin et établirent leurs relations avec la filariose, dont elle est une manifestation fréquente.

Symptômes. — Le début de l'affection est des plus obscur, et le malade vient consulter parce que son scrotum augmente de volume; aucune douleur, aucune gêne, tant que le volume est peu considérable, n'appellent l'attention du malade de ce côté pendant fort longtemps.

Cette hydrocèle est ordinairement unilatérale, parfois double; dans ce dernier cas, le développement des deux hydrocèles est inégal. L'aspect extérieur du scrotum est celui observé dans toutes les hydrocèles, à moins qu'il n'existe en même temps du lymphoscrotum. A part ce cas particulier, la peau est lisse, amincie. Contrairement à ce qui s'observe dans l'hydrocèle ordinaire, la tumeur subit des changements de volume rapides; c'est ainsi qu'en règle générale les chylocèles grossissent à la fin de la journée, après des marches prolongées, lorsque le malade reste longtemps debout; par contre, leur volume diminue par le repos au lit. Si ces modifications ne sont souvent qu'assez difficilement perceptibles à la vue, il est, par contre, un caractère sur lequel a insisté Magalhaës, c'est la diminution de tension du liquide dans la vaginale, caractère qui se traduit par une flaccidité caractéristique des bourses; cette flaccidité ne se rencontre qu'exceptionnellement dans les hydrocèles ordinaires, dans le cas de résorption spontanée du liquide.

La transparence de la tumeur est extrêmement variable, parfois suffisante pour faire croire à une hydrocèle simple; dans la grande majorité des cas elle n'existe pas.

La palpation permet souvent de reconnaître une augmentation de volume des testicules.

Diagnostic. — Une fois le diagnostic d'hydrocèle posé, il est nécessaire de différencier l'hydrocèle chyleuse des autres épanchements de la vaginale; un diagnostic purement clinique est absolument impossible en dehors de l'existence d'autres manifestations filariennes; seules la ponction ou l'incision de la vaginale,

____

(1) A. Le Dentu, *Bulletin de la Société de chirurgie*, 1881 ; *ibid.*, 1884 ; *ibid.*, 1885 ; *ibid.*, 1898.

en montrant la nature du liquide, permettront de porter le diagnostic d'hydrocèle chyleuse ; mais, ce diagnostic établi, il est nécessaire de rechercher l'origine filarienne de l'épanchement et même parfois de différencier certains épanchements se rapprochant par leur aspect du liquide chyleux, mais qui en sont cependant totalement différents ; cette dernière partie du diagnostic ne peut être établie que par l'examen microscopique du liquide et la recherche des microfilaires dans ce liquide et dans le sang.

Les *kystes spermatiques* ou les kystes spermatiques ouverts dans la vaginale contiennent un liquide qui, par le repos, laisse déposer un sédiment épais ; dans l'hydrocèle chyleuse, il se forme, au contraire, un caillot qui surnage ; la présence de spermatozoïdes fera porter définitivement le diagnostic de kyste spermatique. .

Les *vaginalites suppurées* peuvent, dans certains cas, être confondues avec des formes de chylocèles où le liquide est blanc jaunâtre, puriforme ; l'absence de globules de pus et la présence de microfilaires permettront le diagnostie d'hydrocèle chyleuse. Mais il ne faut pas oublier que cette dernière affection peut, quelquefois, donner naissance à une vaginalite suppurée.

Les *hydrocèles chyleuses d'origine tuberculeuse ou cancéreuse* s'accompagnent des signes particuliers à ces affections ; de plus, le liquide extrait ne renferme pas de microfilaires ; il en est de même du sang du malade.

L'*hydrocèle chyleuse congénitale*, dont Chalot a rapporté un cas, est une rareté pathologique ; le microscope permettra de faire le diagnostic.

Pronostic. — Le pronostic est relativement bénin en l'absence d'autres manifestations filariennes ; l'affection évolue lentement, et ce n'est que si la tumeur acquiert un certain volume qu'elle devient une gêne pour le malade.

Traitement. — Au début, le port d'un suspensoir peut soulager le malade ; plus tard, il faut agir directement sur la séreuse. Les injections de teinture d'iode, de glycérine, ont donné de bons résultats, mais à la condition d'être répétées. Le retournement de la vaginale ou son excision, si elle est altérée, constituent le traitement de choix ; les suites en ont toujours été excellentes.

VII. Orchite filarienne. — Historique. — L'orchite filarienne est de description relativement récente ; à la suite de la connaissance plus complète des manifestations filariennes, et en particulier des manifestations génitales, les auteurs qui avaient remarqué la coexistence de poussées testiculaires aiguës au cours de certaines localisations : hydrocèle chyleuse, varicocèle lymphatique, en vinrent à se demander si la filaire ne serait pas cause de ces fluxions testiculaires, et s'il n'y avait pas plus qu'une relation de coïncidence. Remarquant en outre que l'orchite paludéenne, dont l'existence était admise par la majorité des médecins exerçant sous les tropiques, ne coïncidait pas comme distribution avec celle du paludisme, puisque c'était exclusivement dans les pays chauds que cette orchite se rencontrait, que, d'autre part, les manifestations ordinaires du paludisme n'atteignent pas les glandes, et qu'enfin, dans nombre de cas, la quinine ne paraît pas avoir une influence bien nette sur l'évolution de l'orchite, bien des auteurs se sont demandé si l'orchite palustre existait vraiment, et si dans certains cas étiquetés « orchite paludéenne » il ne s'agissait pas d'une orchite filarienne.

A. Le Dentu (1) démontra l'existence de cette orchite filarienne chez des individus dont l'orchite était accompagnée d'éléphantiasis des bourses. Manson (2) déclare n'avoir « jamais vu d'orchite purement et indiscutablement paludéenne » et croit « pouvoir avancer que l'affection décrite par les auteurs français et par ceux de l'Inde et, en général, les inflammations endémiques des testicules, du cordon spermatique et du scrotum, sont d'origine filarienne ».

Quant à l'orchite lymphotoxique, décrite par plusieurs auteurs et par Valence en particulier, variété admise par Reclus (3), elle n'est pas autre chose que l'orchite filarienne. Nous devons à Audain (4) une bonne description de la filariose testiculaire.

Anatomie pathologique. — Les lésions anatomo-pathologiques de l'orchite filarienne aiguë sont à peu près inconnues, les interventions ou les autopsies n'étant qu'exceptionnellement pratiquées à cette période. Le testicule est augmenté de volume, .

____

(1) A. Le Dentu, *C. R. Société de chirurgie*, 1887.
(2) Manson, *Maladies des pays chauds*, 4ᵉ édit.
(3) Reclus, *Traité de chirurgie* de Duplay et Reclus, 2ᵉ édit.
(4) Audain, *Varicocèle lymphatique et filariose testiculaire*, 1898, Haïti

rouge, turgescent ; l'épididyme, également augmenté de volume, présente une coloration rougeâtre ; quant à l'hydatide de Morgagni, elle a été trouvée turgescente et boursouflée ; la vaginale renferme en général un peu de liquide citrin ; le canal déférent est enflammé. A moins d'infection antérieure, le canal de l'urètre ne renferme pas de traces de pus.

Dans les cas chroniques, le testicule est gros, mou, grisâtre ; sa surface est souvent irrégulière, comme mamelonnée ; l'épididyme présente des altérations identiques. La vaginale est souvent le siège d'un léger épanchement citrin ou chyleux ; le canal déférent un peu épaissi est fréquemment entouré d'un varicocèle lymphatique.

L'orchite filarienne peut devenir le point de départ d'un éléphantiasis du testicule. Les lésions sont uni ou bilatérales.

PATHOGÉNIE. — La pathogénie de l'orchite filarienne a été expliquée de la même manière que celle des autres manifestations de la filariose, c'est-à-dire par l'obstruction brusque des lymphatiques du testicule. Nous nous demandons également si, dans nombre de cas, il ne s'agit pas d'une lymphangite infectieuse atténuée, lymphangite infectieuse qui, par sa répétition ou son passage à l'état chronique, conduirait peu à peu à l'éléphantiasis du testicule. L'anatomie pathologique nous montre en effet que l'éléphantiasis du testicule doit être complètement séparé de la filariose testiculaire ; dans cette dernière, on trouve des lésions inflammatoires, mais jamais de lésions de sclérose ; au contraire, dans l'éléphantiasis du testicule, la sclérose est constante. Étant donnée l'existence constante d'un varicocèle lymphatique et l'inflammation constante de ce varicocèle au cours des poussées orchitiques, on peut se demander si ces poussées orchitiques sont bien primitives, et si cette orchite filarienne ne serait pas la conséquence d'une inflammation primitive du cordon, en un mot si l'orchite filarienne existe ou s'il n'existe pas plutôt des manifestations testiculaires douloureuses au cours du varicocèle lymphatique, analogues à celles que l'on peut observer au cours du varicocèle veineux. Nous serions volontiers partisans de cette dernière opinion.

SYMPTÔMES. — Le début de la filariose testiculaire peut être insidieux, comme celui de toutes les manifestations filariennes ; c'est parfois à l'occasion d'un examen du malade que l'on constate l'existence d'une hypertrophie testiculaire ; dans d'autres circonstances, c'est au cours d'une intervention pour hydrocèle que le testicule est reconnu altéré.

Dans nombre de cas, l'attention du malade est attirée par une poussée aiguë, simulant l'orchite aiguë ordinaire ; cette crise douloureuse éclate à la suite d'un traumatisme léger, d'un effort, souvent sans cause apparente.

La douleur est ordinairement très vive et atteint rapidement son apogée ; elle siège au niveau des testicules, plus rarement au niveau d'un seul ; mais ordinairement l'une des glandes est beaucoup plus douloureuse que l'autre ; la douleur irradie vers les aines, les cuisses et la partie inférieure de l'abdomen.

Le scrotum est augmenté de volume, rouge ; le testicule est difficile à palper à cause de la douleur ; il existe souvent un léger épanchement vaginal ; le cordon est gros et douloureux.

La fièvre est constante (38° à 40°) ; elle peut précéder l'apparition de la fluxion testiculaire. Fréquemment il existe un état saburral accusé, parfois même du délire et un état général grave.

Au bout de quarante-huit heures, la fièvre tombe, la douleur diminue pour subsister très atténuée les jours suivants ; les testicules, encore gros, restent très sensibles à la pression plusieurs jours après la disparition des douleurs spontanées ; les cordons sont toujours gros et pâteux ; enfin on constate la présence d'un épanchement vaginal simple ou double. Au bout d'une semaine ou deux, tout rentre dans l'ordre, les testicules restant cependant un peu plus gros qu'avant la crise.

Les accès, parfois très espacés au début, peuvent dans la suite devenir de plus en plus fréquents ; dans d'autres cas, les accès peuvent disparaître complètement, ou laisser s'écouler entre eux un intervalle de plusieurs années.

Notons la coexistence possible de cette affection avec d'autres manifestations filariennes (lymphoscrotum, hydrocèle chyleuse, varicocèle lymphatique, etc.).

Diagnostic. — Le diagnostic se fera en se basant sur l'absence de tout écoulement urétral, la présence des microfilaires dans le sang du malade, l'existence simultanée d'autres manifestations filariennes. Parmi les affections douloureuses du testicule ne s'accompagnant pas d'écoulement urétral, seul le *spermatocèle* pourrait, en dehors de l'examen du sang, donner le change avec une poussée aiguë au cours d'une orchite filarienne; mais le spermatocèle est une affection exceptionnelle, qui peut être reconnue à ce fait que les crises douloureuses apparaissent après des excitations sexuelles suivies de continence et que le coït régulier met fin à ces crises.

TRAITEMENT. — Outre le traitement général de la filariose, qui sera de rigueur, lorsque les testicules sont volumineux et gênants, le port d'un suspensoir améliorera beaucoup l'état du malade.

Dans les cas où le testicule est volumineux et douloureux et où le malade réclame une intervention, l'ablation d'un des testicules, en ménageant des fragments susceptibles de créer un testicule moral, est le seul traitement à appliquer. Au moment des crises aiguës, les calmants (opium, morphine, chloral), les applications de glace soulagent le malade. Nous nous demandons si, dans ce cas, on ne pourrait pas essayer une ponction du testicule et de la vaginale, ou même un débridement de l'albuginée. Cette dernière intervention, outre qu'elle diminuerait sur le moment la tension intratesticulaire, permettrait peut-être, par la formation d'adhérences du testicule, la néo-formation de voies lymphatiques de dérivation.

VIII. **Lymphangiome pédiculé inguino-scrotal.** — DÉFINITION. — Le lymphangiome pédiculé inguino-scrotal est une tumeur siégeant dans la région inguino-scrotale, affectant les caractères de la hernie inguinale épiploïque, formée par la dilatation de vaisseaux lymphatiques anormalement nombreux, indépendants des vaisseaux lymphatiques testiculaires.

HISTORIQUE. — La première observation de cette affection a été publiée par A. Le Dentu en 1897 (1); la seconde par le même auteur (1898) (2). Brant-Paes-Lerme (3) rapportait une troisième observation de ce genre; enfin R. Le Dentu (4), dans son intéressant mémoire, cite deux observations inédites de A. Le Dentu.

(1) A. Le Dentu, *Congrès de Moscou*, 1897, et *Revue de chirurgie*, 1898.
(2) A. Le Dentu, *Bulletins et mémoires de Sociélé de chirurgie*, 1898.
(3) Brant-Paes-Lerme, *Revue de chirurgie*, 1899.
(4) R. Le Dentu, *Thèse de Bordeaux*, 1907.

Anatomie pathologique. — L'anatomie pathologique du lymphangiome n'a été faite qu'à l'aide de pièces opératoires ; aucune autopsie n'a encore permis de se rendre compte de l'origine des vaisseaux lymphatiques qui le constituent, soit qu'ils proviennent des lymphatiques de la fosse iliaque ou de plus haut. Deux faits cependant dominent toute cette anatomie pathologique, c'est : 1° que la tumeur ne possède jamais de pédicule inférieur, mais seulement un pédicule supérieur ; 2° que les vaisseaux qui entrent dans sa constitution restent absolument indépendants, dans la région inguinale du moins, des vaisseaux lymphatiques du testicule, même si ces derniers sont le siège d'un varicocèle.

La tumeur est de volume variable ; elle a un aspect graisseux mamelonné qui la fait confondre soit avec de l'épiploon (A. Le Dentu), soit avec un lipome (Brant-Paes-Lerme). On peut cependant reconnaître parfois qu'elle est formée par l'agglomération d'un très grand nombre de cordons enroulés et de bosselures. La couleur du lymphangiome est gris rosé.

Dans les manœuvres de dégagement dont elle est l'objet, cette tumeur laisse échapper un liquide louche un peu lactescent (thé au lait), ou une sérosité roussâtre (Brant-Paes-Lerme).

La tumeur n'est pas enkystée.

Les rapports avec le cordon sont variables ; dans le cas de Brant-Paes-Lerme, elle n'avait contracté aucune adhérence avec le cordon ; dans un cas de A. Le Dentu, elle adhérait fortement au cordon, qu'elle devait entraîner dans le ventre pendant la réduction ; la séparation fut faite cependant sans léser aucun des éléments funiculaires.

A la coupe, on reconnaît facilement que la masse est constituée par la réunion de nombreux vaisseaux lymphatiques dilatés à parois épaisses, adhérents les uns aux autres, séparés parfois par des lacunes résultant de la fusion de plusieurs vaisseaux.

Ces vaisseaux renferment de la lymphe.

L'examen microscopique (pratiqué par Petit pour les pièces de Le Dentu) a donné les résultats suivants :

Les vaisseaux lymphatiques sont dilatés ; leur diamètre varie de 1 millimètre à quelques millimètres ; leur paroi est très épaissie, mais reconnaissable à ses fibres musculaires lisses réunies en faisceaux, isolées par des traînées de tissu conjonctif (Brant-Paes-

Lerme); cependant, dans certains cas, la paroi est imparfaitement constituée, et on a « plutôt l'impression d'une sorte de système caverneux creusé dans un bloc de tissu conjonctif ». Il existe de véritables lacunes résultant de la fusion de vaisseaux voisins, de véritables cavités limitées par des lames fibreuses avec de rares fibres élastiques dessinant un treillis irrégulier.

Les vaisseaux lymphatiques eux-mêmes, lorsqu'ils ont un certain volume, sont le siège de dilatations au niveau desquelles la paroi est amincie; ces dilatations sont remplies de leucocytes.

La paroi vasculaire est tapissée d'un endothélium qui ne paraît pas exister dans les alvéoles creusées au sein du tissu conjonctif. Dans ce tissu, on peut trouver çà et là des amas de cellules embryonnaires, de lymphocytes et d'éosinophiles ; par le pinceautage, on peut mettre en évidence les mailles du tissu réticulé qui emprisonne ces éléments. Il y a donc, par places, une structure rappelant le tissu lymphoïde; or ce tissu, qui n'existe pas normalement au niveau du canal inguinal, pourrait être une néo-formation, comme le fait remarquer R. Le Dentu.

Étant donnée l'origine primitivement abdominale de la tumeur, nous nous demandons si ce tissu lymphoïde ne pourrait pas provenir de l'entraînement du tissu ganglionnaire de la région pelvienne où ce tissu existe normalement.

Le lymphangiome pédiculé peut être le siège de phénomènes inflammatoires, mais ces phénomènes paraissent moins accusés que dans les autres manifestations de la filariose.

D'une manière générale, la structure de ces tumeurs est identique à celle du lymphangiome congénital.

SYMPTOMATOLOGIE ET DIAGNOSTIC. — Les symptômes du lymphangiome pédiculé inguino-scrotal sont ceux de l'épiplocèle, et, sauf un seul cas de Le Dentu, où le diagnostic de lymphangiome pédiculé était celui qui satisfaisait le plus l'esprit, le diagnostic n'a été fait qu'au moment de l'opération.

Les caractères tels que la réductibilité un peu plus lente et un peu plus en masse que dans l'épiplocèle, la fuite moins facile de la tumeur entre les doigts, sont des nuances extrêmement difficiles à saisir. On pourrait également confondre le lymphangiome avec un lipome vrai du cordon ou un lipome développé aux dépens des reliquats du conduit vagino-péritonéal.

TRAITEMENT. — Le traitement du lymphangiome pédiculé est exclusivement chirurgical.

Dans les observations connues, le traitement a consisté dans la mise à nu de la tumeur après ouverture du canal inguinal, puis dans la résection de la masse lymphatique après ligature de son pédicule supérieur. Cette ligature était placée le plus haut possible après traction sur le pédicule. Dans un cas, on observa une hémorragie intrapéritoneale ; mais tous les malades guérirent.

Peut-être vaudrait-il mieux pratiquer une incision analogue à celle employée dans l'extirpation totale du canal déférent, effondrer la paroi postérieure du canal inguinal et décoller le péritoine le plus loin possible.

IX. Adénolymphocèle inguino-crural. — DÉFINITION. — L'adénolymphocèle inguino-crural est la dilatation variqueuse des ganglions du triangle de Scarpa. C'est une des localisations les plus fréquentes de l'adénolymphocèle filarien, une des variétés des *helminthana elastica* de Bancroft, qui peuvent se rencontrer également aux aisselles, au cou, à la région maxillaire, aux coudes, etc.

HISTORIQUE. — Décrite par Amussat (1825) (1), Nélaton (1828) (2), Trélat (1864) (3), cette affection a été étudiée soigneusement par Th. Anger (1867) (4), qui lui donna le nom d'adénolymphocèle ; Magaé Azéma (5) en 1858 d'abord, puis en 1878, étudie ces tuméfactions ganglionnaires et leurs rapports avec la lymphangite endémique des pays chauds. Entre temps, Lewis (1874) établissait les relations de l'adénolymphocèle avec la filariose. Puis viennent les mémoires de Barthe (1881) (6), de A. Le Dentu (1887), de Moty (1892), l'observation de Schwartz (1898) (7), et les études d'Audain et de R. Le Dentu.

(1) Amussat, *Académie de médecine*, 1825.
(2) Nélaton, in *Thèse* Anger.
(3) Trélat, *Bulletins et mémoires de la Société de chirurgie*, 1864.
(4) Th. Anger, *Thèse*, 1867, Paris.
(5) Magaé Azéma, *Gazette médicale de Paris*, 1858 ; *Traité de la lymphangite endémique des pays chauds*, 1878-1879.
(6) Barthe, *Annales de dermatologie et de syphiligraphie*, 1881.
(7) E. Schwartz, *Bulletins et mémoires de la Société de chirurgie*, 1898.

L'anatomie pathologique de l'adénolymphocèle a fait l'objet des recherches de Virchow, Gross (1), Lancereaux (2).

Anatomie pathologique. — L'adénolymphocèle inguinal peut siéger au-dessus ou au-dessous du *fascia cribriformis*, d'où la distinction en adénolymphocèle superficiel et en adénolymphocèle profond. Au point de vue du groupement des ganglions, Le Dentu distingue deux catégories : l'une, se développant dans les ganglions lymphatiques de l'aine les plus élevés ; le pédicule afférent est juxtaposé au cordon, mais indépendant de lui, et va à la partie supérieure et externe du scrotum, tandis que le pédicule efférent se dirige vers le canal crural où il s'engage ; l'autre, se développant aux dépens du groupe ganglionnaire inférieur, dont les vaisseaux afférents proviennent de la cuisse et les vaisseaux efférents forment un pédicule qui s'engage également dans le canal crural.

Tous les vaisseaux lymphatiques efférents se continuent avec les lymphatiques pelviens également dilatés, et cette dilatation peut remonter jusqu'au canal thoracique.

La tumeur présente un volume des plus variable ; elle est parfois enveloppée de graisse, ce qui pourrait la faire prendre pour un lipome ; son aspect est lobulé, mais cette lobulation n'est qu'apparente ; il s'agit de petites tumeurs indépendantes au contact les unes des autres. Dans les adénolymphocèles anciens, ces tumeurs, primitivement indépendantes, peuvent être plus ou moins fusionnées entre elles, et la forme totale de la tumeur est aplatie avec prolongements plus ou moins arrondis et irréguliers. Ces adhérences peuvent d'ailleurs se faire non seulement entre les diverses parties constituant primitivement la tumeur, mais encore avec les tissus voisins, aponévrose, peau, veine fémorale.

La tumeur extirpée, débarrassée de la graisse et des débris de tissu conjonctif qui l'entourent, a, suivant la comparaison d'Amussat, l'aspect d'un sac noueux, irrégulier, comme les vésicules spermatiques ouvertes, donnant issue à de la lymphe, et à un examen, même superficiel, il est facile de se rendre compte que la tumeur est constituée par un amas de vaisseaux pelotonnés sur eux-

---

(1) Gross, *Langenbeck's Archiv für klin. Chir.*, Bd. LXXVI.
(2) Lancereaux, *Académie de médecine*, 1888.

mêmes. Ces vaisseaux sont bien des vaisseaux lymphatiques, ainsi que Nélaton et Sappey l'ont démontré par des injections mercurielles ; ces vaisseaux présentent des dilatations variqueuses, sont extrêmement flexueux et ont un diamètre pouvant atteindre plusieurs millimètres.

A la coupe, on constate que le parenchyme glandulaire du ganglion normal, aux dépens duquel la tumeur s'est formée, a subi de nombreuses transformations. Tout d'abord, sur la tranche de section, on aperçoit une série d'alvéoles communicantes à parois épaissies, ce qui les maintient béantes, et les orifices arrondis des vaisseaux lymphatiques sectionnés ; le tissu a l'aspect d'une éponge dont il a d'ailleurs la consistance, au lieu de la consistance ferme du tissu ganglionnaire normal ; de plus, comme l'a montré Th. Anger (1), il existe une double enveloppe de la tumeur, une externe commune entourant toute la tumeur, fine et peu résistante, renfermant les vaisseaux sanguins et suivant ceux-ci entre les lobes, une interne épaisse, résistante, entourant chacun des lobes, perforée par les vaisseaux lymphatiques tributaires de ces lobes, à la tunique adventice desquels elle adhère intimement.

L'examen microscopique, pratiqué à un faible grossissement, permet de constater plus facilement la disposition respective des vaisseaux et des enveloppes.

Sur certaines tumeurs, les alvéoles lymphatiques sont très dilatées et forment même de véritables kystes (Morestin, dans un cas, a rencontré un kyste en bissac assez volumineux) ; cette transformation kystique existe souvent avec une sorte de sclérose du tissu conjonctif, qui paraît comme creusé de vastes lacunes lymphatiques.

L'examen microscopique permet, dans la très grande majorité des cas, de retrouver les divers éléments constitutifs du ganglion normal : substance corticale et substance médullaire. La dilatation lymphatique est surtout exagérée dans la substance médullaire ; dans la substance corticale, les dilatations sont aussi extrêmement nombreuses, mais conservent leur direction rectiligne et concentrique.

Les vaisseaux lymphatiques qui pénètrent dans la tumeur présentent une hypertrophie considérable de leur paroi, qui est

____

(1) Cité par R. Le Dentu.

souvent sclérosée. Tous les espaces renfermant la lymphe sont tapissés d'endothélium.

Enfin, dans certains cas, on a rencontré au milieu du stroma conjonctif des amas de lymphocytes, des cellules embryonnaires, qui n'avaient pas été signalés par les premiers auteurs qui ont étudié l'anatomie pathologique des adénolymphocèles.

PATHOGÉNIE. — La lésion première est l'oblitération des troncs lymphatiques, qui reçoivent la lymphe provenant des ganglions de la région inguino-crurale, d'où dilatation de ces vaisseaux et des voies lymphatiques intraganglionnaires qui en sont tributaires.

Les canaux lymphatiques intraganglionnaires dilatés forment à eux seuls la tumeur, le tissu ganglionnaire étant refoulé et ne prenant aucune part active à la formation de l'adénolymphocèle ; c'est l'opinion de Virchow ; c'est également celle de Le Dentu et Longuet (1), Nepveu (2), Lancereaux, Cornil et Ranvier, Quénu, Lejars.

Cependant, Nélaton et Th. Anger avaient considéré la tumeur comme formée aux dépens du tissu propre des ganglions, et certains auteurs après eux avaient adopté cette manière de voir.

R. Le Dentu, s'appuyant d'une part sur la possibilité de néoformations vasculaires lymphatiques, qui font de l'adénolymphocèle un lymphangiome, et, d'autre part, sur l'existence dans ces tumeurs de tissu lymphoïde, qui pourrait bien aussi être un tissu de nouvelle formation, se demande si l'adénolymphocèle n'est pas une tumeur particulière, un adénolymphangiome, analogue à celle que A. Le Dentu a rencontrée dans un cas de lymphangiome pédiculé inguino-scrotal, où il existait du tissu lymphoïde.

SYMPTÔMES. — *Période de début.* — En général le début, comme celui de presque toutes les manifestations de la filariose, passe inaperçu, et ce n'est souvent qu'au moment où la tumeur a acquis un certain volume ou lorsque se produit une poussée de

(1) Le Dentu et Longuet, *Nouveau dictionnaire de médecine et de chirurgie pratiques.*

(2) Nepveu, *Archives générales de médecine et de chirurgie,* 1876.

lymphangite que l'affection est reconnue. Parfois, au moment où l'accès aigu éclate, la tumeur est encore très peu développée, et une fois l'inflammation calmée, il peut fort bien ne subsister qu'un ou deux petits ganglions.

Période d'état. — A la période d'état, la tumeur est unilatérale, et en ce cas plus fréquente à gauche, ou bilatérale, un côté pouvant être le siège d'une tumeur plus volumineuse que celui du côté opposé.

Le volume de la tumeur varie de celui d'une noix à celui d'un gros poing d'adulte et parfois plus. S'il n'existe qu'une seule tumeur du même côté, l'adénolymphocèle est dit simple; dans le cas contraire, il est dit multiple.

Lorsque la tumeur est volumineuse, elle est un peu aplatie et a tendance à empiéter sur les régions voisines.

La tumeur, recouverte d'une peau, soit normale, soit sillonnée de varices lymphatiques, a une direction allongée dans le sens vertical dans la grande majorité des cas.

La toux, les efforts, la station verticale prolongée augmentent à peine le volume de la tumeur; il n'en est pas de même des marches fatigantes, des efforts violents, qui occasionnent une augmentation des plus appréciable. La grossesse, l'accouchement et même l'apparition des règles favorisent l'accroissement de la tumeur ; celle-ci peut diminuer de volume à la suite de l'accouchement, de la lactation (Ricot). Le repos au lit fait diminuer l'adénolymphocèle, qui est toujours moins volumineux le matin.

A la palpation, on constate que la tumeur est molle, pâteuse, absolument indolore en dehors des phénomènes inflammatoires ; elle donne parfois la sensation d'un paquet de vers, ou de petits tubes de caoutchouc plus ou moins durs, irrégulièrement enroulés (Audain, Ricot). De cette tumeur partent des cordons irréguliers plus ou moins indurés, qui sont des vaisseaux lymphatiques engorgés. La tumeur présente souvent des bosselures; on peut parfois sentir deux ou trois ganglions juxtaposés, mais pas encore fusionnés.

Par une pression continue, on peut faire diminuer lentement le volume de la tumeur; il est alors possible de percevoir, dans certains cas, l'existence dans son intérieur de noyaux indurés. Il est absolument exceptionnel que la tumeur soit entièrement dure.

L'adénolymphocèle est mate à la percussion. La peau est mobile
à la surface de la tumeur ; par contre, pour Manson, la tumeur
n'est pas mobile sur le plan profond ; cependant, dans nombre de
cas que nous avons observés, il existe de la mobilité sur le plan
profond, mobilité limitée il est vrai. Quelquefois la peau de la
région est rugueuse, épaissie, ayant subi un début de transformation éléphantiasique ; dans ces cas, la peau peut être adhérente à l'adénolymphocèle.

ÉVOLUTION. — La marche de l'adénolymphocèle est extrêmement lente ; les tumeurs augmentent peu à peu de volume, avec
des périodes d'arrêt dans leur évolution. Parfois cette marche
lente est entrecoupée par des poussées inflammatoires aiguës,
véritables complications. L'évolution de l'adénolymphocèle serait
susceptible de s'arrêter spontanément.

COMPLICATIONS. — L'adénolymphocèle peut s'accompagner de
diverses autres manifestations filariennes (varices lymphatiques
du cordon, de la cuisse ; hématochylurie, hydrocèle chyleuse, etc.).

Quand la peau qui recouvre la tumeur est le siège de varices
lymphatiques, celles-ci peuvent se rompre et donner naissance à
une lymphorragie plus ou moins abondante ; le liquide qui s'écoule
ainsi peut être clair (lymphe) ou laiteux (chyle).

Les complications infectieuses sont de beaucoup les plus fréquentes et les plus graves ; ces complications se produisent à la
suite d'une écorchure, d'une plaie accidentelle ou opératoire,
d'une lésion de gale, d'un traumatisme, etc. ; parfois la porte
d'entrée de l'infection est inconnue. Il se produit alors une infection envahissant les lymphatiques extra et intraganglionnaires
et même les lymphatiques des chaînes voisines. Si l'infection a
envahi tous les lymphatiques locaux et du voisinage (en particulier ceux de l'abdomen), on observe des accidents septiques
graves ; c'est une *lymphangite maligne* qui évolue : la fièvre est
élevée à 40° ; il existe des symptômes généraux graves (délire,
perte de connaissance), du ballonnement du ventre, des nausées
et des vomissements ; localement on observe une rougeur très
vive, violacée même, qui s'étend sur les cuisses, la paroi abdominale. La mort dans cette forme survient en vingt-quatre ou trente-
six heures.

Dans les formes moins graves, l'infection reste limitée à la tumeur ; la fièvre est moins élevée, les symptômes généraux moins graves ; la tumeur est augmentée de volume, très douloureuse à la palpation ; la peau à son niveau est rouge, tendue ; les lymphatiques de la peau peuvent se rompre et donner naissance à un écoulement de lymphe ou de chyle. La guérison de cette poussée se fait en quelques jours. Dans certains cas, la tumeur elle-même peut suppurer ; la peau s'ouvre, il s'écoule un liquide séro-purulent renfermant des débris sphacélés ; puis la guérison peut survenir complète ; dans d'autres cas, lorsque la peau est restée adhérente, on voit persister une fistule lymphatique, qui peut à la longue affaiblir le malade ou être la porte d'entrée de nouvelles infections. Plus rarement, après ouverture de la peau, la tumeur vient faire saillie extérieurement sous l'apparence d'une masse fongueuse pouvant présenter elle-même des fistules lymphatiques.

Pronostic. — Sans les complications inflammatoires, qui sont, comme nous venons de le voir, parfois fort graves, le pronostic de l'adénolymphocèle serait bénin, au moins pendant de longues années, tant que la tumeur par son volume n'est pas devenue gênante.

Diagnostic. — Le diagnostic d'adénolymphocèle est parfois délicat ; il se trouve singulièrement facilité lorsqu'il existe d'autres manifestations filariennes ; dans certains cas, après avoir éliminé la possibilité d'une hernie, on pourra avoir recours à une ponction pratiquée prudemment avec la seringue de Pravaz. Un examen du sang s'impose dans tous les cas où l'on soupçonne l'origine filarienne de la tumeur.

Hernies intestinales. — Les *hernies intestinales* sont sonores à la percussion ; elles se réduisent brusquement et entièrement (sauf s'il y a adhérence), et cette réduction s'accompagne de gargouillements ; lorsque la réduction est obtenue, si l'on exerce une pression au niveau de l'orifice inguinal ou de l'orifice crural, la tumeur ne se reproduit pas. Dans l'adénolymphocèle, la tumeur se reproduit, mais lentement ; de plus, dans l'adénolymphocèle, la tumeur disparaît ou diminue lentement et spontanément par le décubitus dorsal (Magalhaës). Notons que l'impulsion par la

toux est toujours très nette dans la hernie, et toujours faible
quand elle existe dans l'adénolymphocèle.

Hernie épiploïque. — La *hernie épiploïque* est d'un diagnostic
parfois assez difficile ; cependant la consistance n'est pas la même ;
la réduction et la reproduction de la tumeur ne présentent pas
non plus les mêmes caractères ; l'impulsion à la toux est toujours
très nette.

Abcès par congestion. — Le diagnostic d'avec un *abcès par
congestion* ne présente pas de difficultés ; l'examen complet du malade, les caractères de la tumeur, auraient vite levé tous les doutes.

Lymphangiome pédiculé inguino-scrotal. — Le *lymphangiome pédiculé inguino-scrotal* se reconnaîtra par son siège,
qui est inguinal, sa forme, sa consistance et sa réductibilité.

Tuberculose ganglionnaire. — La *tuberculose ganglionnaire*
peut, au début, être confondue avec l'adénolymphocèle, surtout la
tuberculose à forme hypertrophiante ou *lymphome tuberculeux* ;
mais la multiplicité des localisations ganglionnaires, la consistance des ganglions, les antécédents tuberculeux, l'adhérence à
la peau avant la suppuration dans les formes suppurantes, peuvent permettre le diagnostic. L'erreur a été cependant commise
nombre de fois. Niclot (1) en a rapporté récemment un exemple.

Adénite chronique simple. — L'*adénite chronique simple*
donne lieu à une tuméfaction bien limitée, dure, régulière, non
réductible ; les ganglions sont très mobiles ; cependant l'adénolymphocèle au début pourrait être confondue avec cette affection
pendant quelque temps, à moins qu'un examen du sang ne vienne
faciliter le diagnostic.

Adénites syphilitiques. — Les *adénites syphilitiques ter-
tiaires*, et en particulier les *bubons syphilitiques ramollis*, peuvent simuler l'adénolymphocèle ; cependant les ganglions syphilitiques ne sont ramollis qu'à leur sommet, le reste de la tumeur
étant dur et donnant souvent à la palpation la même sensation

(1) Niclot, *Société de pathologie exotique*, 1910.

que fournit celle d'une balle en gomme (Marcuse) (1); de plus, ces adénopathies ne sont pas réductibles. Les gommes syphilitiques ganglionnaires adhèrent rapidement à la peau, qui rougit et s'amincit.

Adénite aiguë. — Le diagnostic de l'*adénite aiguë* est des plus facile et ne saurait prêter à confusion après un examen du malade, même lorsqu'il s'agit d'une poussée inflammatoire au cours d'un adénolymphocèle.

Angiome veineux. — L'*angiome veineux* est recouvert d'une peau sillonnée de varicosités et de veines sous-cutanées visibles par transparence; la tumeur une fois réduite se reproduit rapidement; la compression des veines superficielles augmente le volume de la tumeur.

Lipome. — Le *lipome* a une consistance ferme, n'est pas réductible, n'est qu'exceptionnellement symétrique; de plus, il ne subit ni augmentation, ni diminution de volume.

Angiolipome. — Dans l'*angiolipome*, la tumeur est irréductible.

Lymphangiome sous-dermique. — Le *lymphangiome sous-dermique* est mobile sur les plans profonds; c'est une tumeur superficielle, ne siégeant pas forcément au niveau du triangle de Scarpa, ayant une forme irrégulière et une consistance beaucoup plus ferme.

Tumeurs malignes. — Les *sarcomes ganglionnaires*, les *cancers ganglionnaires* secondaires seront facilement diagnostiqués; il en sera de même des *lymphadénomes*.

Traitement. — Si la tumeur est peu volumineuse et peu gênante, il vaut mieux ne pas y toucher et prescrire au malade un traitement général; dans le cas contraire, l'extirpation est seule de mise. Cette extirpation ne présente d'ailleurs aucune difficulté, mais il est nécessaire d'observer l'asepsie la plus rigoureuse pour éviter des accidents lymphangitiques. Nous sommes peu parti-

____

(1) Marcuse, *Münch. med. Wochenschr.*, 1903.

sans de la compression par un bandage herniaire avec pelote
molle, le frottement de cette pelote favorisant la production
d'érosions cutanées qui peuvent être une porte d'entrée pour les
agents infectieux.

La compression ouatée avec un spica serait meilleure si elle
pouvait être continuée suffisamment longtemps par le malade.
Quant à l'électrolyse, elle ne paraît pas avoir donné des résultats
appréciables.

L'extirpation reste actuellement le traitement de choix; la
technique opératoire en est d'ailleurs des plus simple et ne prête
à aucune considération chirurgicale bien spéciale. Si l'adénolymphocèle est peu volumineux, on se contentera d'une incision
longitudinale au niveau de la tumeur; si cette dernière est importante, à l'incision à lambeau angulaire de A. Le Dentu ou rec-
tangulaire d'Audain nous préférons de beaucoup une incision
courbe longeant tout d'abord l'arcade de Fallope sur une longueur variable suivant le cas, puis se recourbant pour rejoindre
l'axe du triangle de Scarpa, qu'elle suit dans son tiers inférieur.
Les deux lèvres de la plaie sont disséquées et rabattues de
manière à bien exposer la région. La ou les tumeurs sont extir-
pées et les pédicules lymphatiques liés avec soin; il est inutile de
se préoccuper de lier les pédicules inférieurs avant les supérieurs; il vaut mieux commencer par le point où la tumeur est le
plus facilement isolable.

La plaie est alors suturée complètement. Nous ne drainons
jamais; avec une ligature soignée des pédicules et un pansement
compressif, l'écoulement lymphatique qui se produit est insignifiant et sort par la plaie ou se résorbe rapidement. Si, par hasard,
on craignait, par suite de la difficulté éprouvée à bien lier les
pédicules, qu'une lymphorragie importante ne se produisît, rien
ne serait plus facile que de drainer avec un paquet de cinq à
six crins. Le frottement du drain ou l'ablation de la mèche nous
ont paru favoriser l'apparition d'une lymphorragie secondaire.

Godlee (1), sur le conseil de Manson, a pratiqué dans deux cas
une anastomose entre l'un des lymphatiques dilatés et une veine
voisine, et ceci dans le but de rétablir la circulation lymphatique.
Cette opération est assez difficile, étant donnée la fragilité des vaisseaux lymphatiques et leur peu d'étendue; le succès n'a d'ail-

____

(1) Manson et Godlee, *Transact. clin. Soc.*, Londres, 1902.

leurs été que partiel. On pourrait peut-être, dans ce but, essayer la méthode préconisée par Handley pour l'éléphantiasis (introduction de longs fils de soie).

Dans les cas ou l'adénolymphocèle est infecté (fistule, gangrène), il faut recourir à l'extirpation ou au curettage, mais ne pas fermer complètement la plaie.

Les poussées inflammatoires seront traitées par le repos au lit, les pansements humides et les toniques.

COMPLICATIONS OPÉRATOIRES. — Autrefois l'infection était le grand danger des interventions chirurgicales dirigées contre l'adéno-lymphocèle; aujourd'hui, avec une asepsie rigoureuse, ces complications infectieuses ont définitivement disparu.

La *lymphorragie* est un accident évitable si le chirurgien prend bien soin de lier les pédicules lymphatiques; elle cède d'ailleurs facilement à la compression au bout d'un jour ou deux.

L'*hémorragie* n'est jamais sérieuse, à moins de blessure de la veine fémorale; dans ce cas, nous pensons qu'il serait préférable d'avoir recours à la suture latérale de la veine, plutôt qu'à une ligature portant sur la fémorale superficielle et sur la fémorale profonde, suivant le conseil d'Audain.

La *gangrène du lambeau*, en général peu étendue, a été signalée avec les procédés de Le Dentu et d'Audain; avec l'incision que nous préconisons, où la suture est facile et où il n'existe pas d'angle toujours mal nourri, nous n'avons jamais observé cette complication sur une trentaine de cas que nous avons opérés de cette manière.

L'extirpation d'un adénolymphocèle a été suivie, dans un certain nombre de cas, de chylurie, de varices lymphatiques, etc.

X. **Lymphocèle inguino-crural.** — DÉFINITION. — Le lymphocèle inguino-crural est la dilatation des vaisseaux lymphatiques de la région inguino-crurale. Cette dilatation peut porter sur les lymphatiques soit profonds (sous-aponévrotiques), soit superficiels (intradermiques), séparément ou en même temps. Le lymphocèle inguino-crural est souvent associé à l'adénolymphocèle, mais il peut exister à l'état pur; c'est ce dernier que nous envisagerons.

Le lymphocèle isolé est une affection assez rare, surtout au

cours de la filariose ; Lambert (1) en rapporte un cas de Jacob où
la filariose a été soupçonnée et non démontrée, car les recherches
furent négatives ; nous en avons observé un cas accompagné
d'adénolymphocèle du côté opposé ; le sang renfermait des microfilaires.

ANATOMIE PATHOLOGIQUE. — La dilatation frappe soit les troncs
lymphatiques sus et sous-aponévrotiques, soit les lymphatiques
intradermiques, constituant ainsi des varices tronculaires et des
varices réticulaires. Le volume de ces dilatations est variable ;
les troncs lymphatiques peuvent atteindre le volume d'une plume
d'oie. Les vaisseaux sanguins ne présentent aucune altération
appréciable. Dans la forme pure, les ganglions sont normaux.

Dans les lymphocèles superficiels, les lésions rencontrées sont
celles que nous avons déjà signalées à propos du lymphoscrotum.

SYMPTÔMES. — Lorsqu'il existe des varices lymphatiques superficielles, elles se présentent avec les caractères que nous leur
connaisssons déjà. Ordinairement, la tumeur, longue de 10 à
15 centimètres et large de 3 à 4, est allongée parallèlement au
pli de l'aine, au-dessous duquel elle est immédiatement située.
La peau n'est pas lisse ; elle est comme mamelonnée ; en cas de
varices superficielles, la tumeur est souvent recouverte d'un grand
nombre de pseudo-vésicules confluentes, plus ou moins volumineuses, qui lui donnent l'aspect d'un « chou-fleur » (Lambert).
Le pourtour de ces pseudo-vésicules est souvent plus foncé que la
surface.

A la palpation, on sent des cordons mollasses, bosselés, qui
correspondent au trajet des troncs lymphatiques, ou forment des
masses plus ou moins irrégulières, donnant la sensation de petits
tubes enchevêtrés et constituant une sorte de tumeur plus ou
moins saillante. Il est rare d'observer la dilatation isolée soit des
lymphatiques superficiels, soit des lymphatiques profonds ; cette
dernière, d'ailleurs, à moins d'intervention ou d'une augmentation de volume considérable, peut passer facilement inaperçue.
Lorsque la tumeur a acquis un certain volume, elle peut gagner
le scrotum et même la paroi abdominale antérieure.

Assez fréquemment il existe plusieurs tumeurs : une, la plus

____

(1) Lambert, *Thèse de Nancy*, 1909.

volumineuse, qui est immédiatement au-dessous de l'arcade crurale ; les autres, plus petites, situées dans la région inguinale, au-dessus de l'arcade ; ces lymphocèles secondaires sont identiques à la tuméfaction principale ; elles peuvent apparaître en même temps qu'elle ou après.

Le lymphocèle diminue et augmente de volume dans les mêmes conditions que l'adénolymphocèle.

Le début de l'affection est des plus insidieux et passe ordinairement inaperçu, à moins d'une complication (lymphangite, lymphorragie) ; lorsqu'il s'agit d'un lymphocèle profond, c'est seulement de la gêne, de la pesanteur au niveau du triangle de Scarpa qui peuvent conduire à pratiquer la palpation de la région, palpation qui permet de constater une tuméfaction mollasse, allongée dans le sens des vaisseaux fémoraux.

La marche du lymphocèle est essentiellement chronique.

Complications. — Les complications sont la lymphangite localisée ou diffuse, la lymphorragie ; on a signalé également la coexistence d'une ascite.

La lymphorragie est très fréquente ; réduite le plus ordinairement à un écoulement insignifiant, à un léger suintement, elle peut devenir extrêmement abondante et parfois très prolongée.

Diagnostic. — Le diagnostic avec les *varices*, un *anévrysme*, est des plus facile ; nous avons, à propos de l'adénolymphocèle, fait le diagnostic des tumeurs sous-cutanées de la région ; nous n'y reviendrons pas.

Quand le lymphocèle frappe les vaisseaux superficiels, le diagnostic est surtout à faire avec le lymphangiome. Voici, d'après Lambert, quels sont les signes distinctifs de cette affection : vésicules à contenu séro-hématique ou hémorragique reposant sur un fond congestionné ; la tumeur n'est pas réductible et ne donne pas lieu à un suintement de lymphe. Nous ajouterons que le lymphangiome est une tumeur congénitale ou apparaissant dans le bas âge.

La tumeur superficielle est facile à distinguer de l'adénolymphocèle ; mais le lymphocèle profond est d'un diagnostic impossible ; d'ailleurs l'erreur n'aurait pas grosse importance, le traitement étant le même et les deux affections pouvant coexister.

Enfin il ne faudra pas oublier que le lymphocèle peut, outre la filariose, reconnaître pour origine la compression par une tumeur abdominale, un utérus gravide, une lésion du canal thoracique, et qu'il est nécessaire d'éliminer ces causes et de rechercher les filaires avant de porter le diagnostic de lymphocèle filarien.

TRAITEMENT. — Le traitement consistera uniquement dans l'ablation chirurgicale de la tuméfaction.

XI. Lymphangite génitale. — Audain, le premier, a décrit sous le nom de *colique filarienne* des accidents douloureux survenant chez les filariens hommes ou femmes (mais plus rarement femmes), siégeant au niveau de la région lombaire et s'accompagnant d'irradiations douloureuses vers la région épigastrique, les aines, les cuisses, les testicules chez l'homme, les ovaires chez la femme, disparaissant au bout de deux à trois jours et susceptibles de se répéter plus ou moins fréquemment.

Audain donne l'explication suivante de la colique filarienne :

« Qu'une filaire mère vienne à se loger dans le système lymphatique testiculaire, deux cas peuvent se produire : ou bien la circulation sera simplement entravée dans l'un des troncs, ou elle sera interrompue. Dans le premier cas, on constatera, du côté du testicule, une certaine gêne de la circulation lymphatique caractérisée par de la tuméfaction, de la douleur et souvent un épanchement dans la vaginale (*forme orchitique*)...

« Qu'il y ait oblitération totale, la gêne sera plus grande, les douleurs plus violentes, la tuméfaction plus marquée. Mais, comme le testicule n'est pas un organe extensible, l'effort va se porter non seulement sur les radicules lymphatiques, mais sur toute la partie du tronc située au-dessous de l'obstacle.

« Si on se rappelle le trajet abdominal des troncs lymphatiques du testicule, on comprendra que les douleurs produites par cette distension intérieure suivent une direction assez analogue à celle qu'on observe dans la colique néphrétique, et que le tableau clinique soit presque identique dans ces deux affections (*forme urétérique* ou colique filarienne).

« Il importe également de ne pas négliger les irradiations par action réflexe ; celles-ci se produisent du côté opposé et rendent bien compte de la sensibilité de l'autre testicule, des douleurs que le malade accuse le long de l'autre uretère, des phénomènes spasmodiques du col vésical et de l'anus.

« En un point de son trajet, ce paquet vasculo-lymphatique croise la direction de l'uretère au-devant duquel il est placé. Quoi d'étonnant, dans ces conditions, que les vaisseaux gorgés de lymphe, distendus, exercent une compression sur l'uretère, capable d'interrompre momentanément le cours de l'urine, d'éveiller des douleurs qui suivent dès lors réellement les irradiations de la colique néphrétique et d'offrir tous les symptômes fonctionnels observés dans cette maladie ? »

Ricot attribue les poussées aiguës fébriles à la mise en circulation d'une toxine sécrétée par le parasite ; nous avons déjà vu plus haut que l'existence de cette toxine est loin d'être démontrée.

Ménocal (1) a décrit, sous le nom de funiculite lympho-toxique des pays chauds, une infection microbienne des lymphatiques du cordon préalablement ectasiés, quelle qu'en soit la cause, filarienne ou non. Il distingue quatre formes de cette infection : une forme légère, une forme grave suppurée ou non, une forme hypertoxique, une forme chronique ; les deux premières formes sont identiques à la colique filarienne d'Audain.

Cette manifestation douloureuse, qui s'accompagne de fièvre, de rougeur et de gonflement de la région génitale, a bien toutes les allures d'une poussée lymphangitique infectieuse plus ou moins violente ; c'est une lymphangite totale des lymphatiques génitaux, lymphangite pouvant succéder à une lésion filarienne quelconque de l'appareil génital, lymphoscrotum, varicocèle, etc., dont elle n'est qu'une complication, mais qui peut également, à notre avis, se rencontrer en dehors de la filariose, cette dernière n'étant qu'une cause favorisante par la stase lymphatique qu'elle provoque.

La maladie décrite par Madden (2) (1907) et par Castellani (3) (1908) sous le nom de *funiculite endémique*, et rattachée par les médecins de Ceylan à l'éléphantiasis, n'est pour nous qu'une lymphangite génitale pouvant se développer à la faveur de causes diverses, dont on ne saurait exclure la filariose, et qui est iden-

(1) Ménocal, *Contribution à l'étude de la funiculite lympho-toxique dans les pays chauds*, La Havane, 1905.

(2) Madden, *The Lancet*, 1907.

(3) Castellani, *Annali di medicina navale*, 1908.

tifiable à la funiculite lympho-toxique des pays chauds de Ménocal.

PATHOGÉNIE. — Quelle est la porte d'entrée de l'infection ? Elle peut siéger au niveau des organes génitaux externes, sous la forme d'une vésicule d'herpès, d'une lésion galeuse, d'une lésion de grattage, etc. ; elle pourrait aussi avoir son origine dans une de ces infections sanguines, atténuées, comme on en a observé nombre de cas dans les circonstances les plus diverses ; les relations anatomiques des lymphatiques pelviens ectasiés avec le tube digestif pourraient également permettre, dans certains cas, leur infection ; les voies urinaires elles-mêmes, étant donnée la fréquence des urétrites chroniques, ne peuvent-elles pas également servir de porte d'entrée aux microbes ? Ce ne sont là que des questions posées, mais dont il serait intéressant de chercher la solution.

Quant aux microbes susceptibles de produire ces lymphangites génitales totales, on ne connaît à l'heure actuelle que le staphylocoque (Ménocal) et le diplo-streptocoque décrit par Castellani, qui paraît analogue, sinon identique, à ceux décrits par Le Dentu et Dufongéré dans l'éléphantiasis. De nouvelles recherches sont nécessaires pour fixer ce point d'étiologie.

Quant à la pathogénie des douleurs et de l'anurie par compression des uretères par les lymphatiques dilatés, pathogénie invoquée par Audain, elle nous semble difficile à admettre. Les lymphatiques ne sont pas engainés dans un tissu cellulaire lâche et, par suite, on comprend difficilement comment ils comprimeraient l'uretère, ayant toute liberté pour se dilater ; nous pensons, par contre, comme Moty, que les lymphatiques dilatés peuvent subir une sorte d'étranglement dans le canal inguinal ; mais nous croyons surtout que c'est l'inflammation des lymphatiques propagée aux nombreux filets sympathiques de la région qui est cause des douleurs vives et de l'anémie, qui ne serait qu'une anémie réflexe. Si nous devions admettre une obstruction de l'uretère, l'hypothèse d'une inflammation propagée aux lymphatiques de l'uretère nous séduirait davantage.

ANATOMIE PATHOLOGIQUE. — L'anatomie pathologique n'est connue que pour les cas graves ; elle a été bien étudiée par Ménocal.

Le testicule est augmenté de volume et est le siège d'un léger œdème interstitiel. C'est au niveau du hile que l'on note les altérations les plus accusées. Les lymphatiques sectionnés sont dilatés, contenant du pus ; au microscope, on constate que leur lumière est diminuée par la tuméfaction et la desquamation de l'endothélium ; tout autour des vaisseaux, on note une infiltration embryonnaire.

Les veines sont dilatées, épaisses, infiltrées, les unes vides, les autres thrombosées plus ou moins complètement ; le contenu des veines thrombosées peut être puriforme. La tunique interne des veines est épaissie et vascularisée avec néocapillaires et prolifération endothéliale. On note une abondante infiltration de cellules rondes, particulièrement autour des veines et des lymphatiques.

Les petites veines et les petits lymphatiques du corps d'Highmore sont atteints de phlébite et de lymphangite.

Dans la partie périphérique, on observe les lésions suivantes : une desquamation de l'endothélium des lymphatiques, ces vaisseaux étant remplis de globules rouges ; une thrombose veineuse. Le tissu cellulaire est le siège d'une infiltration fibrineuse abondante et d'une importante migration leucocytaire.

Le cordon, dans sa portion intra-abdominale, présente les mêmes lésions.

En résumé, ce qui caractérise cette affection, c'est une phlébolymphangite aiguë du cordon, avec intégrité du testicule et de l'épididyme ; le cordon très volumineux peut atteindre 8 à 10 centimètres de circonférence.

Quand la suppuration se produit, le pus se collecte sous le péritoine jusqu'à la région lombaire et descend avec le cordon jusqu'au testicule.

L'abcès peut se limiter à une partie du cordon. Le pus est sanguinolent. Dans les formes à évolution rapide, où le pus ne se collecte pas à la section, on en rencontre au niveau du plexus pampiniforme et du canal déférent.

Symptomatologie. — Au point de vue de la symptomatologie, nous décrirons une forme aiguë non suppurée, une forme suppurée, une forme hypertoxique.

Forme aiguë non suppurée. — Cette forme correspond à la colique filarienne d'Audain. La douleur est le premier symptôme dans la grande majorité des cas ; elle débute brusquement ; elle est d'intensité variable, mais ordinairement très vive. Elle siège au niveau de la région lombaire avec irradiations vers l'épigastre, les aines, les testicules, les cuisses ; toutes ces régions sont douloureuses spontanément et également au palper, ce qui rend souvent tout examen du malade impossible. La douleur est bilatérale, mais ordinairement plus accusée d'un côté que de l'autre.

Cette douleur est continue ; elle empêche tout repos, et le malade s'agite, cherchant une position susceptible d'atténuer sa douleur ; lorsque la douleur est au maximum, le malade est immobile sur son lit, le plus souvent couché en chien de fusil.

La fièvre est habituelle ; elle peut parfois précéder la douleur, rarement la suivre, exceptionnellement faire défaut ; dans la majorité des cas, elle se montre en même temps que la douleur. La température varie de 38°,5 à 40° ; l'accès présente souvent trois stades : frissons, chaleur, sueurs.

Les vomissements, d'abord alimentaires, puis muqueux ou bilieux, se rencontrent fréquemment ; l'inappétence est absolue ; la langue est saburrale.

La constipation est la règle ; on observe même quelquefois l'impossibilité absolue d'émettre des gaz ; le ventre, dans ces cas, est souvent météorisé, alors qu'au début de la crise il est en général rétracté.

On peut observer une rétention complète d'urine due à un spasme parfois infranchissable du col ; dans d'autres cas, la vessie est vide ou presque, il y a anurie.

Chez certains malades, l'état général est grave ; le facies est grippé, les yeux sont cernés, la langue est sèche, le pouls rapide ; le corps est couvert de sueurs froides et profuses.

A l'inspection de la région génitale, on constate une augmentation de volume des bourses, dont la peau est rouge, chaude ; les testicules, qui peuvent atteindre le volume d'une orange, sont très douloureux ; les régions inguinales sont tuméfiées ; les cordons sont gros et extrêmement douloureux.

Pour Ménocal, il existe constamment une adénopathie intra-abdominale, perceptible chez les sujets amaigris.

Au bout de quarante-huit heures à plusieurs jours, la fièvre tombe, les douleurs diminuent, puis finissent par disparaître ; mais les testicules et les cordons restent volumineux et sensibles à palpation ; on peut observer l'existence d'une hydrocèle séreuse ou chyleuse.

S'il y a eu anurie, la crise une fois passée, on observe l'émission d'une urine abondante, mais sans aucun caractère particulier.

On a décrit une forme légère, qui ne dure qu'un jour ou deux.

Forme suppurée. — La forme purulente débute comme la forme précédente ; après une période de fièvre rémittente, avec exacerbations vespérales, qui dure de deux à trois semaines, se montre une période de fièvre intermittente ; le cordon devient fluctuant en général au niveau de sa partie supérieure ; si la suppuration se collecte plus bas, la *peau du scrotum*, qui était mobile, devient adhérente à la profondeur. L'apparition de l'abcès est suivie ordinairement d'une rémission des symptômes ; la collection peut s'ouvrir spontanément à l'extérieur. Après l'ouverture chirurgicale ou spontanée de la collection, le cordon reste gros et dur.

Pour Ménocal, cette forme ne donnerait jamais lieu à la formation d'une collection intrapéritonéale ou rétropéritonéale, comme en a décrit au contraire Prexte Maxwell.

Forme hypertoxique. — La forme hypertoxique n'est autre que la *funiculite endémique* de Castellani ; elle se caractérise par l'existence de complications péritonéales et septicémiques généralisées.

Le début se fait comme dans les formes précédentes, mais les symptômes généraux sont d'emblée très graves ; les douleurs, localisées d'abord au cordon et à la fosse iliaque, gagnent les lombes, puis tout l'abdomen ; ces douleurs sont spontanées et exagérées par la pression. Il existe de la constipation et du ballonnement du ventre ; dans les derniers jours, la diarrhée peut faire son apparition. On peut observer des vomissements bilieux d'abord, puis fécaloïdes dans les derniers temps, si la constipation persiste.

La suppuration peut se produire ; elle a lieu alors vers la fin de la deuxième semaine ; mais le pronostic n'en est pas moins fatal dans la majorité des cas.

L'évolution est parfois extrêmement rapide, lorsque les symptômes septicémiques dominent ; chez certains malades, au début, ce sont les signes locaux qui attirent d'abord l'attention, puis, lorsque l'infection devient plus profonde, les signes locaux semblent diminuer, d'où une apparence trompeuse d'amélioration dans l'état des malades.

Les formes aiguës non suppurées peuvent récidiver à des

intervalles plus ou moins éloignés, surtout au début ; puis les
accès peuvent se rapprocher ; on a observé des cas où les récidives se produisaient tous les quinze jours.

On peut rencontrer chez la femme des manifestations identiques
à celles de l'homme, en ce qui concerne seulement la forme non
suppurée ; ces manifestations sont d'ailleurs très rares dans le
sexe féminin ; elles ont été décrites par Audain et par Mathon
sous le nom de coliques filariennes chez la femme.

Chez elle, les douleurs ovariennes sont beaucoup moins nettes
que les douleurs testiculaires de l'homme ; elles siègent surtout
au niveau des fosses iliaques. Les phénomènes inflammatoires
du côté des organes génitaux externes paraissent assez souvent
manquer. Le nombre des observations de colique filarienne chez
la femme étant relativement minime, la symptomatologie clinique
présente encore bien des inconnues, quoique d'une manière
générale elle se rapproche de celle observée chez l'homme (lièvre,
symptômes généraux, etc.).

La grossesse, surtout pendant les trois premiers et les trois
derniers mois, favoriserait l'apparition des coliques filariennes (1).

Pour Ricot la grossesse ne jouerait aucun rôle.

L'approche des règles ou leur apparition semblent bien favoriser l'apparition des accès.

Diagnostic. — Le diagnostic est en général assez facile, étant
donnée la coexistence de lésions filariennes ; il sera à faire avec
toutes les affections douloureuses de l'abdomen (coliques néphrétiques, appendicite), avec les affections douloureuses du testicule
(orchite aiguë, névralgies testiculaires, etc.). Dans les formes
hypertoxiques, on pourra songer à un étranglement interne, à
une hernie étranglée, à une péritonite ; dans ce cas, ce n'est souvent
que l'intervention qui permet le diagnostic. Garcia Casagerio (2)
a rapporté un cas, qui guérit d'ailleurs par l'intervention, qui
simulait un phlegmon urinaire septique.

Pronostic. — A part les formes hypertoxiques, qui sont le plus
fréquemment mortelles, à moins d'une intervention précoce, les
formes non suppurées ne sont pas d'un pronostic grave ; mais, par

____

(1) Mathon, *Lanterne médicale*, 1906.
(2) Garcia Casagerio, *Sociedad de estudios clinicos*, La Havane, 1905.

leur répétition, elles fatiguent le malade ; de plus, elles peuvent aboutir à la formation d'un éléphantiasis du testicule et du cordon.

TRAITEMENT. — Pour les formes aiguës non suppurées, on aura recours localement aux applications de glace ; on administrera au malade des toniques, de la quinine. On pourrait essayer le collargol, soit en applications locales, soit en injections intraveineuses.

Les douleurs seront calmées par les hypnotiques ordinaires.

Dans les formes suppurées, la collection sera ouverte dès que la fluctuation sera perçue.

Dans les formes hypertoxiques, le cordon sera mis à nu sur toute son étendue et dissocié ; des pansements humides seront appliqués.

On prescrira des toniques ; on pratiquera en outre des injections de sérum artificiel.

Quoique le rôle du streptocoque ne soit pas démontré dans l'évolution de ces accidents, on pourrait peut-être essayer les injections de sérum antistreptococcique.

/ CHAPITRE VIII ·

L'ÉLÉPHANTIASIS DANS LES PAYS CHAUDS

Définition. — Historique. — Pathogénie : éléphantiasis des pays chauds (rôle du
paludisme, rôle de la filariose, théorie microbienne). — Éléphantiasis des pays
tempérés. — Identité de l'éléphantiasis des pays chauds et de l'éléphantiasis des
pays tempérés. — Géographie. — Étiologie : âge, sexe, race, hérédité, professions, alimentation, saisons, causes prédisposantes dues à un état morbide. —
Porte d'entrée de l'infection. — Anatomie pathologique : lésions macroscopiques,
lésions microscopiques; évolution des lésions; formes anatomo-pathologiques,
localisations. — Symptomatologie : symptômes locaux; symptômes généraux
(accès éléphantiasique). — Marche de l'affection. — Pronostic. — Diagnostic :
de l'éléphantiasis confirmé, de l'accès. — Traitement : traitement prophylactique,
traitement de l'accès, traitement local, traitement général, traitement préliminaire avant les interventions.

Définition. — La définition la plus communément adoptée
de l'éléphantiasis est la suivante : « Hypertrophie régionale chronique à marche extensive et progressive, liée : 1° à la réaction
inflammatoire de l'appareil conjonctivo-vasculaire sanguin et
lymphatique, déterminant des œdèmes à sérosité spontanément
coagulable, l'hyperplasie du tissu collagène, la multiplication
cellulaire; 2° à des transsudats séreux simples d'origine mécanique » (E. Besnier, Doyon et Dominici) (1).

Une telle définition élimine donc les affections suivantes, qui
constituent des pseudo-éléphantiasis :

1° Les néoplasies bénignes ou malignes;

2° Les néoplasies dues à une infection spécifique (syphilis,
lèpre, tuberculose) ;

3° Les hypertrophies provoquées par des œdèmes simples,
même accompagnés d'une réaction inflammatoire transitoire.

____

(1) E. Besnier, A. Doyon et Dominici, *Pratique dermatologique*, t. II, p. 357.

Besnier va même plus loin et distingue entre l'éléphantiasis apparaissant chez un individu antérieurement indemne de tout antécédent morbide et les états éléphantiasiques qui évoluent sur un terrain morbide préparé.

A notre avis, il n'y a pas lieu de maintenir cette distinction : l'éléphantiasis n'est qu'un syndrome, et ce syndrome se traduit par des signes identiques, qu'il s'agisse d'un cas primitif, ce qui est bien difficile à déterminer, ou d'un éléphantiasis secondaire à une prédisposition morbide.

Historique. — Arétée décrivit une hyperplasie des jambes d'origine lépreuse ; l'éléphantiasis fut étudié par les médecins arabes ; Rhazès II lui donna le nom de pied d'éléphant (*dah el phil*) ; ce nom fut traduit par éléphantiasis, qui désignait déjà chez les Grecs une lésion lépreuse. Prosper Alpino signale l'éléphantiasis du scrotum ; Dionis le décrit (1714) ; Kœmpfer en donne une bonne description.

Puis les observations cliniques se multiplient, et les observateurs cherchent à déterminer les conditions étiologiques dans lesquelles l'affection fait son apparition.

Lewis en 1873, Manson en 1875, publièrent des observations de malades atteints d'éléphantiasis, dans le sang desquels ils avaient rencontré des microfilaires.

Le premier, en 1877, trouve une filaire adulte dans un cas d'éléphantiasis variqueux du scrotum (1), et Manson (2), en 1881, fait la même découverte à la coupe d'un scrotum éléphantiasique. L'éléphantiasis devient alors une affection bien connue : les recherches anatomo-pathologiques se multiplient ; les recherches bactériologiques commencent, et à la théorie filarienne se substitue peu à peu, après les recherches de Sabouraud, la théorie microbienne.

Pathogénie. — Pour l'étude de la pathogénie de l'éléphantiasis, nous examinerons successivement les théories proposées pour expliquer l'éléphantiasis des pays chauds et celles mises en avant pour l'explication de l'éléphantiasis des pays tempérés.

1° Éléphantiasis des pays chauds. — Rôle du paludisme. —

----

(1) Lewis, *Medical Times and Gazette*, 1873 ; *The Lancet*, 1877.
(2) Manson, *ibid.*, 1881.

En se basant sur le fait que l'éléphantiasis est particulièrement fréquent dans les pays marécageux et sur la ressemblance clinique des accès éléphantiasiques et des accès paludéens, les anciens auteurs avaient voulu rattacher l'éléphantiasis au paludisme. Cependant les objections à cette théorie sont nombreuses : l'éléphantiasis existe dans les pays où le paludisme n'existe pas (en Océanie, par exemple) ; dans certains pays où l'éléphantiasis était connu depuis fort longtemps, le paludisme n'est que d'importation récente (Réunion, Maurice) ; les Européens s'impaludent très facilement, mais ont trarement de l'éléphantiasis ; pour la race nègre, c'est le contraire qui s'observe ; l'accès fébrile éléphantiasique et l'accès paludéen présentent des différences (hématozoaires en cas de paludisme, etc.).

Rôle de la filariose. — Après la découverte de Manson, la théorie de l'origine filarienne de l'éléphantiasis des pays chauds fut admise sans conteste. Les arguments mis en avant en sa faveur sont assez nombreux : tout d'abord la distribution géographique de la filariose et de l'éléphantiasis est la même ; certains états filariens, tels que le lymphoscrotum, conduisent à l'éléphantiasis ; à la suite d'interventions pratiquées contre un lymphoscrotum, on a pu voir survenir de l'éléphantiasis des membres ; des abcès filariens ont été observés sur des régions atteintes d'éléphantiasis ; des filaires adultes ont été trouvées dans les tissus hypertrophiés ou dans les ganglions correspondant à la région malade ; l'éosinophilie qui existe dans l'éléphantiasis est semblable à l'éosinophilie qui existe dans la filariose (Brochard) (1).

Cependant nombre d'objections ont été faites à cette théorie depuis quelques années ; la principale est l'absence presque constante des microfilaires dans le sang des malades atteints d'éléphantiasis. Manson explique ce fait de la façon suivante : deux causes peuvent être invoquées : 1° la mort de la filaire adulte ; 2° l'encombrement des voies lymphatiques par les œufs de filaire. La mort de la filaire adulte a été observée dans les varices lymphatiques de la filariose, particulièrement au moment des attaques de lymphangite ; rien ne s'oppose à ce que le même fait se produise dans l'éléphantiasis. L'encombrement des lym-

____

(1) Brochard, *Société de pathologie exotique*, 1910.

phatiques par les œufs de filaire aurait lieu à la suite d'un traumatisme ou de toute autre cause, qui produirait un avortement chez la filaire adulte et de vivipare la rendrait ovipare. C'est ainsi que Manson a pu, dans deux cas de filariose, rencontrer des œufs de filaire dans la lymphe. Ces œufs, beaucoup plus volumineux que les microfilaires, ne peuvent traverser les ganglions, où ils vont s'arrêter et former embolie; la circulation de la lymphe au delà du ganglion étant interrompue, les microfilaires ne peuvent plus passer dans le sang. La filaire adulte meurt dès le début de l'évolution de l'éléphantiasis, soit qu'elle succombe au cours d'une poussée de lymphangite, soit que sa mort survienne à la suite de la cause qui l'a fait avorter.

Manson admet en outre que, si les individus atteints d'éléphantiasis présentent moins souvent que les autres des microfilaires dans leur sang, c'est qu'il existe chez eux une obstruction d'une zone étendue du système lymphatique, et, leur sang ne pouvant recevoir des parasites que d'une portion relativement limitée du système lymphatique, il existe chez eux « une probabilité beaucoup moins grande pour le libre passage des filaires dans le sang ».

Mais cette explication a soulevé à son tour nombre d'objections. La mort des filaires adultes ne se produit qu'exceptionnellement au cours des poussées inflammatoires du lymphoscrotum, du varicocèle lymphatique. Pourquoi se produirait-elle constamment au cours de l'éléphantiasis ?

Les œufs de la filaire n'ont pas d'enveloppe ; seule une délicate membrane anhiste les entoure ; dans ces conditions, l'obstruction causée par eux ne saurait être que passagère, et les microfilaires devraient pouvoir passer à nouveau dans le sang à un moment donné, par suite de la destruction des œufs.

Les cas où il est permis d'observer des microfilaires dans le sang ne peuvent être invoqués pour expliquer l'origine filarienne de l'éléphantiasis, les individus atteints de cette affection pouvant très bien, à un moment donné de leur existence, contracter la filariose.

La filariose et l'éléphantiasis n'ont pas toujours la même distribution géographique ; c'est ainsi que Prout (1), à Sierra-Leone, a observé un grand nombre de filariens et une proportion infime

____

(1) Prout, *Journal of trop. med.*, 1908, p. 109, et *Bull. med. Journal*, 1902.

d'éléphantiasiques, tandis que Welmann (1), à Angola, a observé
50 éléphantiasiques et n'a jamais rencontré de microfilaires dans
le sang de 500 individus qu'il a examinés dans ce but.

Une objection importante est la suivante : la stase à elle seule
ne peut produire l'éléphantiasis [Th. Anger (2), Boddaert (3)] ;
l'expérimentation a prouvé que la ligature aseptique des troncs
lymphatiques ne peut déterminer que de l'œdème ; il est bien
évident qu'une obstruction aseptique par la filaire ou ses œufs ne
peut produire que de la stase lymphatique et des dilatations des
vaisseaux lymphatiques ; elle pourra être le point de départ d'un
lymphoscrotum, mais seule ne donnera pas naissance à un éléphantiasis des bourses.

Prout a également objecté qu'en cas d'éléphantiasis multiples
il faudrait admettre des obstructions multiples par des filaires
adultes.

La théorie filarienne pure est donc difficilement acceptable ;
d'ailleurs les faits cliniques montrent que, si les lésions filariennes
donnent naissance parfois à un éléphantiasis, cette transformation exige une série de poussées inflammatoires, parfois fort
nombreuses. Le lymphoscrotum, qui ne s'enflamme pas, restera
toujours lymphoscrotum ; qu'il survienne sur ce lymphoscrotum
des poussées érysipélateuses à répétition, peu à peu les caractères
de cette affection se modifieront, et l'éléphantiasis se développera.

Cette notion nouvelle de la nécessité d'une poussée inflammatoire est admise peu à peu par les auteurs. Pour Low, à la filariose occasionnant l'obstruction lymphatique s'ajoute une infection
streptococcique ; la mort et la décomposition des filaires prédisposent à l'apparition de ces poussées de lymphangite.

Manson (4), lui-même, modifie sa théorie primitive et considère l'inflammation comme nécessaire et accepte même l'idée
d'une infection surajoutée : « La stase lymphatique à elle seule
ne produit pas l'éléphantiasis... Elle peut donner lieu à une forme
d'œdème, mais non à la vraie hypertrophie éléphantiasique. S'il
survient une inflammation dans une aire de congestion lymphatique fermée, — et c'est ce qui peut arriver à la suite du plus léger
traumatisme, — l'éléphantiasis se produira... » ; et plus loin : « Pré-

(1) Welmann, *Journal of trop. med.*, 1908, p. 118.
(2) Th. Anger, *Thèse de Paris*, 1867.
(3) Boddaert, *Académie de Belgique*, 1895.
(4) Manson, *Maladies des pays chauds*, 4. édit.

sence de filaires femelles adultes dans le système lymphatique de
la partie atteinte, circonstance défavorable à la filaire ; expulsion
prématurée des œufs par suite de cette circonstance ; embolie
des ganglions lymphatiques due à la présence des œufs ; stase
lymphatique, lymphangite produite par un traumatisme ou par
toute autre cause (telle qu'une infection septique) au niveau de la
zone congestionnée ; résorption imparfaite des produits inflammatoires ; attaques récurrentes d'inflammation conduisant à une
hypertrophie inflammatoire de la partie atteinte, à progression
intermittente, telle est l'explication que je crois pouvoir donner
de la production de l'éléphantiasis par la filaire. »

Dufongeré (1), qui, sur cinquante-trois sujets éléphantiasiques
examinés, a trouvé dans le sang des microfilaires mortes (*Filaria
Bancrofti* et *Filaria Demarquayi*) et isolé du sang des individus
atteints de lymphangite endémique un coccus particulier, admet
la pathogénie suivante :

L'éléphantiasis est d'origine filarienne ; mais la cause initiale
de l'affection est une infection due au *Lymphococcus*, qui détermine la mort des microfilaires ; celles-ci s'accumulent dans les
ganglions et les vaisseaux lymphatiques, déterminant ainsi une
stase avec épanchement interstitiel de lymphe, probablement
septique, d'où production de l'éléphantiasis. En l'absence de
filaires, l'infection lymphococcique est incapable de produire
l'éléphantiasis ; c'est ainsi que Dufongeré cite le fait d'un malade
ayant présenté vingt-deux accès de lymphangite sans avoir d'éléphantiasis.

THÉORIE MICROBIENNE. — En se basant, d'une part, sur l'existence
dans les pays tempérés de lésions éléphantiasiques identiques à
celles des pays chauds, dont l'origine filarienne ne peut être un ins-
tant soupçonnée, et, d'autre part, sur l'inconstance de la présence
des filaires ou des microfilaires chez les éléphantiasiques tropicaux
et sur leur rôle mal défini, plusieurs auteurs se sont demandé
si l'éléphantiasis des pays chauds n'était pas simplement d'origine
microbienne, comme l'éléphantiasis des pays tempérés, la filaire
ne jouant aucun rôle dans sa production, ou ne jouant en tout
cas qu'un rôle très atténué, et c'est la conclusion à laquelle plu-

____

(1) Dufongeré, *L'éléphantiasis, ses rapports avec la lymphangite endémique de
pays chauds*, 1907.

sieurs d'entre eux ont été conduits par leurs recherches bactériologiques ou cliniques. Des microbes divers ont été d'ailleurs rencontrés dans la lymphe des éléphantiasis tropicaux : pneumocoque (Brault) (1), staphylocoque (Brault, Tribondeau).

Le Dantec (2) a rencontré dans la lymphe puisée au niveau des placards éléphantiasiques, au moment des accès inflammatoires limités, un microbe auquel il a donné le nom de *dermocoque* ou de *dermolymphocoque*, qu'il assimile au lymphocoque de Dufongeré ; si la lymphe est prélevée au moment d'une poussée avec fièvre élevée et large extension de l'inflammation, ce dermocoque est associé au streptocoque. Ce microbe est pléomorphe ; dans la lymphe, il se présente sous la forme d'un diplogène ou d'un tétragène, ressemblant sous le premier aspect à un gonocoque ou à un méningocoque ; dans les cultures, il se transforme en coccodiplocoque ; c'est ce dernier aspect qu'il revêt dans les cultures de la lymphe prise en dehors d'un accès. Ce microbe, qui prend le Gram, pousse bien sur bouillon et sur pomme de terre.

Inoculé seul, il n'est pas pathogène pour la souris et le lapin. Associé au streptocoque, il provoque rapidement la mort de la souris grise ; inoculé dans ces mêmes conditions dans l'oreille du lapin, il provoque une plaque érysipélateuse ; la répétition de ces inoculations permet d'obtenir un éléphantiasis de l'oreille. Le Dantec conclut que l'éléphantiasis est une dermococcie, et que les accès inflammatoires sont dus à une symbiose du streptocoque et du dermo-lymphocoque, le streptocoque étant amené par voie sanguine.

Castellani (3) a décrit dans la funiculite endémique un microbe qui, pour Le Dantec (4), ressemble au dermo-lymphocoque.

Pour Prout, la plupart des éléphantiasis tropicaux sont dus à une lymphangite microbienne causée par l'inoculation dans les lymphatiques d'un agent spécifique ; la *Filaria Bancrofti* peut parfois être la cause d'une obstruction lymphatique et de ses conséquences, mais l'éléphantiasis n'en est pas moins presque toujours dû à une infection microbienne.

(1) Brault, *Gazette des hôpitaux*, 1901.
(2) Le Dantec, *Réunion biologique de Bordeaux*, 1907
(3) Castellani, *Annali di medecina navale*, 1908.
(4) Le Dantec, *Précis de pathologie exotique*, 1911.

Audain, Ricot (1) dénient tout rôle à la filaire de Bancroft dans la pathogénie de l'éléphantiasis, qui est « une affection microbienne, favorisée habituellement par une inflammation lymphatique chronique permanente de la zone atteinte, avec ou sans poussées aiguës plus ou moins fréquentes, » et ils s'appliquent à distinguer les cas de filariose chronique simulant l'éléphantiasis de l'éléphantiasis vrai des Arabes. Pour eux, si dans la filariose chronique on peut observer comme phénomène accessoire une tuméfaction de la partie atteinte, il s'agit d'une suffusion lymphatique par extravasation ou par rupture de lymphatiques, mais sans sclérose. Dans ces cas, la peau se laisse pincer ; même dans les endroits où la tuméfaction est considérable et où la peau semble faire corps avec les parties profondes, on peut, en la comprimant fortement, l'amincir et arriver à la pincer.

2º Éléphantiasis des pays tempérés. — Dans les pays tempérés, toutes les causes susceptibles de produire une gêne de la circulation lymphatique sont susceptibles, si elles se compliquent de poussées inflammatoires répétées, de donner naissance à un éléphantiasis nostras ; ces poussées inflammatoires sont sous la dépendance d'une infection microbienne, due dans la grande majorité des cas au streptocoque (Sabouraud) (2). Mais le streptocoque n'est pas le seul microbe rencontré ; c'est ainsi que Rénon (3) y a vu le pneumocoque.

Certains auteurs admettent même que tous les microbes sont susceptibles de produire l'éléphantiasis. « Il semble que l'on doive admettre que toute infection de nature quelconque et d'origine exogène ou endogène doit pouvoir, surtout lorsqu'elle est associée à la stase sanguine ou lymphatique, produire un éléphantiasis » (Froment et Jambon) (4).

Mais, en dehors des divers microbes banaux susceptibles de produire l'éléphantiasis, on a incriminé des microbes tels que le bacille de Koch et le spirochète de la syphilis.

La syphilis peut produire l'éléphantiasis vrai soit à la faveur d'une ulcération qui s'infecte, comme cela peut s'observer pour tous les autres ulcères (tuberculeux, lépreux, variqueux), soit en

(1) Ricot, in *Fièvres intertropicales*, 1909.
(2) Sabouraud, *Annales de dermatologie et de syphiligraphie*, 1892, nº 5.
(3) Rénon, *Société de biologie*, avril 1897.
(4) Froment et Jambon, *Gazette des hôpitaux*, 1904.

agissant au niveau des ganglions par obstruction de la circulation lymphatique intraganglionnaire par suite de la sclérose; à la suite de l'extirpation des ganglions syphilitiques, on a observé également l'apparition de l'éléphantiasis. D'assez nombreux auteurs ont signalé des cas d'éléphantiasis vrai survenus à l'occasion de la syphilis [Croova (1), Schramm (2), Howard Kelly (3), Olshausen (4), Ravogli (5)]. Étant données les affinités que possède le spirochète pour les parois vasculaires, nous nous demandons si, dans nombre de cas, l'éléphantiasis syphilitique n'est pas simplement dû à une phlébo-lymphangite spécifique sans l'intervention d'autres microorganismes et si la syphilis, au lieu d'être une cause prédisposante, n'est pas une cause déterminante dans la pathogénie de l'éléphantiasis. Mais il ne faut pas confondre les éléphantiasis vrais syphilitiques avec les œdèmes qui accompagnent certaines manifestations syphilitiques ; à part l'augmentation du volume de la région, les autres signes de l'éléphantiasis manquent; l'œdème est spécial, il est dur, mais s'affaisse sous la pression du doigt, qui y creuse un godet, passager d'ailleurs ; la région paraît « bouffie », suivant l'expression de A. Fournier (6).

Ces œdèmes, parfois considérables, peuvent, au niveau des organes génitaux, se manifester d'une manière précoce à l'occasion du chancre et des plaques muqueuses, mais aussi tardivement [le cas rapporté par Taylor (7) par exemple]. C'est à tort que ces œdèmes ont été dénommés éléphantiasis ; ce sont des syphilomes hypertrophiques. Et ce qui caractérise ces lésions, c'est, d'une part, au point de vue anatomo-pathologique, l'absence de sclérose et, au point de vue thérapeutique, la guérison complète par le traitement spécifique.

Cependant les cliniciens avaient remarqué que certaines de ces lésions, après s'être améliorées considérablement par le traitement spécifique, ne subissaient plus aucune modification, malgré la prolongation de ce traitement et la mise en œuvre de médications

(1) Croova, *Ed. médic. Journal*, 1893.
(2) Schramm, *Cent. für Gyn.*, 1888.
(3) Howard Kelly, *Jonh's Hopkins Hosp. Rep.*, 1890.
(4) Olshausen, *Cent. für Gyn.*, 1890.
(5) Ravogli, *Journal of cutaneons diseases*, 1907.
(6) A. Fournier, *Traité de la syphilis*, 1908.
(7) Taylor, *The Journ. of the amer. Assoc.*, 1907.

diverses ; la *restitutio ad integrum* ne s'obtenait pas. Dans ces cas, il s'agit de lésions mixtes ; le traitement spécifique fait disparaître les infiltrats, mais la sclérose qui avait commencé à se produire ne disparaît pas ; l'éléphantiasis a commencé son évolution.

Ces cas servent de transition avec ceux où l'éléphantiasis d'origine syphilitique s'est définitivement constitué et dans lesquels le traitement spécifique n'a aucune action ; la sclérose ne régresse pas. C'est pour n'avoir pas suffisamment distingué ces cas que certains auteurs, Butterlin (1) en particulier, ont pu dire que l'éléphantiasis syphilitique « peut rester rebelle à tout traitement médical ». Les lésions éléphantiasiques d'origine syphilitique une fois constituées ne guérissent jamais par le traitement spécifique, nous ne saurions trop le répéter.

Quant à la tuberculose, en dehors des ulcérations, elle pourrait produire un éléphantiasis en amenant l'arrêt de la circulation lymphatique intraganglionnaire. Dujarier et Laroche (2) ont rapporté un cas d'éléphantiasis tuberculeux du scrotum et de la verge, avec inoculation positive d'un fragment ganglionnaire. Mais, dans ce cas particulier, le malade ayant été aux colonies et ayant subi des interventions ganglionnaires, on peut se demander quelle est l'origine exacte de cet éléphantiasis et si la tuberculose ganglionnaire n'était pas une lésion surajoutée. Karajon (3) a rapporté un cas d'éléphantiasis vrai tuberculeux de la vulve et du clitoris.

Mais le bacille tuberculeux ne peut-il pas lui-même produire un éléphantiasis? Le lupus scléreux papillomateux éléphantiasique est un éléphantiasis vrai. Darier (4), qui a observé un cas typique d'éléphantiasis tuberculeux accompagnant un lupus du membre supérieur, n'hésite pas à attribuer au bacille tuberculeux la production de cet éléphantiasis. D'ailleurs le bacille de Koch produit des lésions scléreuses du tissu conjonctif; il produit également des lésions vasculaires; il n'y a pas de raison pour qu'il ne puisse pas donner naissance à l'éléphantiasis, qui n'est que la combinaison de ces diverses lésions. Mais il s'est produit pour la tuberculose ce qui a eu lieu pour la syphilis; on a décrit sous le

(1) Butterlin, *Thèse de Paris*, 1908.
(2) Dujarier et Laroche, *Revue de chirurgie*, 1909.
(3) Karajon, *Wiener klin. Woch.*, 1909.
(4) Darier, Communication orale.

nom d'éléphantiasis tuberculeux des œdèmes accompagnant soit
des ulcérations tuberculeuses, soit des infiltrations tuberculeuses,
œdèmes tout à fait distincts de l'éléphantiasis. C'est ainsi que
Triquera (1) cite, à côté d'un cas d'éléphantiasis typique dû à
Forgue et à Massabuau, des œdèmes accompagnant des infiltrations tuberculeuses, tel par exemple le cas de Bender, pour lequel
cet auteur, avec juste raison, avait fait le diagnostic de tuberculose
hypertrophique de la vulve et non d'éléphantiasis. Malgré cette
confusion, il n'en subsiste pas moins la possibilité, dans nombre
de cas, de retrouver la description des éléphantiasis vrais d'origine
tuberculeuse, et avec Triquera nous nous demandons si un certain nombre de cas d'esthiomène de la vulve ne sont pas des éléphantiasis vulvaires.

Les ulcérations lépreuses peuvent également être le point de
départ d'un éléphantiasis vrai; par analogie avec le bacille de
Koch, on peut se demander si, en dehors des ulcérations lépreuses,
il n'existerait pas des cas d'éléphantiasis dus à l'action du bacille
de Hansen. On a observé des éléphantiasis du pénis et de la
vulve à la suite de la blennorragie, consécutivement à une lymphangite chronique produite à la faveur des érosions si fréquentes
dans cette affection.

Les tumeurs bénignes de la vulve peuvent également, à la suite
des irritations incessantes dont elles sont le siège, être l'origine
d'un éléphantiasis. Hans von Winiwarter (2) a rapporté un cas
d'éléphantiasis vulvaire développé aux dépens d'un petit fibrome,
éléphantiasis qui s'était très rapidement accru à l'occasion de
grossesses.

**Identité de l'éléphantiasis des pays chauds et de l'éléphan-
tiasis nostras.** — L'observation démontra rapidement que, dans
les pays chauds, les diverses causes que l'on rencontre dans les
pays tempérés à l'origine de l'éléphantiasis pouvaient également
se retrouver, et, à côté d'un éléphantiasis filarien, on décrivit
d'autres éléphantiasis succédant à des infections récidivantes
survenant chez des syphilitiques, des tuberculeux, des lépreux,
des malades présentant des troubles nerveux ou circulatoires,
ou atteints d'affections cutanées diverses ; les exemples d'éléphan-

---

(1) Triquera, *Thèse de Montpellier*, 1909.
(2) Hans von Winiwarter, *Soc. médico-chirurgicale de Liége*, 1906.

tiasis de ce genre abondent. Ces diverses causes peuvent d'ailleurs, dans certains cas, être associées à la filariose (Taylor) (1). Mais si, incontestablement, il existe dans les pays chauds des éléphantiasis identiques à l'éléphantiasis nostras, doit-on décrire séparément un éléphantiasis tropical, une *éléphantie*, suivant le nom proposé par Bernardino Gomes? Les recherches bactériologiques ont démontré que, dans l'éléphantiasis des pays chauds, l'infection était toujours la cause nécessaire, que cette infection soit due à des microbes spécifiques, ce qui est peu probable, ou à des microbes variés. Donc, à l'origine de l'éléphantie et de l'éléphantiasis nostras, on retrouve une infection. D'autre part, la clinique et l'anatomie pathologique ne permettent pas d'établir de différence entre ces deux éléphantiasis. A notre avis, il y a identité absolue entre les deux affections, et si l'éléphantiasis est plus fréquent dans les pays chauds, c'est que les causes d'infection de la peau y sont plus nombreuses et que souvent les vaisseaux lymphatiques sont antérieurement altérés.

L'identité de l'éléphantiasis tropical et de l'éléphantiasis nostras est d'ailleurs admise par Darier (2) et par Le Dantec (3). Dubruel (4), ayant isolé de la sérosité de l'éléphantiasis des staphylocoques et divers autres microbes, conclut également à l'identité des deux affections.

Distribution géographique. — L'éléphantiasis n'est pas une affection fréquente en Europe, où ses diverses localisations ont été observées dans tous les pays; par contre, la zone tropicale entre le 30° de latitude nord et le 35° de latitude sud est le pays de prédilection de cette affection. Les régions basses et marécageuses sont les régions où l'on observe de préférence l'éléphantiasis; on ne saurait cependant admettre avec Chevers, comme limite de l'éléphantiasis, celle où le cocotier ne pousse plus.

En Afrique, l'éléphantiasis est extrêmement fréquent : Maroc, Algérie, Tunisie, Tripolitaine, Égypte (*sarcocèle égyptien*), Abyssinie, Soudan, Mozambique, Zanzibar, Congo, Cap, Madagascar, Maurice Réunion.

(1) Taylor. *New-York med. Journal*, 1907.
(2) Darier. *Précis de dermatologie*, 1909.
(3) Le Dantec. *Précis de pathologie exotique*, 1911.
(4) Dubruel. *Société de pathologie exotique*, 1909.

En Asie, c'est particulièrement dans l'Hindoustan que cette affection est fréquente (*elephantiasis indica*) et surtout dans le district de Cochin (*jambe de Cochin*) ; en Syrie, en Arabie, en Malaisie, elle se rencontre également fréquemment ; il en est de même en Chine, aux Philippines, en Indo-Chine et au Japon.

Dans les îles du Pacifique (Moréa, Raïatéa, Samoa, etc.), l'éléphantiasis, dans certaines régions, frappe la moitié de la population.

En Amérique centrale, l'affection est très répandue : Antilles (*jambe des Barbades*), Brésil, Guyane, Vénézuéla, Colombie, Pérou, Mexique, États-Unis (Louisiane).

Étiologie. — Nombreuses sont les causes qui paraissent influencer l'apparition et l'évolution de l'éléphantiasis.

Age. — La première enfance paraît à l'abri de l'affection ; on a décrit cependant des faits d'éléphantiasis congénital ; mais, dans la très grande majorité des cas, il s'agissait de nævi hypertrophiques, de lymphangiomes, d'hémolymphangiomes, ou de lésions se rapprochant du *molluscum pendulum*. Moncorvo (1) a cependant publié un cas d'éléphantiasis congénital, avec présence de streptocoque, chez un enfant né d'une mère ayant présenté pendant sa grossesse une lymphangite de la paroi abdominale.

Nous avons observé chez un enfant de trois ans un cas d'éléphantiasis de la jambe, consécutivement à une brûlure profonde et soignée d'une manière malpropre. Chez les vieillards, l'affection est rare ; on en a signalé cependant un cas chez un individu de quatre-vingts ans (Richard).

Sexe. — L'éléphantiasis est environ trois fois plus fréquent chez l'homme que chez la femme, mais cela tient uniquement à ce que la femme est moins exposée aux infections d'origine cutanée ; c'est ainsi que, dans les contrées où les femmes travaillent dans les rizières ou les marécages, la proportion des femmes est plus élevée que dans les autres contrées.

Race. — Les Européens sont beaucoup plus rarement atteints

---

(1) Moncorvo, *Journal de clinique et de thérapeutique infantiles*, 1895.

que les créoles, et ceux-ci que les individus de couleur; parmi ces derniers, les nègres sont de beaucoup les plus frappés. On cite cependant quelques exceptions ; c'est ainsi que les Éthiopiens de pure race ne contracteraient pas l'éléphantiasis (Azéma) (1), et que les Indiens Peaux-Rouges de l'Amérique du Sud jouiraient de la même immunité.

Pour certains auteurs, il faut voir dans l'aptitude de telle ou telle race à contracter l'éléphantiasis une prédisposition congénitale; c'est ainsi que Carter (2) déclare « avoir été frappé de la texture délicate des parois vasculaires chez les natifs de l'Inde »; que Corre (3) décrit cet état particulier du système lymphatique des indigènes des pays tropicaux sous le nom de *lymphatexie*. Dans les races peu sensibles, ne seraient atteints que les individus ayant congénitalement un système lymphatique défectueux. Cette débilité lymphatique congénitale, pourrait-on dire, est admise par divers auteurs [Binet (4), Désert (5), Delobel (6)].

Hérédité. — L'hérédité existerait pour certains auteurs (Waring, Francis Bey) ; les chiffres donnent en moyenne 50 p. 100; mais il est nécessaire de faire des réserves sur ces chiffres, car l'éléphantiasis est exceptionnel dans l'enfance, et rien ne prouve que les enfants, vivant dans d'aussi mauvaises conditions que leurs parents, n'ont pas contracté la maladie dans le milieu où ils ont vécu.

Ce qui pourrait être transmis par hérédité, c'est une défectuosité du système lymphatique.

Professions. — Les individus qui travaillent dans les rizières, dans la vase, sont plus exposés que les autres à contracter l'éléphantiasis.

Alimentation. — Le poisson salé a été incriminé comme favorisant, par son usage dans l'alimentation, le développement du parasite, et l'on cite le cas du malade de Godard qui provoquait

---

(1) Azéma-Mazaé, *Traité de la lymphangite endémique des pays chauds,* La Réunion, 1878-1879.
(2) Carter, *Medic. chirur. Transactions,* 1862.
(3) Corre, *Traité clinique des maladies des pays chauds,* 1885.
(4) Binet, *Thèse de Paris,* 1858.
(5) Désert, *ibid.,* 1877.
(6) Delobel, *ibid.*

un accès aigu d'éléphantiasis en mangeant exclusivement, et pendant plusieurs jours de suite, du poisson salé. Il peut fort bien se faire que des cas de ce genre ne se rapportent nullement à l'éléphantiasis, mais à des érythèmes d'origine intestinale ; cependant on peut admettre que, chez un éléphantiasique, une intoxication d'origine alimentaire puisse réveiller une infection latente.

Contagion. — La contagion est nulle ; les cas de contagion rapportés par Dubruel demandent confirmation.

Durée du séjour dans les pays chauds. — Certains auteurs pensent qu'au bout d'un certain nombre d'années de séjour dans les pays chauds l'Européen peut devenir apte à contracter l'éléphantiasis ; cette période est fixée à deux ans par Rochoux et Sigand, à cinq ans par Azéma-Mazaé, à dix ans par Dufongeré. A notre avis, les observations de ces auteurs sont exactes ; le laps de temps est fonction des conditions hygiéniques dans lesquelles vit le sujet ; un individu ayant une très mauvaise hygiène corporelle, logé dans un endroit humide, mal nourri, sera beaucoup plus vite la proie d'une infection qu'un Européen pouvant vivre confortablement, et chez lequel les conditions d'infection sont beaucoup plus rares.

Saisons. — On considère comme propices à l'éclosion de l'éléphantiasis les saisons pluvieuses ; il est bien certain que c'est à cette époque que les individus marchand pieds nus sont le plus exposés aux souillures des plaies de jambe par la boue ; de plus, c'est à cette époque également que les moustiques pullulent et occasionnent de nombreuses piqûres sur les parties découvertes.

Causes prédisposantes dues à un état morbide (1). — Les causes prédisposantes dues à un état morbide sont principalement l'existence de troubles circulatoires veineux ou lymphatiques, mais surtout lymphatiques, que ces troubles soient dus à une oblitération vasculaire ou à une diminution de calibre de ces

(1) Bernstein et Rier ont cité un cas d'éléphantiasis consécutif à une péritonite chronique ayant déterminé des adhérences fibreuses autour du canal thoracique (*Brit. med. Journ.*, 1907).

vaisseaux. Cette gêne dans la circulation peut être due à un obstacle, à des troubles d'origine nerveuse.

Cette gêne circulatoire peut être d'ordre physiologique, comme la grossesse.

L'existence d'ulcérations ou de néoplasies, en permettant l'altération des vaisseaux veineux ou lymphatiques, est également une cause prédisposante.

La circulation veineuse peut être ralentie par l'existence d'une phlébite thrombosante avec circulation collatérale insuffisante, ou par sclérose des veines consécutive à une gêne de la circulation locale (varices) ou générale (affection cardiaque). Quant à l'éléphantiasis survenant après l'accouchement, il est fort probable qu'il s'agit, dans la plupart des cas, sinon toujours, d'une infection d'origine utérine.

La circulation lymphatique peut être ralentie soit par un obstacle siégeant sur le canal thoracique, les gros troncs collecteurs, comprimés par une tumeur ou oblitérés par une thrombose, soit par une obstruction des voies lymphatiques intraganglionnaires, soit par la perte de la tonicité ou par l'altération de la paroi des vaisseaux lymphatiques. La filariose, en amenant une obstruction des voies lymphatiques, peut donc prédisposer à l'éclosion de l'éléphantiasis. Les hernies inguinales comprimant les lymphatiques peuvent également favoriser cette éclosion ; c'est ainsi que Magalhaës (1) a rapporté l'histoire d'un malade qui avait un éléphantiasis partiel du scrotum à la suite d'une hernie inguinale ancienne descendue dans les bourses et en partie irréductible.

Les troubles circulatoires d'origine nerveuse (affections médullaires ou nerveuses périphériques), en produisant de l'œdème, peuvent, par la répétition et la fixité de celui-ci, favoriser l'éclosion d'un éléphantiasis.

Quant à l'éléphantiasis à la suite de l'ablation des ganglions lymphatiques d'une région, il est relativement rare (en dehors de la syphilis) ; nous n'en avons jamais observé un seul cas sur de nombreuses opérations de ce genre. L'éléphantiasis a été rencontré nombre de fois dans les extirpations de ganglions pratiquées concomitamment avec l'excision du chancre dans le but de faire avorter la syphilis. Il semble que, dans ce cas particulier, les vais-

(1) Magalhaës. *Tribune médicale*, 1906.

sceaux de la région avaient déjà été touchés et que l'ablation des ganglions, en entravant le cours de la lymphe, ait été la cause favorisante de l'apparition de cette lésion.

De toute cette longue étude étiologique nous ne voulons retenir spécialement que les points suivants : l'éléphantiasis se produit surtout à la faveur d'un trouble de la circulation lymphatique ; certains individus ou certaines races seraient plus particulièrement prédisposés aux lésions des lymphatiques ; les pays chauds sont les régions où l'éléphantiasis est le plus fréquent ; les lésions cutanées, de quelque nature qu'elles soient, peuvent être le point de départ de l'éléphantiasis. Il n'y a pas lieu de distinguer un *éléphantiasis tropicum* et un *éléphantiasis nostras* ; il n'y a pas lieu non plus de distinguer un éléphantiasis et des états éléphantiasiques : *il n'y a qu'un éléphantiasis*, qui peut reconnaître comme cause des infections par des microbes divers : streptocoque, pneumocoque, bacille de Koch, etc.

Porte d'entrée de l'infection. — L'infection étant la condition indispensable pour la production d'un éléphantiasis, quelles peuvent être les voies d'introduction des agents microbiens ? La localisation la plus fréquente étant les membres inférieurs, et les individus atteints étant ceux qui par leurs costumes et leurs mœurs ont l'habitude d'aller pieds et jambes nus, il semble bien que c'est à la faveur des écorchures, des plaies, dont sont toujours le siège les membres inférieurs dans ces conditions, que se produit l'infection.

Pour les éléphantiasis du scrotum ou de la vulve, les lésions galeuses, les érosions produites par le contact des suppurations de l'urètre ou du vagin peuvent être incriminées.

Pour les éléphantiasis du membre supérieur, les plaies, les écorchures, les lésions galeuses peuvent également expliquer cette localisation. En ce qui concerne les éléphantiasis des autres parties du corps, une étiologie analogue pourrait être retrouvée.

Les piqûres d'insectes, de moustiques en particulier, peuvent devenir la porte d'entrée d'infections microbiennes, soit que la piqûre fasse pénétrer des germes septiques, soit que ces germes pénètrent ultérieurement à la faveur de l'érosion cutanée due au grattage, ou tout simplement à la faveur de l'orifice créé par la piqûre.

La transmission par les insectes piqueurs pourrait peut-être expliquer certains faits de contagion : l'insecte ayant piqué une lésion éléphantiasique transporterait les germes puisés dans les tissus et les inoculerait à un individu prédisposé.

Ce rôle des moustiques expliquerait la plus grande fréquence

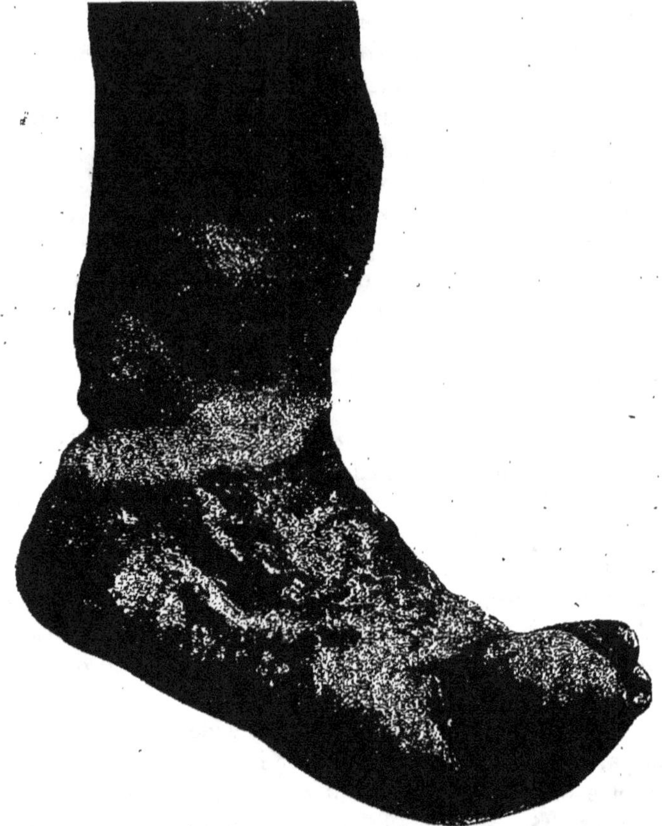

Fig. 3. — Éléphantiasis du pied et de la jambe chez un enfant
à la suite d'une brûlure.

de l'éléphantiasis dans les régions marécageuses, où ces insectes abondent.

Les piqûres des sangsues terrestres ou aquatiques pourraient être incriminées de la même façon.

Il est bien entendu que, dans les cas où l'éléphantiasis succède à une lésion ulcéreuse (syphilis, tuberculose, etc.), la porte d'entrée est le plus souvent au niveau de cette lésion.

Dans la très grande majorité des cas, c'est à la faveur d'une lésion cutanée, parfois minime, que se fait l'infection.

Nous nous demandons si, dans certains cas, l'infection ne peut pas se faire de dedans en dehors par la voie sanguine, et si, à la faveur de lésions cutanées (dilatations des lymphatiques par exemple), une infection sanguine, parfois même très atténuée, ne pourrait pas devenir le point de départ de la lésion éléphantiasique. L'hypothèse nous paraît encore bien plus défendable dans les cas où un vaisseau sanguin a été infecté, dans le cas d'éléphantiasis succédant à une phlébite par exemple. Pour les éléphantiasis tuberculeux et syphilitique, c'est également dans l'épaisseur des tissus que se fait l'arrivée des agents microbiens.

Anatomie pathologique. — L'anatomie pathologique de l'éléphantiasis a été étudiée particulièrement par Weber, Rindfleisch, Teuchmann, Virchow, Nepveu, Cornil, Renaut, Darier.

Lésions macroscopiques. — Il faut distinguer, artificiellement d'ailleurs, car les lésions peuvent coexister sur la même région atteinte, deux formes d'éléphantiasis : un éléphantiasis mou (hypersarcose, éléphantiasis gélatiniforme, éléphantiasis œdémateux) et un éléphantiasis dur ou scléreux.

1º ÉLÉPHANTIASIS MOU. — Dans l'éléphantiasis mou, la consistance est ferme et homogène ; mais les tissus se laissent couper sans difficulté ; Renaut a comparé la section à l'aspect que donne la congélation ou une injection interstitielle de gélatine dans la peau. Par la pression, on fait sourdre un liquide spontanément coagulable (c'est donc un œdème inflammatoire), formé d'un mélange de lymphe et de sérosité d'œdème, provenant des vaisseaux lymphatiques sectionnés et des espaces interstitiels.

Sur la tranche de section on reconnait facilement la coupe des vaisseaux lymphatiques dilatés.

2º ÉLÉPHANTIASIS DUR. — Dans l'éléphantiasis dur, ce sont les lésions de sclérose qui dominent ; les tissus sont résistants, difficiles à sectionner, et crient sous le couteau ; la tranche de section a un aspect lardacé.

Les tissus peuvent former une masse fibreuse adhérente au

squelette ; la peau, le tissu cellulaire sous-cutané, les muscles sont soudés par des tractus fibreux ; les os sont souvent hypertrophiés et présentent des exostoses. Suivant l'ancienneté ou le degré des lésions, l'épiderme peut être normal, aminci ou épaissi. Il présente souvent de l'hyperkératinisation et des saillies papillomateuses, surtout accusées dans les formes *muqueuses* ou *villeuses*.

A la section le derme présente fréquemment un aspect aréolaire dû à l'existence de cavités lymphatiques ; de sa face profonde partent des tractus fibreux se rendant aux aponévroses et dans l'intérieur des muscles.

Les vaisseaux lymphatiques sont dilatés et leurs parois épaissies ; à la surface de la peau, ils dessinent des *varices lymphatiques*, avec dilatations ampullaires pseudo-vésiculeuses.

Les ganglions sont altérés ; ils sont scléreux et renferment parfois dans leur intérieur de petites cavités kystiques contenant de la lymphe.

Les vaisseaux artériels et veineux sont enflammés ou sclérosés (surtout les veines) ; les artères sont parfois dilatées ; Günzburger a cité le cas d'une artère poplitée grosse comme une iliaque externe. Les nerfs sont parfois énormément augmentés de volume.

Les surfaces articulaires peuvent être atrophiées ; dans certains cas il existe un épanchement séreux intra-articulaire ; les articulations peuvent également être le siège d'une arthrite purulente.

Lésions microscopiques. — Les lésions microscopiques portent sur les vaisseaux et sur les cellules fixes du tissu conjonctif.

Les lésions vasculaires atteignent surtout les lymphatiques et les capillaires sanguins ; cependant les artères et les veines particulièrement peuvent être touchées.

Les vaisseaux lymphatiques ont leurs parois épaissies et enflammées chroniquement ; leur endothélium desquame et forme par places des bouchons obstruant la lumière, d'où apparition de dilatations kystiques ; dans certains points, les lymphatiques forment de véritables lacunes lymphatiques.

Les vaisseaux sanguins sont atteints d'endo et de périvascularite ; leur endothélium prolifère et oblitère le vaisseau ; les tuniques vasculaires s'hypertrophient. Tout autour du vaisseau, on note une infiltration leucocytaire plus ou moins abondante ; on peut observer également des hématies qui sont sorties des vaisseaux.

Les veines sont de beaucoup les plus altérées et atteintes de thrombose ; la thrombose peut être le siège d'une néo-formation capillaire. Le tissu conjonctif est le siège d'une néo-formation cellulaire ; les nouvelles cellules ont des dimensions variables, parfois énormes ; on rencontre une infiltration abondante, particulièrement autour des vaisseaux, de polynucléaires, de macrophages, de plasmastzellen. Les cellules adipeuses disparaissent. Dans certains points, — et ceci est une lésion constante dans l'éléphantiasis scléreux, — on note entre les cellules fixes la présence de fibrilles conjonctives grêles, de cellules fixes aplaties, l'absence du réseau élastique, en un mot la formation de tissu fibreux.

Les nerfs sont atteints de névrites ; leur tissu conjonctif est épaissi dans des proportions parfois énormes : les cylindraxes, plus ou moins altérés, peuvent même disparaître par places (Cornil). L'épiderme semble le plus souvent atrophié ; les cellules du *stratum granulosum* ne renferment souvent plus d'éléidine, ni de granulations pigmentaires.

Évolution des lésions ; mécanisme anatomo-pathologique de l'éléphantiasis. — Pour certains auteurs, l'œdème serait la cause de l'éléphantiasis, en amenant par sa présence une prolifération du tissu collagène (Renaut) ; par contre, Unna n'admet pas cette origine ; d'après lui, l'œdème est incapable d'amener une prolifération du tissu collagène. Darier fait d'ailleurs remarquer qu'au point de vue anatomo-pathologique l'éléphantiasis n'est pas seulement caractérisé par une hyperplasie des faisceaux conjonctifs, mais aussi par la disparition du tissu élastique.

D'ailleurs la clinique nous montre que des œdèmes, que des stases lymphatiques peuvent exister pendant de nombreuses années sans aboutir à l'éléphantiasis ; ils ne constituent que des causes prédisposantes, et Dominici voit avec raison, « dans la présence des œdèmes chroniques simples, le résultat d'un trouble circulatoire appropriant le terrain au développement des infections secondaires et consécutivement de la maladie éléphantiasique ».

Dans l'étude anatomo-pathologique nous avons vu qu'à côté des lésions des vaisseaux lymphatiques il existait des altérations des vaisseaux sanguins et surtout des veines ; la phlébite est constante dans l'éléphantiasis, et les lésions sont souvent très prononcées. Ces lésions constantes des veines sont-elles simplement des lésions surajoutées ou bien jouent-elles un rôle dans l'évolution de l'affection ? Darier estime avec juste raison que la phlébite joue un rôle considérable dans l'apparition de l'éléphantiasis, et même que, sans elle, cette affection ne se produirait pas ; c'est l'oblitération plus ou moins complète des voies de retour qui caractérise particulièrement les lésions vasculaires dans l'éléphantiasis ; hyperplasie du tissu collagène, disparition du tissu élastique, œdèmes coagulables et *phlébo-lymphangite chronique*, telles sont les caractéristiques anatomo-pathologiques de l'éléphantiasis.

L'évolution de l'affection comprend trois périodes : une *période inflammatoire*, une *période d'œdème*, une *période de sclérose.*

La période inflammatoire ne comporte aucune altération microscopique spéciale, c'est l'inflammation banale.

La période d'œdème est caractérisée par des lésions d'œdème, la continuation de l'inflammation et l'hyperplasie conjonctive. Les altérations vasculaires ébauchées à la période précédente deviennent prépondérantes (thrombose, lésions d'endo et de péri-vascularite) ; elles s'accompagnent d'une immigration considérable de cellules lymphatiques et de l'apparition d'œdème inflammatoire. Le tissu conjonctif réagit et s'hypertrophie.

La période de sclérose est une période de cicatrisation ; le tissu conjonctif est remplacé par le tissu fibreux, qui étouffe tous les autres éléments des tissus (Darier, Dominici).

Il est bien entendu que les lésions se rencontrent à leurs divers degrés d'évolution, et plus ou moins combinées sur un même placard d'éléphantiasis.

Formes anatomo-pathologiques. — Les diverses lésions ne sont pas toujours développées toutes au même degré, l'une d'entre elles pouvant être prédominante : c'est ainsi que les lésions scléreuses peuvent être les plus importantes, — c'est ce que l'on observe surtout dans l'éléphantiasis des pays tempérés (*éléphantiasis scléreux*) ; que les vaisseaux sanguins peuvent être le siège de dilatations (*éléphantiasis télangiectoïde*) ; que les vaisseaux lymphatiques peuvent présenter des ectasies extrêmement nombreuses (*éléphantiasis lymphangiectoïde*). Dans certains cas, ce sont deux lésions qui sont prédominantes, par exemple l'œdème et la dilatation lymphatique : c'est ce qui s'observe surtout dans l'éléphantiasis des pays chauds (*éléphantiasis œdémateux*).

Enfin, dans quelques cas plus rares, on peut observer un signe surajouté ; c'est ainsi que le tissu graisseux, au lieu de disparaître, peut s'hypertrophier (*éléphantiasis lipomateux*). Mais, en réalité, il n'existe que deux formes, l'éléphantiasis scléreux et l'éléphantiasis œdémateux.

Localisations. — Les parties déclives sont, d'une manière générale, les plus fréquemment atteintes ; c'est ainsi que les membres inférieurs sont atteints dans la proportion de 95 p. 100 des cas d'éléphantiasis, puis viennent le scrotum, les bras, les seins, la vulve, et enfin diverses régions circonscrites du tronc, du cou et de la face. L'éléphantiasis peut frapper plusieurs parties du corps à la fois : les deux jambes, une jambe et le scrotum, le pied et la jambe, etc.

Symptomatologie. — 1° **Symptômes locaux.** — *Aspect des lésions*. — Les symptômes de l'éléphantiasis sont locaux ou généraux.

L'aspect extérieur des parties atteintes varie avec chaque région ; aussi sera-t-il décrit avec chacune des localisations ; mais, étant donné que dans toutes ces localisations la peau présente des altérations communes, se traduisant par des signes extérieurs communs, nous décrirons ces derniers une fois pour toutes.

L'aspect des lésions éléphantiasiques est commandé par la prédominance de l'œdème ou de la sclérose. Si c'est l'œdème qui prédomine, on observe des déformations énormes de la région atteinte, des lymphangiectasies plus ou moins importantes ; si c'est la sclérose, les lymphangiectasies sont rares et les déformations moindres.. Nous avons déjà signalé que le premier aspect (éléphantiasis œdémateux) était surtout fréquent dans les pays chauds, tandis que l'éléphantiasis scléreux était la forme sous laquelle se montrait ordinairement l'éléphantiasis des pays tempérés ; mais cette distinction n'a rien d'absolu, et la forme œdémateuse peut aussi bien exister dans les pays tempérés et la forme scléreuse se rencontrer dans les pays chauds.

La surface cutanée est sèche, glabre ; il est cependant possible de rencontrer parfois des poils émergeant de dépressions cupuliformes ; la peau peut être le siège de fissures, d'ulcérations superficielles suintantes, dont la sérosité en se desséchant forme des croûtes plus ou moins épaisses. On peut, dans certains cas, se trouver en présence d'une peau encore assez lisse et parcourue d'ectasies capillaires lymphatiques.

Parfois on observe des papilles hypertrophiées coiffées d'étuis cornés, ce qui donne à la peau l'aspect de l'ichtyose hystrix ou serpentine ; mais, dans la majorité des cas, lorsqu'il existe une hypertrophie papillaire, il existe un véritable état papillomateux, et la peau forme une sorte de cuirasse rigide au niveau de la région atteinte.

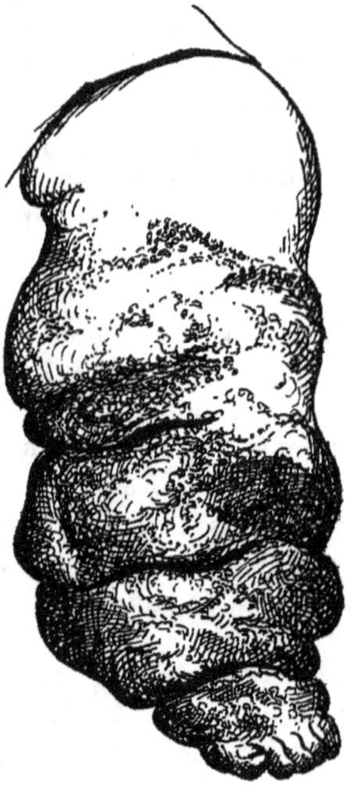

Souvent, sur ces papilles, il existe des pseudo-vésicules dues à des dilatations lymphatiques ; les lymphatiques, d'ailleurs, peuvent dessiner leur trajet sous formes de varices lymphatiques. Lorsque la peau est ainsi le siège d'une hypertrophie papillaire intense, il n'est pas rare de la voir se fissurer et ces fissures donner naissance à une lymphorragie plus ou moins prolongée et pouvant être périodique, au dire de certains auteurs. Ces fissures peuvent s'infecter, et alors la sécrétion devient purulente, fétide.

Fig. 4. — Éléphantiasis de la jambe.

Palpation. — La palpation donne des résultats différents suivant la prédominance de l'œdème ou de la sclérose. Dans les formes œdémateuses, la consistance est rénitente, tremblotante, gélatineuse ; mais le doigt ne peut creuser de godet. On perçoit parfois des cordons indurés qui sont des lymphatiques ou des veines chroniquement enflammées. Dans les formes scléreuses, on a la sensation d'un morceau de carton ou de bois.

Dans aucun cas la peau ne peut se plisser, se laisser pincer ; c'est un signe diagnostique important d'avec l'œdème ; de plus elle ne glisse pas sur le plan sous-jacent avec lequel elle fait corps.

Manifestations articulaires. — En dehors des complications infectieuses suppurées qui peuvent atteindre les articulations voisines de la région frappée d'éléphantiasis, on observe une limitation progressive des mouvements, qui, le plus souvent, est due à l'hypertrophie des parties molles, mais qui, dans certains cas, est attribuable à une ankylose fibreuse plus ou moins accusée. On note parfois un léger épanchement séreux, synovial, dans les articulations voisines des parties malades.

Quelquefois les ulcérations profondes viennent ouvrir les articulations sous-jacentes au placard éléphantiasique.

2° Symptômes généraux. — Dans le cours de son évolution, l'éléphantiasis présente des accès dits *accès éléphantiasiques*, à la suite desquels on remarque une aggravation de l'état local.

Ces accès éléphantiasiques, auxquels Fayrer a donné le nom de *fièvre éléphantiasique*, ne sont, somme toute, que des poussées lymphangitiques. La région éléphantiasique devient le siège d'une douleur, profonde d'abord, superficielle ensuite; les téguments rougissent, deviennent tendus, extrêmement douloureux à la palpation. Celle-ci permet parfois de sentir des cordons durs (lymphatiques ou veineux); c'est à ce signe que l'on donne le nom de *signe de la corde*. Les ganglions de la région correspondante sont augmentés de volume et douloureux. L'adénopathie peut précéder de plusieurs jours l'accès de fièvre.

La fièvre, qui est parfois le premier symptôme, débute en général par un frisson violent, d'une durée de deux heures environ, auquel succède un stade de chaleur. La température varie de 38°,5 à 40°; on observe de la céphalalgie et parfois du délire. Il existe un état saburral de la langue, de l'inappétence, parfois des vomissements. La fièvre dure de deux à huit jours; sa chute se fait progressivement; une sudation abondante peut marquer la fin de l'accès fébrile. C'est en se basant sur l'existence des trois périodes de frisson, de chaleur et de sueurs, que certains médecins avaient admis l'identité du paludisme et de l'éléphantiasis; mais, comme nous venons de le voir, l'accès fébrile diffère notablement par la durée de la période de chaleur.

Une fois la fièvre tombée, le gonflement des parties atteintes diminue peu à peu, les douleurs s'atténuent, et finalement il ne reste plus qu'une augmentation de l'épaississement de la région; à chaque accès, l'épaississement augmentera et l'éléphantiasis s'accroîtra.

Les rechutes peuvent se produire à de longs intervalles (un an) ou à des intervalles très rapprochés.

Ces accès éléphantiasiques sont dus à des poussées lymphangitiques attribuables à des infections secondaires au niveau des lésions cutanées, ou au réveil d'un microbisme latent existant au niveau des tissus éléphantiasiques. Magalhaës s'était demandé si, dans certains cas, cette fièvre ne pourrait pas s'expliquer par la résorption des ferments de la fibrine.

Marche de l'affection. — Rarement l'éléphantiasis apparaît peu à peu, sans grande réaction générale ou locale, les symptômes se bornant à un léger malaise, à un peu d'engourdissement local, pour continuer lentement et sans plus de manifestations bruyantes son évolution ; c'est la *forme torpide d'emblée*.

Le début se manifeste, dans la très grande majorité des cas, par un accès aigu de fièvre ; puis les accès se répètent plus ou moins rapprochés, laissant chaque fois la région augmentée de volume ; puis, au bout d'un laps de temps se chiffrant par années, les accès s'espacent de plus en plus, diminuent d'intensité ; finalement la maladie devient torpide, c'est la *forme torpide secondaire*. Les lésions n'en continuent pas moins leur marche progressive ; il peut cependant exister des rémissions, des améliorations ; mais la guérison spontanée ne paraît pas exister. Dans certains cas, les accès ne diminuent pas d'intensité ; ils peuvent même devenir subintrants et la mort survenir assez rapidement (*forme maligne*).

Dans l'éléphantiasis succédant à des ulcérations banales (ecthyma, ulcérations de la balanite, etc.) ou à des ulcérations spécifiques (syphilis, tuberculose, lèpre), le début peut se faire très insidieusement, à la suite d'une série de petites poussées inflammatoires avec *restitutio ad integrum* de la région enflammée, poussées de dermite qui précèdent l'éclosion de la poussée lymphangitique. Si le sujet était porteur de lésions filariennes, d'un lymphoscrotum par exemple, l'éléphantiasis prendrait la forme œdémateuse et s'installerait à côté des lésions filariennes, évoluant en général de haut en bas.

Lorsque l'éléphantiasis se développe à la suite d'un ulcère variqueux, d'une phlébite, on observera d'abord un œdème dur avec circulation veineuse collatérale, et l'éléphantiasis évoluera suivant la forme scléreuse.

Pronostic. — L'éléphantiasis n'entraîne la mort qu'à très longue échéance, à l'exception des formes malignes, qui sont d'ailleurs extrêmement rares.

Pendant de longues années, l'affection n'occasionne pas de troubles marqués ; mais à la longue, par suite de l'hypersarcose considérable à laquelle peuvent aboutir les lésions, l'affection devient une infirmité (gêne de la marche, gêne de la miction, impossibilité du coït, etc.).

Diagnostic. — **1° De l'éléphantiasis confirmé**. — Ce que nous avons dit à propos de l'étiologie sur les œdèmes qui peuvent accompagner les lésions lépreuses, tuberculeuses et syphilitiques, ainsi que sur la possibilité pour ces affections de se compliquer d'éléphantiasis ou même d'en être la cause, nous dispensera de nous étendre longuement sur le diagnostic de ces affections ; nous rappellerons seulement qu'au point de vue clinique le diagnostic de l'éléphantiasis se fera sur l'absence d'œdème vrai et la présence, au contraire, d'un œdème plastique où le doigt ne creuse pas de godet, En ce qui concerne la syphilis, si le traitement spécifique permet de faire disparaître les lésions, on doit affirmer qu'il ne s'agissait pas d'éléphantiasis, car les lésions scléreuses qui sont caractéristiques de cette affection ne guérissent pas par le traitement spécifique.

Les *tuméfactions lépreuses,* outre les signes d'œdème vrai, sont caractérisées par l'existence de placards hypertrophiés séparés les uns des autres par des intervalles où les téguments sont sains ou très mous. Il existe en outre des troubles sensitifs.

Les *tumeurs* de toute nature adhérentes aux téguments, les *lésions osseuses chroniques* peuvent faire songer à un éléphantiasis ; mais l'examen complet du malade, l'étude de l'évolution de l'affection permettront le diagnostic. Il ne faut pas perdre de vue que les lésions infectieuses des os peuvent se compliquer d'éléphantiasis.

Les *tumeurs néoplasiques* hypertrophiant la peau ou les tissus sous-jacents peuvent créer des états pseudo-éléphantiasiques ; mais, à un examen approfondi, on reconnaîtra facilement les *sarcomes,* les *angiomes,* les *anévrysmes cirsoïdes,* le *mycosis,* le *carcinome,* etc.

Le *myxœdème* ou *cachexie pachydermique* dû à une insuffisance thyroïdienne, et parfois consécutif à l'ablation d'un goitre (*cachexie strumiprive* de J. Reverdin et de Kocher) est assez caractéristique pour ne pas prêter à confusion.

Certains *œdèmes d'origine thyroïdienne*, comme ceux décrits par Léopold Lévi, peuvent simuler l'éléphantiasis; c'est ainsi que Mme Eyraud-Déchaux (1) a publié un cas de lésions éléphantiasiformes des grandes lèvres amélioré par le traitement thyroïdien.

Les *trophœdèmes chroniques*, décrits par Meige en 1898, sont souvent d'un diagnostic difficile; ils sont caractérisés « par un œdème blanc, indolore, occupant un ou plusieurs segments de l'un ou des deux membres inférieurs, et persistant la vie entière, sans préjudice notable pour la santé. Parfois il s'agit d'un incident isolé. D'autres fois, il est héréditaire et familial. Il peut être aussi congénital » (H. Meige) (2).

Les *œdèmes chroniques vrais* (cardiaques, rénaux, vasculaires, etc.) sont des œdèmes mous, où le doigt creuse facilement un godet persistant; ces œdèmes évoluent sans fièvre, sans adénopathies. Un examen complet du malade permet facilement d'en reconnaître la véritable cause.

Les *lymphangiectasies avec œdème pseudo-éléphantiasique* décrits par Brocq et Lenglet (3), la maladie de Recklinghausen, d'ailleurs fréquente dans les pays chauds (4), ne sont à signaler que pour mémoire.

L'œdème dur traumatique sera facilement diagnostiqué par la connaissance d'un trauma antérieur et par ce fait qu'il est douloureux à la pression.

2° **Diagnostic de l'accès.** — L'accès éléphantiasique étant une *lymphangite* ou une *poussée érysipélateuse*, le diagnostic de ces deux affections n'est à faire qu'au point de vue de l'étiologie; la connaissance de l'existence d'un placard éléphantiasique ordinaire permettra le diagnostic.

La *phlébite*, le *phlegmon* ont rapidement des caractères qui permettent d'éviter l'erreur.

Les *érythèmes médicamenteux* se reconnaissent à la rougeur

---

(1) Mme Eyraud-Déchaux, *Annales de dermatologie et de syphiligraphie*, 1911.

(2) H. Meige, art. *Trophœdème*, in *Pratique médico-chirurgicale*, t. VI, 1907.

(3) Brocq et Lenglet, *Société de dermatologie et syphiligraphie*, 1903.

(4) Degorce et Le Roy des Barres, *Bulletin de la Société médico-chirurgicale de l'Indo-Chine*, 1910.

plus superficielle, à l'absence de douleur profonde, à l'absence de troncs vasculaires indurés et de ganglions lymphatiques enflammés.

Si la fièvre se manifeste avant l'éclosion des accidents locaux, on peut se demander s'il ne s'agit pas d'un *accès de fièvre paludéenne*; mais l'examen du sang et l'évolution ultérieure de la maladie confirmeront le diagnostic. Il ne faut pas oublier qu'un individu atteint d'éléphantiasis peut également être atteint de paludisme.

Les poussées inflammatoires qui surviennent au cours de la filariose sont, à part la connaissance de l'absence d'un état éléphantiasique antérieur, impossibles à diagnostiquer de l'accès éléphantiasique vrai. D'ailleurs, ces poussées inflammatoires ne peuvent être que des accès lymphangitiques sur une lésion en voie de transformation éléphantiasique.

Traitement. — Le traitement de l'éléphantiasis est prophylactique et curateur. Ce dernier a pour but d'abord de remonter l'état du malade s'il est altéré, ensuite de combattre les accès aigus et de s'efforcer à diminuer l'hypersarcose; enfin, dans certaines circonstances, il comprendra l'ablation des parties malades. Cette intervention, variant avec chacune des régions atteintes, sera étudiée à propos de chaque localisation.

1° **Traitement prophylactique.** — Le traitement prophylactique consistera, particulièrement dans les pays où l'éléphantiasis est fréquent, à éviter les plaies et à les préserver de l'infection.

Les soins de propreté, le port de vêtements cachant les jambes et l'usage de souliers sont les meilleurs procédés prophylactiques.

Toutes les lésions cutanées (traumatiques, parasitaires, etc.) seront pansées avec la plus grande propreté.

2° **Traitement de l'accès.** — Les régions atteintes, au moment des accès aigus, seront recouvertes de pansements humides à l'eau bouillie ou légèrement antiseptiques (acide borique, borate de soude, boricine, etc.); on pourra également avoir recours à des pulvérisations.

Suivant le conseil de Brocq, on utilisera des badigeonnages répétés avec des solutions d'ichtyol à un dixième ou un cinquième; des applications de pommades, ou mieux de crèmes à l'ichtyol soulageront beaucoup le malade. Sur les ganglions tuméfiés, on pourra pratiquer avec précaution des frictions mercurielles ; mais nous les déconseillons au niveau des lésions enflammées, car elles peuvent irriter les téguments.

On se gardera bien de pratiquer sur les parties irritées des incisions au bistouri ou au thermocautère ; on s'exposerait à des lymphorragies et ultérieurement à l'apparition de chéloïdes ; de plus, ces incisions ne produisent aucune sédation des phénomènes inflammatoires.

Étant donnée la nature souvent streptococcique de la lymphangite, on n'hésitera pas à pratiquer des injections de sérum anti-streptococcique

On soutiendra le malade par l'administration de quinine, de café, d'alcool ; l'évacuation régulière de l'intestin sera assurée, et l'administration de boissons abondantes facilitera l'élimination urinaire.

3° **Traitement local.** — En dehors du traitement chirurgical, le traitement local comporte un certain nombre de procédés thérapeutiques qui peuvent rendre de grands services.

Les *scarifications linéaires* auraient donné de bons résultats, surtout au début des éléphantiasis du scrotum.

La *compression élastique* a donné des succès, mais il est nécessaire qu'elle soit bien appliquée ; la compression ouatée lui est inférieure. Cette compression doit être continuée pendant des mois (quatre mois dans le cas de Verneuil, terminé par la guérison).

L'*électrisation* des parties malades, préconisée surtout par Moncorvo, Silva da Arango et de Mello, a donné parfois de bons résultats. Brocq indique la possibilité d'avoir recours aux courants et effluves de haute fréquence.

Enfin on utilisera encore, concurremment avec les moyens précédents, un certain nombre d'autres procédés thérapeutiques, auxquels il est avantageux d'avoir recours : frictions, massage méthodique (pétrissage surtout), douches, pulvérisations, bains et douches sulfureuses ou alcalines.

Le Dantec (1) a proposé l'extirpation des ganglions hypertrophiés de la région, ganglions où peuvent se réfugier les streptocoques.

(1) Le Dantec, voir Beaujean, *Thèse de Bordeaux*, 1908.

4° Traitement général. — Certains auteurs ont préconisé les injections de calomel comme susceptibles de diminuer l'hypersarcose ; nous y avons eu recours sans grands résultats.

Tribondeau a injecté dans les ganglions hypertrophiés une solution iodée et aurait obtenu des améliorations. Dubruel (1) administre à l'intérieur du perchlorure de fer ; ce médicament diminuerait la durée des accès et leur intensité, les espacerait et même en provoquerait la disparition ; mais il serait sans 'action sur l'éléphantiasis, qui ne présente plus d'accès aigus.

On peut avoir recours à des injections de sérum antistreptococcique de temps à autre.

Il est bien entendu que l'on soumettra le malade à une bonne hygiène, que des toniques lui seront administrés, et s'il s'agit d'un cas d'éléphantiasis chez un Européen habitant les pays chauds, le rapatriement est une mesure de nécessité.

Ce qu'il ne faut pas perdre de vue, c'est que ces divers traitements agissent sur l'œdème plastique, dont ils amènent la régression, mais ne sauraient être efficaces contre les lésions scléreuses définitivement constituées.

Cependant, même dans ce cas, nous avons obtenu quelques améliorations notables avec les injections de fibrolysine, médicament que nous employons depuis plusieurs années déjà. Castellani déclare avoir obtenu de très bons résultats de ce médicament et l'emploie systématiquement dans le traitement de l'éléphantiasis.

5° Traitement préliminaire avant les interventions. — Avant toute intervention sur une région atteinte d'éléphantiasis, il est absolument indispensable de prendre un certain nombre de précautions, dans le but d'éviter des accidents parfois mortels.

Le malade sera mis au repos au lit pendant un mois environ, plus si possible, exceptionnellement moins, la partie atteinte d'éléphantiasis étant surélevée, afin de favoriser la résorption des liquides transsudés. Les petites plaies et excoriations que présentent souvent les placards éléphantiasiques seront pansées avec soin, et, à moins d'indications tout à fait particulières, le chirurgien n'interviendra qu'après guérison complète de ces plaies cutanées.

(1) Dubruel, *Société de pathologie exotique*, 1909.

Certains auteurs pratiquent pendant cette période des injections de calomel; nous avons essayé cette méthode et n'en avons retiré aucun bénéfice.

Combien de temps doit-on attendre après un accès éléphantiasique avant d'intervenir? Nous admettons que le délai d'un mois est le minimum qui puisse permettre aux lésions de se refroidir, et encore, étant donnée la fréquence du streptocoque dans les lésions éléphantiasiques, pratiquons-nous avant l'intervention une injection de sérum antistreptococcique. C'est faute d'avoir attendu le refroidissement complet des lésions que des auteurs ont observé des cas de mort par septicémie après des interventions chez des éléphantiasiques.

Pour éviter les hémorragies parfois abondantes qui se produisent au cours des interventions pour éléphantiasis, on peut administrer, pendant les jours qui précèdent immédiatement l'intervention, du chlorure de calcium à la dose de 2 à 4 grammes par jour.

CHAPITRE IX

L'ÉLÉPHANTIASIS DANS LES PAYS CHAUDS (*suite*)

I. Éléphantiasis des membres inférieurs : symptomatologie. — Traitement. — II. Éléphantiasis du scrotum : Historique. — Symptomatologie. — Marche. — Complications. — Anatomie pathologique. — III. Éléphantiasis de la verge : symptomatologie. — Traitement de l'éléphantiasis de la verge et du scrotum (maniement de la tumeur, hémostase provisoire, isolement des cordons, testicules, etc.). — Procédés opératoires (procédés de Mohamed Ali Bey, procédé de Saboia, procédés concernant l'éléphantiasis de la verge seule, procédés aplastiques et anaplastiques, critique de ces procédés, procédés proposés, complications opératoires et suites). — IV. Éléphantiasis du testicule et du cordon. — V. Éléphantiasis de la vulve. — VI. Éléphantiasis du bras. — VII. Éléphantiasis de la mamelle. — VIII. Éléphantiasis des zones cutanées limitées.

I. Éléphantiasis des membres inférieurs. — Nous avons déjà vu que l'éléphantiasis des membres inférieurs constituait la localisation la plus fréquente de cette affection et qu'un seul membre ou les deux pouvaient être atteints. Le plus ordinairement un seul segment du membre est frappé, l'éléphantiasis siégeant le plus souvent au-dessous du genou ; rarement le gonflement atteint tout le membre ou remonte à la racine de la cuisse, au bas-ventre et à la fesse. Dans la grande majorité des cas, c'est la jambe, soit seule, soit avec le pied, soit avec une portion de la cuisse, qui est atteinte d'hypersarcose (93 p. 100 des cas).

Symptomatologie. — La jambe a ordinairement la forme d'un cône à base inférieure ; sa circonférence peut atteindre 1 mètre.

Lorsque le pied a conservé son volume normal, ou ne s'est hypertrophié que dans des proportions moindres, les masses éléphantiasiques de la jambe retombent sur le pied, formant un énorme bourrelet, donnant l'aspect d'un *pantalon de zouave* ; cette disposition s'observe surtout chez les individus qui ont continué à porter des souliers.

Si la jambe et le pied sont envahis, l'hypertrophie des tissus fait disparaître toutes les saillies et les méplats, et dans son ensemble le membre prend l'aspect de *patte d'éléphant*. Si les orteils sont pris, ils chevauchent les uns sur les autres.

Il n'est pas rare, au voisinage des articulations, d'observer des sillons, soit circulaires, soit se coupant entre eux plus ou moins obliquement, et segmentant la masse en lobes de volume variabl e.

Le membre, au niveau de ces sillons, est souvent le siège de fissures pouvant donner naissance à une lymphorragie ou à un écoulement purulent plus ou moins fétide. Les ulcérations sont également assez fréquentes dans l'éléphantiasis des membres inférieurs.

Malgré le volume énorme acquis par le membre dans certains cas, le malade va et vient et peut même se livrer à des travaux pénibles ; c'est ainsi que nous avons pu observer un individu atteint d'un éléphantiasis d'une jambe, dont la circonférence ne mesurait pas loin de 60 centimètres, qui travaillait toute la journée à traîner des charrettes. En dehors des périodes d'accès fébriles, les malades ne se plaignent que d'un peu de gêne et de lourdeur dans le membre atteint.

TRAITEMENT. — On insistera particulièrement sur la nécessité de protéger le membre contre les traumatismes et la souillure des plaies et érosions qu'il pourrait présenter.

Quant au traitement proprement dit, on aura recours à la compression élastique, qui dans cette localisation donne de bons résultats. Nous ne reviendrons pas sur les divers traitements à mettre en œuvre, les ayant déjà indiqués ; nous ne parlerons maintenant que du traitement chirurgical proprement dit.

La ligature de l'artère fémorale, le résection d'un fragment du sciatique (Morton) sont des opérations illogiques et justement abandonnées.

L'excision de tranches de peau de 8 à 10 centimètres de largeur sur une trentaine de centimètres de longueur donne d'assez bons résultats ; on n'interviendra que lorsque tous les autres traitements auront été essayés, afin de n'opérer que sur des tissus dont la diminution ne saurait plus être espérée. On ne manquera pas en particulier d'utiliser la fibrolysine, qui donne parfois un assouplissement très notable des placards éléphantiasiques. Les incisions seront profondes et iront jusqu'à l'aponévrose ; on évitera la section des vaisseaux et nerfs cutanés de quelque importance. On ne saurait donner de règle générale pour la direction des incisions et la forme des lambeaux à enlever, celles-ci variant suivant les cas.

La suture est en général facile, le volume du membre diminuant beaucoup par suite de l'évacuation du liquide interstitiel. Après l'intervention, on appliquera un pansement compressif, et le membre sera placé en position élevée.

Handley (1), pour rétablir la circulation lymphatique, a préconisé l'introduction de longs fils de soie au sein des masses éléphantiasiques. Cette méthode a été étudiée ensuite par Drandt (2). Il importe d'attendre que les lésions soient bien refroidies pour intervenir, sans cela on risque l'infection des fils et leur élimination. Les résultats obtenus jusqu'à présent me paraissent assez bons.

Dans les cas où le membre est ulcéré, suintant, et que ces lésions ne peuvent arriver à guérir, lorqu'il existe une arthrite purulente, l'amputation n'est souvent que la dernière ressource. Les suites sont en général très bénignes.

II. **Éléphantiasis du scrotum**. — Historique. — Outre les noms déjà cités de Prosper Alpino, de Dionis, de Kœmpfer, nous devons mentionner les travaux de Larrey (3), Allard (4), Clot-Bey (5), Goyrand (6), Curling (7), Mohamed Ali Bey (8), Fayrer (9), Besnier (10), De Saboia (11), Brassac (12).

Symptomatologie. — Le début peut se faire brusquement à la

(1) Sampson Handley, *The Lancet*, 1908.

(2) Drandt, *Arch. für Dermatolog. und Syphil.*, 1910.

(3) Larrey, *Relation médicale de l'expédition d'Égypte*, 1803.

(4) Allard, *Histoire d'une maladie particulière au système lymphatique*, Paris, 1808 ; *Nouvelles observations sur l'éléphantiasis des Arabes*, 1811, et *De l'inflammation des vaisseaux absorbants*, 1824.

(5) Clot-Bey, *Mémoires Soc. de chir.* et *Rapport de H. Larrey*, t. IV, 1853.

(6) Goyrand, *Bull. Soc. chir.*, 1855.

(7) Curling, *Traité*, traduit par Gosselin, 1857.

(8) Mohamed Ali Bey, *Thèse de Paris*, 1869.

(9) Fayrer, *The Lancet*, 1879.

(10) Besnier, *Gaz. des hôp.*, 1879.

(11) De Saboia, *Annales médico-chirurgicales*, 1887.

(12) Brassac, *Dict. encyclop. sc. méd.*, t. XXXIII.

suite d'un accès éléphantiasique, ou lentement, et l'affection évoluer d'une manière chronique. Assez souvent, l'éléphantiasis a été précédé de l'existence d'un lymphoscrotum.

Quel que soit le mode de début, la peau s'épaissit, le scrotum augmente de volume, devient piriforme ; à la palpation, le testicule est de plus en plus difficile à sentir. Les lésions débutent en général à la base des bourses.

La forme générale de la tumeur est celle d'un cône tronqué à base inférieure ; la circonférence de cette base peut atteindre 2 mètres et la hauteur du cône dépasser 1 mètre.

La masse formée par la tumeur pèse fréquemment de 15 à 25 livres, mais on a cité des cas de 105 et 112 kilogrammes. « Il n'est pas rare, dans les bazars de l'Inde, de voir, accroupi par terre, un individu atteint d'éléphantiasis du scrotum, se servant de sa tumeur comme d'un pupitre. D'autres portent leurs bourses devant eux dans une brouette » (Roux).

R. Blanchard (1) signale également un mode de transport de ces masses éléphantiasiques : la tumeur est suspendue par un bandage à une longue perche posée à une extrémité sur l'épaule du malade et à l'autre sur celle d'un porteur.

Les malades peuvent également se servir de leur tumeur comme d'un siège.

La verge, si elle n'est pas atteinte par le processus éléphantiasique, disparaît, comme absorbée au milieu de cette masse hypertrophique ; il reste un orifice ressemblant à une vulve ou à un cul de poule par où s'échappe l'urine. A la partie supérieure de la tumeur, qui est formée par la peau du pubis attirée en bas, on peut trouver quelques poils rares.

A la suite des frottements, du contact de l'urine, la peau s'irrite et présente des érosions, des ulcérations. Si l'on examine le canal par où s'écoule l'urine, canal qui peut atteindre jusqu'à 23 centimètres (Abblart), et qui est formé par la prépuce tiré et renversé, on trouve le gland tout au fond. Morin (2) compare le retournement du fourreau qui se produit ainsi à un doigtier de caoutchouc qui serait retourné sur un doigt au niveau de l'ongle, au pourtour duquel il resterait fixé. P. Gouzien (3) compare la dis-

<hr>

(1) R. Blanchard, *Arch. parasit.*, t. III, 1886, 1900.
(2) Morin, *Thèse de Paris*, 1885.
(3) P. Gouzien, *Annales d'hyg. et de méd. coloniales*, 1910.

position du gland au fond de l'ancien fourreau à celle que présente le col de l'utérus au fond du vagin.

La disposition de la verge au milieu de la tumeur rend tout coït impossible.

L'éléphantiasis du scrotum ne donne pas lieu, en dehors des poussées de fièvre éléphantiasique, à des symptômes gênants pendant de longues années. Ce n'est que lorsque a tumeur a acquis un certain volume qu'elle rend la marche difficile ; les malades sont obligés d'avoir recours à un artifice particulier pour marcher, ce qui leur donne une démarche très particulière, bien décrite par Infernet (1). « Il (le malade) penche le corps en arrière, place sa tumeur en avant des membres inférieurs et, au moment d'avancer, lui imprime un mouvement de pendule qui continue jusqu'à ce que le sujet s'arrête. » Lorsque la tumeur est énorme, les malades sont devenus des infirmes.

L'éléphantiasis du scrotum s'accompagne souvent d'hydrocèle ; cette hydrocèle est le plus souvent séreuse et paraît due à la gêne circulatoire.

Enfin, dans nombre de cas, l'éléphantiasis de la verge accompagne l'éléphantiasis du scrotum.

Marche. — La marche de l'affection est lente ; elle se chiffre par de nombreuses années ; l'évolution se fait ordinairement par poussées. Certains éléphantiasis ont cependant une évolution rapide, et la tumeur peut, en quelques années, acquérir un volume énorme.

Complications. — Les complications sont celles de toutes les lésions éléphantiasiques ; ce sont surtout des complications inflammatoires (abcès, gangrène, etc.) ; mentionnons la possibilité de lymphorragies ou d'écoulement de chyle, *exsudation laiteuse*, parfois abondantes (on a cité 2 kilogrammes en une quinzaine d'heures).

Anatomie pathologique. — Manson a donné une très bonne description des caractères anatomiques des tumeurs scrotales que nous reproduisons ici :

« Ces tumeurs se composent de deux parties : 1° une enve-

(1) Infernet, *Thèse de Montpellier*, 1874.

loppe dense de peau hypertrophiée (A*e*), plus épaisse vers la partie inférieure et s'amincissant graduellement à mesure qu'elle se confond avec la peau saine du pubis et des cuisses ; 2° incluse dans cette enveloppe, une masse de tissu aréolaire, lâche, graisseux, hydropique, qu'on peut facilement arracher et dans lequel les testicules, les cordons et le pénis sont incrustés. L'aspect de la tumeur est plus ou moins piriforme. La partie supérieure, ou col, sur une section transversale (B), est triangulaire ; la base (K*f*) du triangle étant en avant, le sommet (B*j*) — ordinairement quelque peu bifide par suite de la traction sur les plis fessiers — vers l'anus, les parties latérales (*hg*) vers les cuisses. Dans cette dernière position, la peau, quoique en général plus ou moins malade, est, par suite de la pression, plus douce et plus mince qu'ailleurs et donne au chirurgien la tentation de l'utiliser pour la formation de lambeaux, — ce qui n'est pas toujours un bon procédé. Le pénis (A*a*, B*f*) est toujours situé à la partie supéro-antérieure du col de la tumeur ; il est solidement attaché au pubis par le ligament suspenseur.

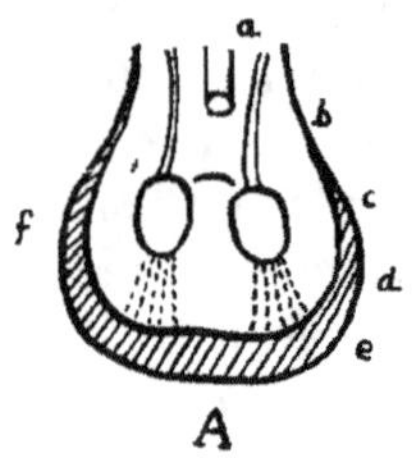

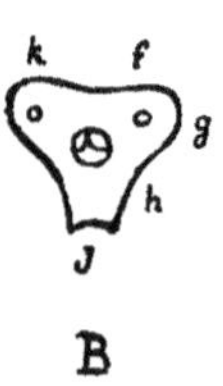

Fig. 5. — Anatomie de l'éléphantiasis du scrotum (d'après Manson).

« Les testicules (A*c*), inclus dans la masse centrale, sont situés d'ordinaire vers la face postérieure, ou de chaque côté, généralement plus près de la partie inférieure que de la supérieure. Ils sont plus ou moins fermement attachés à la partie inférieure du scrotum par les restes hypertrophiés du *gubernaculum testis* (A*e*), point qui doit être présent à l'esprit du chirurgien. En règle générale, les deux testicules présentent de volumineuses hydrocèles et des tuniques vaginales épaissies. Les cordons spermatiques (A*b*, B*g*) sont aussi épaissis et très allongés. Les artères qui nourrissent ces énormes tumeurs sont de dimensions considérables ; les veines sont également très larges, et, comme il peut s'y faire une régurgitation de sang provenant du tronc, elles sont très aptes à saigner abondamment. »

Ces caractères anatomiques, il est indispensable de les avoir bien présents à l'esprit, lorsque l'on intervient chirurgicalement pour un éléphantiasis du scrotum. C'est ainsi que le chirurgien se souviendra que : 1° la verge, conservant toujours sa position et ses dimensions normales, même si le prépuce forme une volumineuse tumeur, sera trouvée toujours soliment attachée au pubis par son ligament suspenseur ; 2° les testicules sont maintenus à la partie inférieure de la tumeur. C'est là qu'il faut les chercher ; cependant, en cas d'hydrocèle concomitante, les testicules descendraient moins bas (Mohamed Ali Bey) (1) ; mais ces testicules peuvent être atrophiés ; 3° les cordons sont très allongés, parfois de plusieurs décimètres (Lemoine) (2).

III. Éléphantiasis de la verge. — Symptomatologie. — L'éléphantiasis de la verge peut exister seul ou concurremment avec un éléphantiasis du scrotum.

La forme et le volume de la tumeur sont des plus variables. Dans les hypertrophies moyennes, le pénis est souvent enroulé sur lui-même en forme de *corne de bélier*. Dans d'autres cas, il est énorme et acquiert la longueur d'un *pénis de mulet*, qu'il dépasse souvent en grosseur. On a cité des cas où la verge, grosse comme la cuisse, atteignait près de 1 mètre de long.

Esdaile (3) a comparé le volume de la verge éléphantiasique accompagnée d'un éléphantiasis du prépuce à une *trompe d'éléphant*.

Le prépuce peut être atteint isolément ; son poids pourrait atteindre un kilo. Velpeau a décrit un éléphantiasis isolé du prépuce consécutif à un paraphimosis succédant à une lésion vénérienne.

Le volume de la verge rend tout coït impossible.

L'hypertrophie ne porte que sur la peau ; jamais les corps caverneux ni le gland ne sont atteints par le processus éléphantiasique.

Traitement de l'éléphantiasis de la verge et du scrotum. — Tout à fait au début, le décubitus dorsal avec scrotum surélevé, le port d'un suspensoir peuvent améliorer l'éléphantiasis ; mais une fois la tumeur constituée, si son volume devient gênant, il ne reste qu'une seule ressource, l'ablation des masses scrotales hypertrophiées, ou *oschéotomie*.

(1) Mohammed Ali Bey, *De l'éléphantiasis des Arabes*, Paris, 1869.
(2) Lemoine, *Annales d'hygiène et de médecine coloniales*, 1902.
(3) Esdaile, *Surg. and med.*, London, 1846, et *London, medical Gaz.*, 1850.

L'intervention chirurgicale ne sera facile qu'après avoir pris toutes les précautious d'usage avant tout acte opératoire chez un éléphantiasique. On recherchera avec soin les limites de la peau saine et de la peau malade, car il importe, pour éviter les récidives, que les incisions ne portent que sur des tissus sains. On se rendra compte de la situation des testicules, de la possibilité d'une ectopie testiculaire, d'une hernie concomitante.

Si l'examen du scrotum révélait l'existence d'une hernie, il est absolument indiqué d'en faire d'abord la cure radicale, puis, après guérison seulement, de pratiquer l'intervention dirigée contre les lésions éléphantiasiques ; en opérant en une seule séance, on risque d'infecter la plaie inguinale, voire même le péritoine, les tissus éléphantiasiques, même refroidis, pouvant renfermer des germes pathogènes.

Maniement de la tumeur. — Pendant le cours de l'opération, le chirurgien est amené à attaquer la tumeur sur ses divers côtés ; or, si elle est volumineuse, son maniement par un aide peut se trouver difficile sans un artifice particulier, car, avec le sang et la sérosité qui s'écoulent, elle peut glisser dans la main. Nous fixons la tumeur par deux pinces à kyste ou par deux pinces à col utérin placées à la partie inférieure de la tumeur, que l'aide peut ainsi manœuvrer avec la plus grande facilité. A défaut de pinces, on peut utiliser deux fils métalliques ou deux fils de soie, passés à la partie inférieure de la tumeur ; mais l'usage de ces fils est moins commode. Si la tumeur était très volumineuse, l'emploi du palan de Reverdin pour les grosses tumeurs fibromateuses de l'utérus serait indiqué. La position obstétricale est ordinairement la plus commode à donner au malade.

Hémostase provisoire. — Beaucoup de chirurgiens, par crainte de l'hémorragie qui accompagne les opérations sur le scrotum éléphantiasique, pratiquent l'hémostase provisoire. Les uns entourent un tube élastique en huit autour de la tumeur et du bassin ; les autres enfoncent des broches en acier de chaque côté du pédicule de la tumeur et appliquent le lien constricteur sur ces broches ; d'autres maintiennent le lien élastique enroulé autour du pédicule par des compresses de toile fixées à un bandage de corps, ou à une ceinture. Cette hémostase provisoire a de nombreux inconvénients : tout d'abord elle gêne pour le tracé de

l'incision, elle expose aux hémorragies secondaires et .peut,
comme dans le cas de Wibbin cité par Mohamed Ali Bey, occasionner la gangrène d'une anse intestinale herniée, et non reconnue, au sein de la tumeur. Pour éviter la gêne produite par la
présence de la ligature élastique au moment de l'incision, on a
proposé de pratiquer d'abord une incision très superficielle des
téguments pour dessiner le tracé et d'appliquer ensuite le lien
constricteur, ce qui est une complication. Nous estimons que,
quel que soit le volume de la tumeur, l'hémostase préventive est
inutile. En opérant méthodiquement, en incisant les tissus couche
par couche, en pinçant les vaisseaux au fur et à mesure de leur
section, et en sectionnant entre deux pinces les gros vaisseaux
mis à nu, l'hémorragie sera insignifiante. Nous ajouterons que
nous faisons maintenir la tumeur élevée le plus souvent possible
pour en chasser le sang ; enfin, pour ne pas multiplier à l'excès les
pinces hémostatiques, nous plaçons de suite des ligatures sur les
lèvres de l'incision destinées à être suturées ; si l'incision a porté
en tissus sains, il est inutile de fixer la ligature en passant le
point. Ce qu'il y a d'effrayant au moment de l'incision d'un scrotum éléphantiasique, c'est la quantité de liquide sanguinolent qui
inonde le champ opératoire ; mais, en réalité, ce liquide contient
peu de sang et énormément de sérosité ; aussi l'hémorragie n'est-
elle jamais bien importante, malgré cette irruption de liquide.

Isolement des cordons, testicules, etc. — Au cours des interventions de ce genre, il est absolument indispensable de bien
découvrir et isoler les cordons et les testicules, de pratiquer le
retournement de la vaginale et même sa résection, si elle était
reconnue nécessaire. On procédera à la résection du varicocèle
lymphatique s'il en existe un. Le retournement de la vaginale
sera fait avec soin; on détruira les culs-de-sac qui pourraient
devenir un point de départ de récidive pour les hydrocèles. On
conservera les testicules le plus possible, ou tout au moins on en
laissera des fragments pour constituer des testicules moraux;
parfois les testicules sont réduits à des haricocèles difficiles à
reconnaître ; cependant, dans la très grande majorité des cas, on
peut les conserver.

Procédés opératoires. — Le nombre des procédés opératoires
préconisés contre l'éléphantiasis des bourses est assez ‚considé-

rable ; à notre avis, on les a trop multipliés, et beaucoup ne méritent plus qu'un intérêt historique. On a tendance, dans les interventions de ce genre, à vouloir faire des lambeaux ; or, en voulant faire à toute force des lambeaux, on risque de passer en plein tissu malade, d'où récidives. Il faut enlever largement toutes les parties atteintes, car on trouvera toujours assez d'étoffe pour recouvrir les surfaces cruentées, et même si la réunion ne pouvait pas être complète, les parties restées à découvert guériraient rapidement par granulation ; le danger n'est pas de manquer d'étoffe, mais d'avoir de l'étoffe de mauvaise qualité.

Procédés de Mohamed Ali Bey. — Mohamed Ali Bey a décrit trois procédés d'oschéotomie correspondant aux trois cas suivants : 1° le pénis est libre ; les testicules et les cordons ne sont pas adhérents ; 2° le pénis est libre et les testicules sont adhérents ; 3° le pénis est caché.

Premier procédé. — Les testicules sont refoulés vers les anneaux ; puis un couteau à amputation est enfoncé sous la racine de la verge dans la tumeur, pour ressortir en avant de l'anus. On coupe alors les tissus de dedans en dehors en ménageant deux petits lambeaux latéraux qui sont réunis sur la ligne médiane. Abatucci (1) a un peu modifié la taille des lambeaux, qu'il obtient séparément par transfixion.

Ce procédé très rapide donne souvent de très bons résultats ; mais il nécessite la détermination exacte des testicules et la possibilité de leur refoulement vers le canal inguinal ; il a l'inconvénient d'exposer à la blessure d'une anse intestinale herniée méconnue et de ne pas permettre l'examen du cordon. Le testicule, par contre, peut être mis à nu facilement.

Deuxième procédé. — Les cordons sont mis à nu par une incision parallèle à leur direction, puis isolés jusqu'aux testicules, qu'on libère et qu'on relève ; les lambeaux latéraux sont taillés par transfixion.

Troisième procédé. — Les deux incisions de découverte des cordons sont réunies à leur partie inférieure par une incision

____

(1) Abatucci, *Annales d'hyg. et de médecine coloniales*, 1909.

transversale; du milieu de cette dernière on abaisse une incision **dans** la direction normale de la verge pour mettre celle-ci à **découvert**; puis les lambeaux sont tracés comme précédemment.

Procédé de Saboia. — Saboia a décrit un procédé qui peut **remplacer** le deuxième procédé de Mohamed Ali Bey. De chaque **anneau** inguinal on fait par-**tir** une incision oblique en **bas** et en dedans, incisions **qui** se rejoignent au-dessous **de** l'angle péniscrotal et limi-**tent** un lambeau triangulaire. **De** l'extrémité supérieure de **chacune** des incisions précé-**dentes**, on fait partir une in-**cision** semi-lunaire à conca-**vité** interne. Ces deux inci-**sions** se rejoignent en arrière **au** niveau du raphé et en **avant** de l'anus. On dégage **les** testicules et les cordons, **et** on extirpe la masse néo-**plasique**, qui a la forme d'un **quartier** d'orange. Réunion

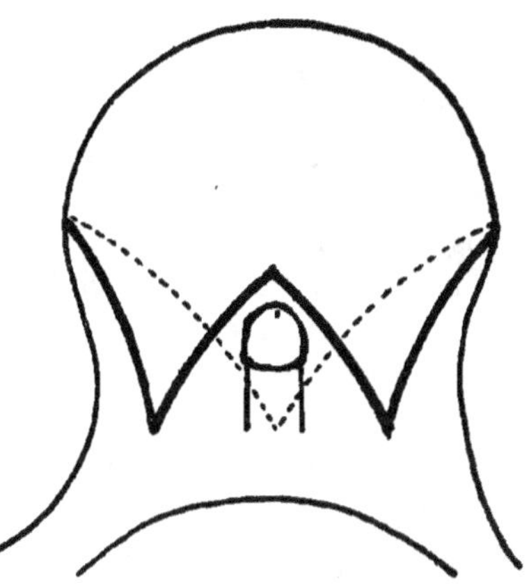

Fig. 6. — Procédé de Saboia.
(Le tracé des incisions a été modifié pour permettre l'ablation de toutes les parties malades.)

des lèvres de la plaie; la ligne de suture a la forme d'un Y.

Thiroux et d'Anfreville (1) recommandent de tracer d'abord l'incision avec le bistouri avant de sectionner profondément les tissus, car l'évacuation d'une hydrocèle au cours de l'intervention peut changer les rapports; il en serait de même en cas de tumeur double, un côté opéré pouvant modifier les rapports de l'autre.

Procédés concernant l'éléphantiasis de la verge seule. — Lorsque la verge seule est atteinte d'hypertrophie, les procédés varieront suivant que cette hypertrophie est localisée ou généralisée.

Si le prépuce seul est le siège d'un éléphantiasis, une circoncision suffira à assurer la guérison.

Si l'hypertrophie porte sur la verge en entier, on se rappellera

____

(1) Thiroux et d'Anfreville, *Presse médicale*, 1906.

que le gland, les corps caverneux et le canal de l'urètre sont intacts, et que la seule lésion qu'ils peuvent présenter est un peu d'allongement par suite des tiraillements exercés par la tumeur.

On a proposé le procédé suivant : incision longitudinale sur le dos du prépuce jusqu'au sillon balano-préputial ; supprimer les deux lambeaux ainsi obtenus par une section circulaire suivant le sillon balano-préputial, mais ménageant une collerette; puis excision sur le dos de la verge, de chaque côté de la ligne médiane et sur toute la longueur du fourreau, d'une languette cutanée de 1 centimètre de largeur. La bande de peau ménagée sur la ligne médiane devra être assez large pour permettre une suture sans trop de tiraillements. D'ailleurs les sutures sont en général faciles, car l'œdème diminue par l'écoulement de sérosité. La verge reprendrait ensuite graduellement sa forme (Le Dentu) (1).

Ce procédé a l'inconvénient de laisser subsister des tissus malades; aussi préférons-nous de beaucoup le dépouillement complet de la verge suivi d'une autoplastie à pont. Guinard (2), dans un cas, a eu recours à la prise d'un lambeau sur chaque cuisse, ce qui est certainement moins commode.

Procédés aplastiques et anaplastiques. — Lorsque l'éléphantiasis du scrotum s'accompagne d'éléphantiasis de la verge, il est nécessaire d'avoir recours à des procédés autres que ceux que nous venons d'indiquer; ces procédés se divisent en *aplastiques* et en *anaplastiques*, suivant que le chirurgien ne se préoccupe pas de refaire un fourreau à la verge ou au contraire refait une gaine au pénis.

Le procédé aplastique est dû à Larrey et fut modifié successivement par Ali Bey, Müller et Manson. Il consiste essentiellement dans les temps suivants : dissection des cordons et des testicules par deux incisions faites de chaque côté de l'orifice urétral; dissection du pénis après mise à nu par incision médiane faite sur la paroi supérieure du canal préputial ; formation de deux lambeaux latéraux ; incision transversale antérieure réunissant les extrémités des incisions précédentes. Suture de la plaie en T;

(1) A. Le Dentu, *Revue d'hygiène et de médecine tropicales,* 1906.
(2) Guinard, *Société de chirurgie,* 1903.

le pénis émergeant à la réunion de la branche verticale et de la branche horizontale.

Le procédé aplastique dû à Partridge ne comporte pas de suture ; après une hémostase soignée, la plaie est pansée à plat. La guérison se fait d'ailleurs très vite, et la vaste perte de substance produite par l'ablation de la tumeur est complètement cicatrisée en deux mois environ.

Les procédés aplastiques, qui donnent au niveau du pénis un tissu cicatriciel gênant l'érection et le coït, sont à l'heure actuelle, et avec juste raison, complètement abandonnés et remplacés par les procédés anaplastiques, préconisés surtout par Delpech (1) et Abblart.

On procède de la manière suivante [Monod et Vanverts (2)] :

Premier temps. — Une sonde cannelée est introduite par l'orifice urinaire jusqu'au gland, et sa pointe vient soulever la paroi supérieure du canal qui conduit au gland. Un bistouri est alors introduit le tranchant en haut, et sa pointe vient buter sur l'extrémité de la sonde cannelée ; la pointe est alors poussée en dehors, et on coupe par transfixion la paroi supérieure du tunnel ; le gland est à nu.

De chaque côté de l'extrémité supérieure de l'incision précédente, on pratique une incision transversale de 5 centimètres environ ; il est alors facile de mettre le gland complètement à découvert et de sectionner le prépuce tout autour, en ménageant une collerette d'un peu moins de 1 centimètre de hauteur.

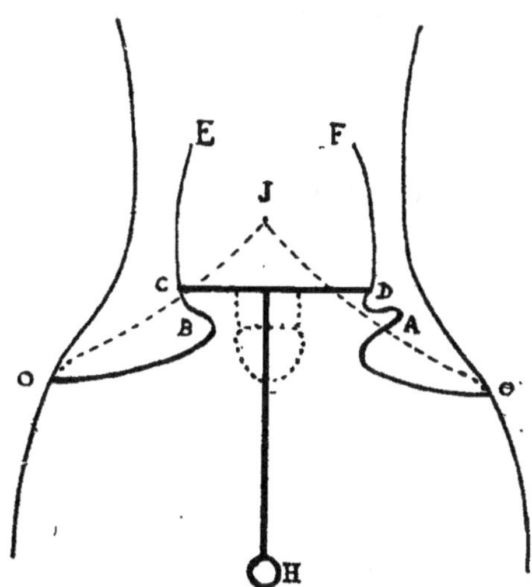

Fig. 7. — Procédé d'Abblart (d'après Morin).
H, Orifice par où s'échappe l'urine.

(1) Delpech, *Clin. chirurg. de Montpellier*, 1828.
(2) Monod et Vanverts, *Traité de technique opératoire*, 1908.

De chacun des anneaux inguinaux on mène une incision à légère concavité interne, venant rejoindre l'extrémité de la ligne transversale précédente et la dépassant. A droite, l'incision concave se rapproche de la ligne médiane ; à gauche, elle s'en éloigne d'une distance correspondante et se recourbe en dedans à nouveau pour former une échancrure, dans laquelle, au moment de la suture, viendra se loger la saillie ménagée du côté droit.

Deuxième temps. — Le deuxième temps est constitué par la dissection et l'isolement de la face inférieure de la verge, après introduction d'un cathéter dans le canal de l'urètre ; la face supérieure de la verge est laissée adhérente au lambeau quadrilatère limité par les incisions précédentes.

Troisième temps. — Les cordons sont alors isolés, les vaginales ouvertes.

Quatrième temps. — Les deux incisions latérales précédentes sont alors dirigées en dehors puis en arrière, pour se rejoindre en avant de l'anus, limitant ainsi deux lambeaux arrondis. La tumeur est extirpée.

Cinquième temps. — Le lambeau antérieur est isolé de la verge dans son cinquième antérieur et aminci ; les lambeaux latéraux sont également amincis.

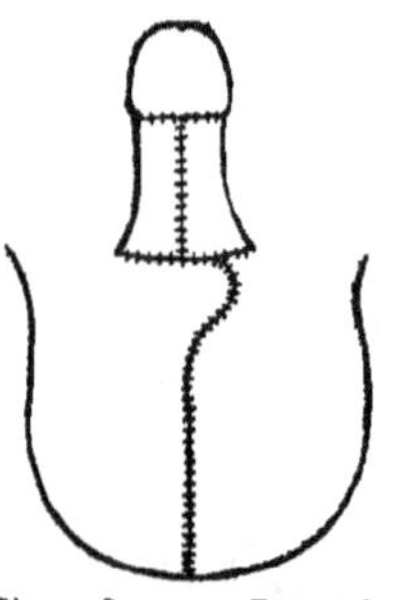

Fig. 8. — Procédé d'Abblart (d'après Morin). La ligne de suture une fois l'opération terminée.

Sixième temps. — Le lambeau antérieur forme un lambeau complet à la verge et est suturé à lui-même à la face inférieure de celle-ci.

Les lambeaux latéraux sont suturés entre eux et au lambeau précédent. Si bien que la suture forme une étoile à quatre branches. Les deux petites languettes ménagées à la partie supérieure des lambeaux latéraux, et qui sont situées au-dessous de la racine de la verge, ont pour but d'assurer l'indépendance de cet organe pendant l'érection en le séparant nettement du scrotum.

Critique des procédés précédents. — Tous les procédés utilisés dans l'éléphantiasis scrotal donnent souvent de bons résultats, mais nous leur adressons un reproche, c'est de refaire le fourreau de la verge avec des tissus malades, d'où possibilité de récidives et, dans la nécessité de se préoccuper de la taille des lambeaux, de pousser le chirurgien à ne pas tailler dans le tissu sain, à être trop économe. De plus, ces procédés ont l'inconvénient de ne pas permettre l'isolement des cordons assez haut et, par suite, leur examen sur tout leur trajet ; enfin il ne faut pas oublier que, plus l'isolement du cordon est commencé haut, plus il est facile.

Ces considérations nous ont conduit à l'utilisation de trois procédés, qui permettent de se rendre compte de l'état du cordon et des testicules, de voir entièrement la région sur laquelle on intervient et, par conséquent, de ne pas agir à l'aveugle, comme dans le premier procédé d'Ali Bey.

Procédés proposés. — *Premier procédé.* — Ce procédé est indiqué dans les cas où le scrotum seul est pris et la verge visible extérieurement.

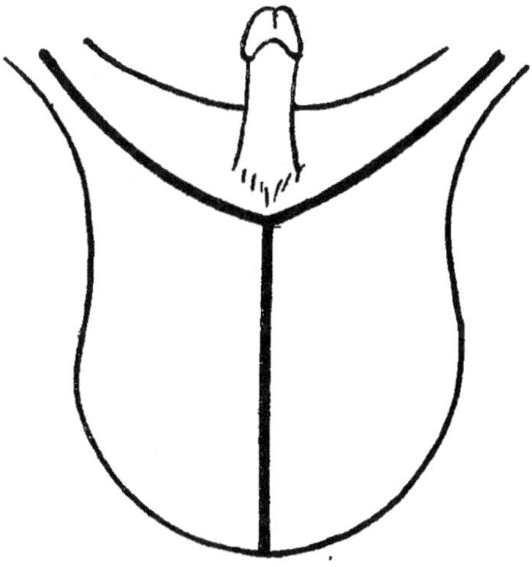

Le premier temps consiste, après introduction d'une bougie dans l'urètre, à pratiquer de chaque côté, en partant de l'anneau inguinal, une incision parallèle au cordon, se recourbant en dedans pour venir rejoindre celle du côté opposé, à un travers de doigt environ au-dessous de l'angle péni-scrotal. Du point de

Fig. 9. — Premier procédé : tracé des incisions.

réunion de ces deux incisions, on en mène une troisième suivant le raphé d'avant en arrière et allant jusqu'au voisinage de l'anus. Cette incision est exécutée de manière à partager la tumeur en deux valves (1) ; la sonde placée dans l'urètre évite tout danger de blessure de ce canal.

(1) Florence (*Journal médical français*), 1909, a également préconisé la division de la tumeur en deux valves, mais ne fait pas d'incisions latérales pour dégager les cordons.

Le deuxième temps consiste dans la libération du cordon et des testicules, en commençant à la partie supérieure des premières incisions et en descendant vers la partie inférieure de la tumeur ; la libération est d'abord pratiquée entièrement d'un côté avant que l'autre ne soit attaqué. Le cordon, la vaginale et le testicule seront traités, suivant les circonstances, comme il a été dit plus haut.

Le troisième temps consiste dans la taille des lambeaux. Les testicules et les cordons étant relevés sur l'abdomen, on taille sur chacune des valves un lambeau latéral arrondi, en ayant bien soin de sacrifier tout ce qui est malade.

La suture constitue le quatrième temps. Les testicules sont placés au-devant des orifices inguinaux, en évitant la torsion du cordon ; puis la suture est faite au crin de Florence ; les lèvres de la plaie ne se recroquevillent pas en dedans si la section a porté en tissu sain.

Nous ne pratiquons pas de drainage et pansons à sec après avoir saupoudré la plaie de peroxyde de zinc.

L'hémorragie avec ce procédé est très réduite, la section médiane du scrotum saigne peu, et les lambeaux latéraux, étant taillés en tissu sain, ne donnent pas lieu à une hémorragie inquiétante. Malgré cela, il est nécessaire de pratiquer une hémostase soignée pour éviter la production d'un hématome.

Il est bien entendu que, pendant l'intervention, chaque morceau de la tumeur est maintenu par un aide, soit au moyen d'une pince, soit au moyen d'un fil.

Deuxième procédé. — Ce procédé est applicable au cas où le pénis a disparu au sein de la tumeur.

Premier temps. — Un doigt est introduit dans le canal par où s'écoule l'urine jusqu'au contact du gland ; si l'introduction d'un doigt est impossible, une sonde cannelée de longueur convenable est introduite ; avec le doigt, on reconnaît le gland et avec une paire de ciseaux dont on introduit une des branches le long du doigt, on fend la paroi inférieure du canal et le scrotum sur la ligne médiane jusqu'à mise à nu du gland. Si le chirurgien a dû se servir d'une sonde cannelée, on fait saillir le bec sur le scrotum en appuyant la sonde sur la paroi inférieure du canal.

Le scrotum est alors fendu sur la ligne médiane en se servant de la sonde comme conducteur, et le gland est mis à nu. Une bougie est alors introduite dans le canal de l'urètre, et l'incision scrotale poursuivie jusqu'à l'anus et approfondie de manière à diviser la tumeur en deux lobes comme précédemment.

La découverte du gland par section de la paroi inférieure du canal exige parfois, lorsque cet organe est profondément situé, une incision très profonde; mais ceci n'a aucune importance, puisque c'est la même incision qui sert à diviser la tumeur. Cette division terminée, la verge est saisie par le gland et attirée verticalement par l'aide.

Le chirurgien pratique alors de chaque côté les incisions latérales partant de l'anneau inguinal, incisions qui viennent rejoindre l'incision médio-scrotale au-dessous de la verge.

Troisième procédé. — Le troisième procédé est destiné au traitement de l'éléphantiasis du scrotum associé à celui de la verge.

Les autres temps s'exécutent comme dans l'opération précédente.

Premier temps. — Une incision légèrement convexe en bas est menée d'un orifice inguinal à l'autre, en passant juste à la naissance de la verge. Le prépuce de celle-ci est sectionné sur la face dorsale jusqu'au sillon balano-préputial, à l'aide de ciseaux dont l'une des branches a été introduite dans le canal préputial. Le gland étant mis à nu, on incise circulairement la muqueuse préputiale tout autour du sillon, à un peu moins d'un centimètre du gland, de manière à ménager une collerette préputiale. L'incision du prépuce est continuée sur le dos de la verge jusqu'à sa jonction avec la partie moyenne de l'incision précédente.

La verge est alors relevée sur l'abdomen; avec des ciseaux on fend le prépuce sur la ligne médiane, au niveau de sa partie inférieure; puis l'incision est continuée sur la face inférieure de la verge jusqu'au raphé.

Deuxième temps. — Le deuxième temps consiste dans la décortication de la verge après introduction d'une bougie dans le canal de l'urètre. Les deux lambeaux de la verge délimités par les incisions dorsale et inférieure sont disséqués et rabattus latéralement; la verge, entourée d'une compresse, est relevée sur l'abdomen.

Troisième temps. — L'incision pratiquée sur la face inférieure de la verge est continuée sur la ligne médiane du scrotum pour diviser la tumeur en deux valves.

Quatrième temps. — Décortication des cordons et des testicules.

Cinquième temps. — Taille des lambeaux latéraux.

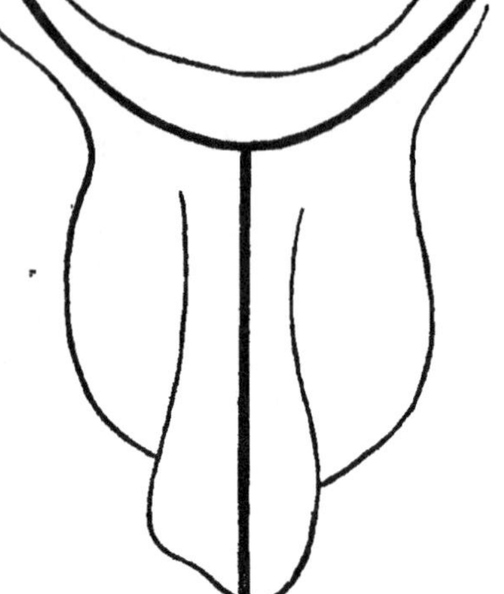

ig. 10. — Troisième procédé : incision transversale et incision de la face dorsale de la verge.

Sixième temps. — Autoplastie de la verge par tunnellisation sous la peau de l'abdomen, en creusant le tunnel à la partie moyenne de la lèvre de l'incision transversale.

Septième temps. — Suture.

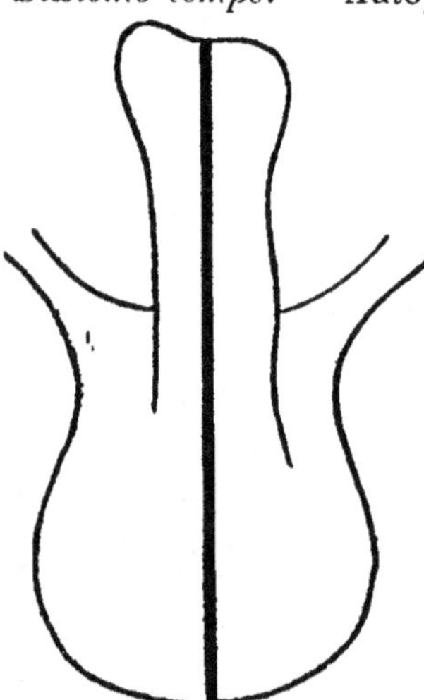

Fig. 11. — Troisième procédé : incision de la face inférieure de la verge et incision scrotale.

Le procédé de la restauration du pénis par tunnellisation n'est d'ailleurs pas nouveau. Racoviceano (1) y a eu recours dans un cas d'éléphantiasis du pénis et du scrotum.

Avec ces procédés, où le chirurgien voit bien ce qu'il fait, où la tumeur est largement exposée, où le cordon peut être attaqué à l'endroit où il est le plus facilement isolable, les interventions, même les plus compliquées, peuvent être terminées en un temps relativement court,

(1) Racoviceano, *Bulletins et mém. de la Soc. chir.* de Bucarest, 1908.

et l'on ne verra plus des interventions durant cinq heures.

COMPLICATIONS OPÉRATOIRES ET SUITES. — Si l'intervention a été faite après un repos suffisant des lésions, des suites graves ne sont pas à redouter ; dans le cas contraire, on a pu observer la mort par septicémie suraiguë.

Nous avons déjà parlé de la coexistence possible de lésions testiculaires ou du cordon. Nous n'y reviendrons pas.

L'hémorragie au cours de l'intervention a déjà été étudiée, et nous avons vu qu'avec les procédés que nous préconisons cette hémorragie se trouve réduite considérablement ; l'hémorragie secondaire n'est pas à craindre si l'hémostase a été bien pratiquée. En cas d'hématome, on n'hésitera pas à faire sauter les points de suture pour poser une ligature sur le vaisseau qui saigne.

Les premiers jours qui suivent l'intervention peuvent être marqués par une rétention d'urine justiciable d'un cathétérisme.

La suppuration a été souvent notée, surtout lorsque l'on opère dans des lésions encore incomplètement refroidies ; elle ne présente pas, d'ailleurs, d'autres inconvénients que de retarder la cicatrisation. Nous sommes persuadé que cette suppuration peut être le plus souvent évitée, si les pansements ultérieurs sont faits soigneusement, et si l'on prend la précaution de veiller à ce qu'ils soient hermétiquement appliqués. La poudre de peroxyde de zinc rend de grands services pour le pansement des plaies de ce genre, car elle n'est nullement irritante pour les tissus.

A la suite de ces interventions, on a pu observer une gêne de l'érection ; c'est pour cela qu'Abblart a, dans son procédé, prévu un petit lambeau à soufflet ; mais cette précaution est inutile si l'on ne fait la réunion que de tissus sains.

IV. Éléphantiasis du testicule et du cordon. — L'éléphantiasis du testicule a été décrit pour la première fois par Le Dentu en 1887. Depuis, cet auteur est revenu plusieurs fois sur cette question. C'est une induration chronique du testicule, pouvant succéder à une forme aiguë ou débuter d'emblée d'une manière chronique.

Cette lésion peut coexister avec un éléphantiasis du scrotum, ou se développer d'une manière indépendante de cette dernière lésion. La coïncidence des deux affections montre que leurs conditions de développement sont les mêmes ; mais ces deux manifestations morbides ne sont pas sous la dépendance l'une de l'autre, ainsi que le prouve la possibilité de leur évolution séparée.

D'une manière générale, l'éléphantiasis du testicule est une affection rare; elle sera probablement rencontrée plus souvent lorsqu'elle sera mieux connue, et nous sommes persuadé qu'un certain nombre de gros testicules rencontrés dans les pays chauds et qualifiés d'orchite chronique ne sont souvent que des éléphantiasis du testicule. Au surplus, les poussées aiguës dont le testicule éléphantiasique est l'objet ont souvent été mises sur le compte d'une orchite paludéenne, dont l'existence reste d'ailleurs à démontrer. Quelles sont les relations de l'éléphantiasis du testicule avec la filariose? Pour nous, la filariose n'est qu'une cause efficiente, comme cela a lieu, du reste, pour tout éléphantiasis.

L'anatomie pathologique n'est connue que par les descriptions de Le Dentu (1) et l'examen de Lyot, auxquels nous empruntons les lignes suivantes.

A l'œil nu, une couche de tissu conjonctif assez lâche sépare le testicule de ses enveloppes; mais dans cette couche existent de grandes lacunes kystiques contenant un liquide séreux.

Des couches épaisses de tissu fibreux enveloppent le testicule et l'épididyme, se confondant par leur face profonde avec la tunique albuginée et s'infiltrant entre les tubes de l'épididyme. Ceux-ci se distinguent mal au milieu de cette masse conjonctive, tandis que le testicule proprement dit semble plus altéré. Son volume est à peu près normal, mais le parenchyme, d'une coloration jaunâtre, est sensiblement ramolli.

A première vue, les lésions semblent siéger en dehors des éléments propres du testicule, et, si l'épididyme a perdu ses caractères objectifs, c'est qu'il est moins bien protégé contre l'envahissement des lésions voisines que ne l'est le testicule entouré de son albuginée.

Au microscope, on constate une slérose atteignant l'épididyme et respectant relativement le testicule; les lymphatiques sont dilatés et à parois épaissies; les artérioles sont atteintes d'endartérite, et leur lumière est diminuée de moitié. Autour des lymphatiques de petit calibre, on note une accumulation de cellules migratrices formant de véritables infarctus de leucocytes. En d'autres points,

(1) A. Le Dentu, *Bull. de la Soc. de chir.*, 1887 ; *Congrès de Moscou*, 1897 ; *Bull. acad. de médecine*, 1897; *Rev. de chir.*, 1898.

les leucocytes forment des traînées entre les faisceaux des tissus fibreux ; leur noyau s'allonge, les cellules s'aplatissent et revêtent l'aspect des cellules plates du tissu conjonctif. Nulle part, à proprement parler, on ne rencontre de tissu conjonctif embryonnaire.

L'albuginée présente une épaisseur de 4 à 12 millimètres; elle est constituée par du tissu conjonctif très dense avec, entre ses lames, des lymphatiques dilatés, entourés de leucocytes émigrés.

La sclérose envahit principalement l'épididyme au niveau de la queue ; les canaux sont diminués de volume, mais perméables; au niveau de la tête de l'épididyme, la sclérose est moindre, mais les canaux sont très dilatés.

Le testicule est relativement sain ; toutefois les canaux du corps d'Highmore sont les uns comprimés et déformés par la sclérose, les autres dilatés et formant de véritables kystes. Au voisinage du corps d'Highmore, la sclérose envahit les tubes séminifères, mais elle est légère ; la paroi propre des tubes s'épaissit aux dépens de leur cavité, qui disparaît entièrement pour quelques-uns. Le tissu interstitiel n'est pas sclérosé, mais, par places, on rencontre des foyers de cellules lymphatiques.

Les lésions testiculaires sont d'ailleurs très restreintes, et l'organe, dans son ensemble, paraît sain, ce qui contraste singulièrement avec l'état de l'épididyme.

Telles sont les lésions rencontrées par Lyot dans les cas de Le Dentu. L'éléphantiasis du testicule n'est, somme toute, qu'une dilatation des lymphatiques de l'organe avec hyperplasie conjonctive. Le début paraît se faire par lymphangite réticulaire interstitielle, revenant par poussées et aboutissant à une hyperplasie conjonctive; les lymphatiques interstitiels du testicule paraissent échapper plus longtemps à la poussée inflammatoire.

Castellani a décrit, d'autre part, sous le nom de funiculite endémique, une affection du cordon assez fréquente à Ceylan, qui est considérée par les médecins du pays comme une forme d'éléphantiasis. Comme nous l'avons vu plus haut à propos de la filariose génitale, cette affection n'est que la lymphangite à forme hypertoxique de Ménocal, lymphangite qui peut venir compliquer l'éléphantiasis, ce qui explique les rapports signalés entre cette funiculite et l'éléphantiasis. Mais Plasencia (1) et Ménocal (2) ont

<hr>

(1) Plasencia, *Revista medicina tropical*, Mayo, 1903.
(2) Ménocal, *loc. cit.*

décrit une forme chronique de la funiculite lympho-toxique, qui n'est, en somme, qu'un éléphantiasis du cordon, car, au point de vue anatomo-pathologique, on constate une sclérose du tissu conjonctif et des lésions chroniques des vaisseaux lymphatiques et veineux, qui sont épaissis et à parois sclérosées, leur lumière étant plus ou moins obstruée. Ménocal attribue même, dans certains cas, un rôle important à la phlébite qui accompagne toujours la lymphangite du cordon et qui, par la formation d'une thrombose définitive, pourrait très bien produire, dans quelques cas, sans avoir été précédée au préalable d'ectasies lymphatiques, la funiculite chronique. On observe fréquemment la coexistence d'hydrocèle, parfois multiloculaire, par suite de l'envahissement de la vaginale par la sclérose. Le testicule est sain. A notre avis, il s'agit, dans l'éléphantiasis du scrotum et l'éléphantiasis du cordon, d'une seule et même lésion anatomo-pathologique : sclérose conjonctive et phlébo-lymphangite chronique du cordon; l'éléphantiasis du testicule n'est qu'une localisation à la partie inférieure du cordon, car, en réalité, le testicule n'est que peu atteint et ne l'est que secondairement aux lésions du cordon et de l'épididyme.

Cliniquement l'éléphantiasis du testicule peut succéder à une poussée lymphangitique aiguë ou affecter d'emblée une forme insidieuse. Le testicule et l'épididyme sont augmentés de volume, mais jamais d'une manière considérable; l'affection est indolente en dehors des poussées aiguës, qui revêtent alors l'aspect d'une poussée orchitique aiguë. L'éléphantiasis du cordon succède à une poussée lymphangitique aiguë ou à des poussées répétées; le cordon ne suppure pas, il reste dur, cylindrique; à la palpation, on sent les veines thrombosées, comme injectées de suif, des masses indurées de tissu conjonctif et les lymphatiques épaissis. Les lésions persistent indéfiniment et peuvent s'accroître au moment des poussées.

En dehors de celles-ci, l'affection n'est pas douloureuse; on note seulement un peu de gêne et de tiraillement au niveau du cordon.

Cliniquement les deux affections présentent de très nombreux points communs, et les seules différences consistent en une acuité plus ou moins grande des symptômes et en la plus ou moins grande étendue des territoires atteints. Aussi n'y a-t-il pas lieu, à notre avis, de séparer ces deux affections, qui ne sont que les deux variétés de l'éléphantiasis du cordon.

La pathogénie de ces lésions est celle de tous les éléphantiasis, à savoir la lymphangite à répétition, la filariose souvent rencontrée au début n'étant qu'une cause prédisposante, aussi bien pour l'éléphantiasis du cordon que pour celui du testicule.

Pourquoi, dans certaines formes, l'éléphantiasis prédomine-t-il à la partie inférieure, au voisinage du testicule? Actuellement aucune réponse ne peut être fournie, étant donné le nombre de cas relativement restreint d'éléphantiasis du testicule qui ont été rapportés, et on en est réduit à des hypothèses telles que la pré-existence d'un varicocèle lymphatique ou veineux, d'une lymphangite ancienne ayant succédé à des infections antérieures de l'épididyme, etc.

Si l'éléphantiasis du testicule est relativement rare chez les individus atteints d'éléphantiasis du scrotum, c'est que ce dernier reconnaît pour origine, dans la plupart des cas, une infection lymphatique superficielle, et que les lymphatiques du testicule, profondément situés, sont plus difficilement envahis par la voie externe.

Mais, dans certains cas, ne devrait-on pas faire jouer un rôle aux infections propagées soit par le canal de l'urètre, soit par la voie sanguine? Cette hypothèse permettrait d'expliquer très facilement les cas d'éléphantiasis du testicule sans aucune lésion des lymphatiques cutanés voisins.

On pourrait objecter à cette conception de l'éléphantiasis du testicule que, si la filariose n'était qu'une cause favorisante, on devrait rencontrer des cas d'*éléphantiasis nostras du testicule*. Rien ne saurait s'opposer à l'existence d'un éléphantiasis nostras et peut-être que certains gros testicules, dont l'examen histologique n'est pas fait, sont des cas de ce genre; mais, de plus, il ne faut pas perdre de vue que l'éléphantiasis du testicule est de connaissance relativement récente, que, même dans les pays tropicaux où l'éléphantiasis est fréquent, c'est une affection rare; rien d'extraordinaire par suite si, dans les pays tempérés, où l'éléphantiasis nostras n'est pas une maladie courante, l'éléphantiasis testiculaire ne puisse se rencontrer que d'une manière tout à fait exceptionnelle.

Le traitement au moment des poussées aiguës consistera dans l'emploi des moyens préconisés dans tous les accès éléphantiasiques; lorsque les lésions chroniques seront constituées, dans les cas peu accusés, le port d'un suspensoir pourra soulager le malade;

si ce moyen ne réussit pas, l'ablation des parties sclérosées, en respectant le canal déférent et les vaisseaux testiculaires intacts, ou même la castration sont les seules opérations à pratiquer.

V. Éléphantiasis de la vulve. — L'éléphantiasis de la vulve est beaucoup plus rare que celui du scrotum.

Le volume de la tumeur est des plus variable : il est parfois énorme [10 kilos (Farga), 14^{kg},300 (Nicolas)]. L'hypertrophie peut porter sur la totalité des organes génitaux externes, ou être limitée aux grandes ou aux petites lèvres (d'un seul côté ou des deux), au clitoris ou à son capuchon. Relly a cité un clitoris atteint d'éléphantiasis qui mesurait 10 centimètres de longueur et 5 de largeur; Kugelman a rapporté un cas où le capuchon du clitoris atteignait les proportions d'une tête de fœtus. C'est aux grandes lèvres, qui sont d'ailleurs la localisation la plus fréquente, que la tumeur atteint le volume le plus considérable; la tumeur peut descendre jusqu'aux genoux (Vidal de Cassis); parfois une seule lèvre est le siège de l'hypertrophie (cas de Nicolas sur la lèvre gauche) (1); dans l'observation d'Andral, la tumeur était pédiculée et descendait jusqu'à terre. Dans le cas de Soultz-Amaral, la tumeur également descendait jusqu'à terre.

La tumeur peut gêner considérablement la miction; au moment de l'accouchement, elle peut nécessiter le sacrifice de l'enfant [Skutsch (2), Tschuewsky (3)] ou une opération d'urgence après l'accouchement par suite des accidents septiques auxquels elle peut donner naissance (A. Brindeau) (4).

Le contact de l'urine, des sécrétions vaginales, amène des érosions, des excoriations qui sont le point de départ de poussées lymphangitiques; la marche elle-même, si la tumeur est tant soit peu volumineuse, par les frottements que subit celle-ci, est une cause d'ulcération. Enfin, lorsque la tumeur a atteint un certain volume, elle est une gêne pour la malade, qui est obligée de marcher les jambes écartées.

La tumeur subit des poussées d'accroissement au moment des règles, mais surtout à l'occasion des grossesses; le cas de Hans

(1) Nicolas, *Société de pathologie exotique*, 1909; *Revue de gynécologie et de chirurgie abdominale*, 1909.

(2) Skutsch, *Ber. geb. gyn. Klin.*, 1886.

(3) Tschuewsky, *Cent. für Gyn.*, 1887.

(4) A. Brindeau, *Soc. obst.*, 1905.

von Winiwarter est typique à cet égard. L'ablation est le seul traitement rationnel à opposer à ces tumeurs dès qu'elles ont acquis un certain volume. S'il s'agit d'une tumeur pédiculée, rien de plus facile que cette intervention. Pour les autres cas, la direction des incisions variera suivant les circonstances ; d'une manière générale, on circonscrira la tumeur par deux incisions courbes se rejoignant par leurs extrémités. Les sutures seront faites soigneusement au crin ou au fil métallique ; on veillera avec soin à ce que le vagin soit bien désinfecté matin et soir et à ce que l'urine ne vienne pas souiller la plaie ; à moins d'indications tout à fait spéciales, nous ne conseillons pas de sonde à demeure, mais le cathétérisme deux fois par jour. La plaie sera recouverte de vaseline au peroxyde de zinc, qui, outre son rôle antiseptique, jouera un rôle protecteur vis-à-vis des sécrétions vaginales.

VI. Éléphantiasis du bras. — L'éléphantiasis du membre supérieur est assez rare ; la statistique donne un cas sur mille éléphantiasis. Il peut exister seul ou accompagner d'autres manifestations éléphantiasiques : en particulier l'éléphantiasis de la mamelle chez la femme.

Rarement l'hypersarcose frappe tout le bras ; le plus ordinairement un segment seul est intéressé ; la paume de la main est le plus souvent indemne de toute lésion.

Brassac et Rist ont observé chacun un cas où la tuméfaction s'étendait sur tout le membre jusqu'au poignet ; le bras pesait 120 livres dans le cas de Barsac.

VII. Éléphantiasis de la mamelle. — L'éléphantiasis de la mamelle est une localisation rare.

Le tissu glandulaire ne participe pas du tout à l'hypertrophie, ou du moins dans des proportions minimes.

La glande hypertrophiée peut descendre jusqu'au pubis et même jusqu'au genou.

VIII. Éléphantiasis de zones cutanées limitées. — Manson a rencontré, au niveau des cuisses, des zones d'éléphantiasis ; Corney, Daniels ont vu des tumeurs pédiculées aux aines, Silcok au niveau du cou ; ces tumeurs peuvent avoir un volume considérable (30 livres dans le cas de Silcok) ; en général les tumeurs ne sont pas très volumineuses ; citons encore, comme localisations, le nez, les paupières, le cuir chevelu, le lobule de l'oreille.

La nature éléphantiasique de ces tumeurs n'est pas admise par tous les auteurs, et Jeanselme et Rist (1) se demandent s'il ne s'agirait pas de molluscum géant ou de dermatolyse. Nous avons observé un cas de molluscum au cours de la maladie de Recklinghausen qui ressemblait beaucoup, à un examen superficiel, à un éléphantiasis. Cependant les éléphantiasis limités existent; nombre de cas absolument indiscutables en ont été rapportés, et de plus toutes les tumeurs cutanées, étiquetées autrefois *myxomes*, ne sont que des éléphantiasis, ainsi que l'a établi Darier (2).

Marcano (3) est même allé plus loin et conclut de ses recherches sur les polypes muqueux du méat moyen des fosses nasales que ces tumeurs doivent être rattachées à l'éléphantiasis. Le seul traitement de ces lésions est l'extirpation.

(1) Jeanselme et Rist, *Traité de pathologie exotique*, 1910
(2) Darier, in *Pratique dermatologique*, t. I et IV
(3) Marcano, *Soc. de biol.*, 1905.

CHAPITRE X

DIAGNOSTIC DES SPLÉNOMÉGALIES ENVISAGÉES AU POINT
DE VUE CHIRURGICAL

Définition. — Examen de la rate : inspection. — Palpation. — Percussion. — Ponction. — Recherches complémentaires. — Diagnostic avec une tumeur d'un organe voisin. — Étiologie des splénomégalies. — Diagnostic étiologique : splénomégalies avec ictère. — Splénomégalies avec ascite (foie atrophié, foie hypertrophié). — Splénomégalies sans modifications sanguines. — Splénomégalies avec fièvre et douleurs vives sans modifications sanguines. — Splénomégalies avec hypertrophie ganglionnaire (sans modifications sanguines, avec leucocytose). — Splénomégalies avec modifications sanguines (splénomégalies leucémiques, subleucémiques), avec polynucléose, avec leucopénie polynucléaire. — Splénomégalies indéterminées.

Définition. — La splénomégalie est l'hypertrophie de la rate. Normalement la rate pèse de 180 à 200 grammes chez l'homme adulte, et ses dimensions sont les suivantes : 12 à 14 centimètres de longueur, 8 à 9 centimètres de largeur, $2^{cm},5$ à 3 centimètres d'épaisseur. Doit-on considérer comme atteinte de splénomégalie toute rate dont le poids et les dimensions dépassent les chiffres qui viennent d'être indiqués ? Oui, si l'on se place exclusivement au point de vue anatomo-pathologique ou au point de vue médical. Non, si l'on envisage les splénomégalies au point de vue chirurgical, au point de vue d'une intervention qui pourrait être indiquée par cette hypertrophie. Pour le chirurgien, il n'y a vraiment splénomégalie, en dehors de toute mobilité anormale et de toute ectopie, que si la rate est accessible à la palpation.

Examen de la rate. — La rate peut être examinée par l'inspection, la palpation, la percussion; de plus, dans certains cas, on peut avoir recours à des ponctions exploratrices.

Inspection. — La simple *inspection*, dans les cas où la rate est peu volumineuse et où le sujet est gras et musclé, ne donne souvent aucun renseignement. Si les parois abdominales sont lâches, si le malade est amaigri, l'inspection dans le décubitus dorsal donne beaucoup plus de renseignements que celle pratiquée dans la station debout, et il est possible, dans ces conditions, même avec une rate relativement peu volumineuse, d'observer une voussure dans la partie gauche de l'épigastre. Le bord antérieur 'forme parfois sous la peau un ressaut visible. Lorsque l'hypertrophie est considérable, ce qui est d'ailleurs très fréquent, on observe une saillie abdominale des plus nette et souvent même un élargissement de la partie gauche et inférieure de la cage thoracique.

En cas d'ascite concomitante, il est le plus souvent impossible, par la simple inspection, de reconnaître une rate atteinte d'hypertrophie. Cependant, si l'ascite n'est pas en quantité énorme, en faisant coucher le malade sur le côté droit, il est possible, dans nombre de cas, d'apercevoir la saillie faite par la rate hypertrophiée.

Palpation. — La palpation, qui à l'état normal ne donne aucun renseignement, est au contraire d'un grand secours dans l'examen d'une rate augmentée de volume.

La palpation peut se pratiquer le malade étant debout, ou dans le décubitus dorsal, ou encore dans le décubitus droit ou gauche. Debove et Achard (1) recommandent de faire légèrement incliner le malade à droite et relever le bras sans effort au-dessus de la tête.

Catrin (2), pour éviter les risques de rupture, qui pourraient se produire lorsque l'on procède à l'examen d'une rate paludique, a proposé la méthode dite de l'*effleurement* : le malade étant couché sur le dos, les jambes fléchies sur les cuisses et celles-ci sur le bassin, le médecin applique la main droite sur le flanc gauche et appuie très légèrement la pulpe des doigts en les remontant vers le thorax ; le bord de la rate est ainsi aisément perceptible.

Laveran (3) estime que ce procédé est insuffisant, car la rate est souvent molle et déplacée.

On procédera pour l'exploration de la rate de la manière

<hr>

(1) Debove et Achard, *Manuel de diagnostic médical.*
(2) Catrin, *Société médicale des hôpitaux de Paris*, 1896.
(3) Laveran, *Traité du paludisme*, 2ᵉ édit.

suivante : le malade sera mis dans le décubitus dorsal; sa paroi abdominale sera relâchée par la flexion des jambes et des cuisses; le chirurgien se placera à gauche de lui et pratiquera la palpation en mettant les deux mains à plat sur l'abdomen, les extrémités digitales dirigées vers les pieds du malade. Avec les doigts recourbés légèrement en crochet, il déprimera la paroi bien au-dessous du siège présumé de l'organe, puis remontera peu à peu jusqu'à ce qu'il en sente le rebord, l'accroche même. En suivant ce rebord, il déterminera la forme générale de la rate, reconnaîtra les diverses encoches des bords. Le bord antérieur paraît mince et est facile à suivre; le bord postérieur, par contre, est souvent difficile à sentir à cause de la présence de la masse sacro-lombaire. Puis, ayant accroché la partie inférieure de la tumeur, on en recherchera la mobilité. Les doigts étant alors bien mis à plat sur la tumeur, on appréciera la consistance, l'absence ou la présence de reliefs, de nodosités. On pourra également, comme pour le rein, rechercher le ballottement de la tumeur; ce ballottement splénique sera obtenu en procédant ainsi : la main droite étant glissée dans la région lombaire soulève par à-coups cette région, et la tumeur vient frapper la face palmaire de la main gauche, mise à plat sur l'abdomen.

Dans certains cas, pour préciser le diagnostic et surtout pour se renseigner sur la mobilité de l'organe, il peut être utile de procéder à la palpation dans le décubitus latéral droit et dans le décubitus latéral gauche.

Quant à la palpation dans la station debout, elle ne donne que peu de renseignements précis; elle est difficile chez les sujets gras ou bien musclés; elle a cependant l'avantage de renseigner sur la mobilité de la rate dans le sens vertical. Lorsque le malade se couche la tête basse, le bassin relevé, la rate peut se réduire spontanément si elle est déplacée et mobile.

La palpation permet assez souvent de percevoir une crépitation neigeuse ou des froissements à la surface de la rate dus à de la périsplénite; elle fournit également des renseignements qui ne sont pas à négliger sur la sensibilité de l'organe, sensibilité d'ailleurs très variable, mais quelquefois très accusée, si bien que la palpation peut produire de véritables « coliques spléniques » (Bloch) (1). Parfois on note l'existence de battements.

____

(1) Bloch, *Thèse de Paris*, 1907.

Percussion. — On a beaucoup exagéré les dangers de la percussion de la rate, surtout dans le cas de paludisme ; nombre d'auteurs déclarent avec raison qu'une percussion faite sans brutalité est incapable de déterminer une déchirure de l'organe.

. La percussion peut se faire soit dans le décubitus dorsal, soit dans le décubitus latéral droit (Piorry), soit dans une position intermédiaire au décubitus dorsal et au décubitus latéral droit.

Cette dernière position est celle qui est le plus généralement adoptée. Ziemssen (1) cependant préfère la percussion dans la station debout, qui, d'après lui, permettrait seule d'apprécier exactement la hauteur de la rate. Ce procédé n'est d'ailleurs pas applicable à tous les malades (malades très affaiblis par exemple).

Il peut être nécessaire de faire coucher le malade sur le ventre pour rechercher les limites de la matité en arrière chez un même sujet, de pratiquer la percussion de la rate toujours dans la même position, à cause des rapports variables de l'organe avec la paroi thoracique suivant la position ; en ne procédant pas ainsi, on risquerait d'avoir de grosses différences dans l'appréciation du volume de l'organe.

La percussion sera faite dans le sens de la hauteur, le long de la ligne axillaire moyenne ; elle sera pratiquée également dans le sens transversal.

L'emploi du phonendoscope peut rendre des services dans cette exploration.

Dans l'appréciation de la matité, on prendra garde à la coexistence possible d'un épanchement pleural concomitant.

Auscultation. — L'auscultation permet parfois d'entendre un souffle.

Ponction de la rate. — La ponction de la rate ne sera utilisée que le plus rarement possible, car elle expose à des déchirures et à des hémorragies ; on la pratiquera avec une aiguille fine et en faisant suspendre au malade sa respiration pendant la ponction. Rogers, pour éviter l'hémorragie, administre du chlorure de calcium aussitôt après la ponction pratiquée.

Volume de la rate. — La palpation et la percussion per-

____

(1) Ziemssen, *Münchener med. Wochenschr.*, 1897.

mettent de se rendre compte, d'une manière approximative, du volume de la rate, car l'extrémité supérieure de l'organe se trouve cachée par une lame pulmonaire, ce qui modifie les renseignements fournis par la percussion; la hauteur vraie variera donc suivant l'importance de cette lame pulmonaire; il faut compter environ un tiers en plus de la hauteur obtenue par la palpation et la percussion combinées. Il faut, de plus, ne pas oublier qu'à moins de fortes adhérences unissant la rate au diaphragme il existe toujours un certain degré de ptose dans les splénomégalies volumineuses. La rate pouvant subir des variations de volume parfois rapides et même brusques, il est indispensable de bien en repérer les limites et de les tracer au nitrate d'argent sur la peau. Ces variations de volume peuvent être un renseignement diagnostique important.

Radioscopie. — La radioscopie permet de constater le refoulement plus ou moins considérable du diaphragme.

Recherches complémentaires. — Chez un individu que l'on considère comme atteint de splénomégalie, on devra rechercher soigneusement l'état du foie, pratiquer l'examen des urines et ne pas oublier de faire un examen du sang. Cet examen du sang portera sur la recherche des parasites (hématozoaires, leishmania, etc.) et sur la formule leucocytaire. Les renseignements fournis à eux seuls par l'examen du sang peuvent souvent permettre de poser un diagnostic. On pratiquera également la réaction de Wassermann; cette réaction sera faite et avec le sang et avec le liquide d'ascite, s'il existe de l'ascite.

Il pourra même être utile de pratiquer une radiographie pour préciser la nature liquide possible d'une tumeur. Cette radiographie pourra également se pratiquer après insufflation de l'estomac ou du gros intestin pour préciser la situation de la tumeur.

Diagnostic de la splénomégalie avec une tumeur d'un organe voisin. — Le diagnostic de la splénomégalie avec une tumeur d'un organe voisin n'est pas toujours facile; nous n'en voulons pour preuve que les laparotomies entreprises pour les affections les plus diverses et qui ont montré l'existence d'une hypertrophie splénique.

L'hypertrophie hépatique limitée au lobe gauche, comme cela peut se rencontrer dans la syphilis hépatique, par exemple, se caractérise par une matité se continuant transversalement avec celle du foie et par l'existence sur le bord inférieur facilement accessible de la tumeur d'une encoche plus ou moins profonde.

Les *tumeurs pancréatiques*, l'*ostéosarcome de la colonne vertébrale* sont profondément situés derrière l'intestin ; l'insufflation de l'estomac peut permettre leur diagnostic ; de plus, dans les tumeurs pancréatiques, on peut observer de la glycosurie et de la stéarrhée.

Les *tumeurs de la capsule surrénale* sont profondes, mais c'est surtout leur rareté qui permettra le diagnostic, car leurs signes cliniques sont variables et souvent très peu nets.

Les *tumeurs du rein gauche* (*cancer, sarcome, hydronéphrose,* etc.) sont d'un diagnostic souvent des plus difficile. Cependant, les modifications des urines, les troubles de la miction, l'existence d'une tumeur plus franchement lombaire, dont le ballottement par la palpation bimanuelle est des plus facile à percevoir, l'existence d'une zone sonore au-devant d'elle peuvent permettre de poser un diagnostic précis dans nombre de cas.

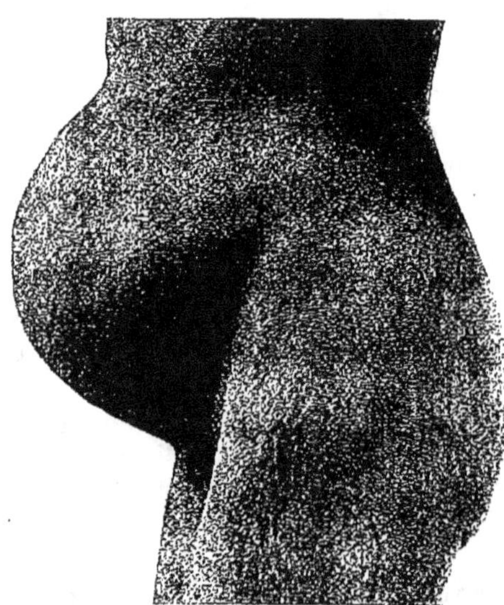

Fig. 12. — Rate ectopique simulant un kyste de l'ovaire.

Le *cancer de l'angle colique gauche*, outre les signes de la cachexie spéciale à laquelle il donne naissance (teinte jaune-paille, etc.) s'accompagne de signes d'obstruction intestinale plus ou moins accusée, de melæna, etc.

Une *tumeur* ou une *hydropisie de la vésicule biliaire*, un *gâteau péritonéal* volumineux peuvent, dans certains cas, simuler une splénomégalie.

Lorsque la rate est en ectopie, ou lorsque cet organe est venu plonger jusque dans le bassin, où il peut même contracter des adhérences (avec l'utérus par exemple), la confusion avec un *fibrome utérin*, ou plus souvent avec un *kyste de l'ovaire*, a été fréquemment commise [Bransteter (1), Houzel (2), Perles (3), Walther, Segond, Potherat (4)].

Les *cancers de l'épiploon* et de la *grosse tubérosité de l'estomac* sont ordinairement faciles à reconnaître.

Étiologie des splénomégalies. — Les splénomégalies, dans les limites cliniques que nous avons établies, c'est-à-dire dont le développement est suffisant pour amener le chirurgien à en discuter le diagnostic, peuvent se rencontrer dans un grand nombre d'affections. Nous pouvons diviser les splénomégalies d'après leur étiologie en :

Splénomégalies dues à une infection spécifique ;

Splénomégalies dues à des infections diverses ;

Splénomégalies en rapport avec une affection hépatique ;

Splénomégalies consécutives à une lésion de l'appareil hémato-poiétique ;

Splénomégalies dues à une tumeur de la rate ;

Splénomégalies indéterminées.

Splénomégalies dues à une infection spécifique. — La *syphilis* acquise ou héréditaire détermine souvent des lésions de la rate et du foie ; nous laisserons de côté la syphilis héréditaire précoce à forme hépato-spléno-intestinale, qui frappe les tout jeunes enfants, pour n'envisager que la *syphilis hypersplénomégalique avec ou sans ictère*, et la *splénomégalie syphilitique, héréditaire ou acquise*. Le volume de la splénomégalie est parfois considérable. Barthélemy (5) a signalé une rate qui descendait dans la fosse iliaque gauche.

La *tuberculose* occasionne parfois une splénomégalie considérable ; il s'agit soit d'une tuberculose aiguë, soit d'une tuberculose chronique ; de plus, cette tuberculose est primitive ou secondaire.

La tuberculose aiguë est exceptionnelle ; on ne connaît que le

(1) Bransteter, *Thèse de Paris*, 1892.
(2) Houzel, *Académie de médecine*, 1897, et *Archives provinciales de chir.*, 1898.
(3) Perles, *Société médicale de Kiew*, 1901.
(4) Walther, Segond, Potherat, *Société de chirurgie de Paris*, 1903.
(5) Barthélemy, *Archives gén. de médecine*, 1884.

cas de Scharoldt qui soit indiscutable (1). La tuberculose chronique est la forme ordinaire ; elle peut se manifester avec les réactions sanguines de la leucémie myéloïde fruste, ce qui est rare, ou bien présenter les réactions d'une splénomégalie avec polynucléose. Rendu (2) a signalé le premier la possibilité pour la splénomégalie tuberculeuse de s'accompagner de cyanose et de polyglobulie ; des observations de ce genre ont ensuite été publiées par Moutard-Martin (3), Vaquez, etc. Mais cette hyperglobulie n'est pas constante ; dans le cas de Quénu et Baudet (4), le nombre des globules rouges était normal, et dans l'observation de Achard et Castaigne (5) il y avait même hypoglobulie.

La tuberculose de la rate peut s'accompagner de lésions hépatiques et ganglionnaires, comme dans le cas de Courmont, Tixier et Bonnet (6) et celui d'Olmer (7) ; il s'agit d'une forme un peu spéciale que l'on pourrait appeler forme spléno-hépato-ganglionnaire (Bloch).

L'hypertrophie du foie dans la splénomégalie tuberculeuse est fréquente, mais non constante. Notons la possibilité d'abcès' tuberculeux de la rate.

Le *paludisme* s'accompagne constamment de splénomégalie, qui peut, dans les cas chroniques, acquérir un volume considérable ; on peut également observer des lésions hépatiques concomitantes ; c'est ainsi que nous serons amenés à distinguer la splénomégalie palustre chronique s'accompagnant soit de lymphocytémie, soit de polynucléose, sans qu'il soit possible actuellement d'établir la cause de cette réaction sanguine différente et les hépatites paludéennes avec splénomégalie (hépatite atrophique ou hypertrophique). Notons l'existence d'une cirrhose paludéenne pigmentaire.

Mais il ne faut pas se baser uniquement sur l'existence d'accès de fièvre intermittente pour porter le diagnostic de splénomégalie palustre ; c'est ainsi que la syphilis peut produire des accès fébriles intermittents (A. Fournier) (8), et que, dans les cirrhoses

(1) Scharoldt, *Ært. Intell. Blatt. Munden*, 1883.
(2) Rendu et Widal, *Bull. et mém. de la Soc. méd. des hôpitaux de Paris*, 1899.
(3) Moutard-Martin et Lefas, *ibid.*, 1899.
(4) Quénu et Baudet, *Revue de gynécologie et de chirurgie abdominale*, 1898.
(5) Achard et Castaigne, *Bull. et mém. de la Soc. méd. des hôpitaux*, 1899.
(6) Courmont, Tixier et Bonnet, cités par Bloch.
(7) Olmer, *ibid.*
(8) A. Fournier, *Traité de la syphilis*, 1906.

biliaires, ces accès intermittents ne sont pas rares ; aussi est-ce avec raison que Lereboullet (1) a pu écrire : « Il semble, en effet, que certains auteurs n'aient pas toujours différencié assez nettement l'accès de fièvre intermittente hépatique de l'accès paludéen. » De plus, le paludisme prédispose à l'apparition de la leucémie, si bien que, chez un ancien paludéen, on peut se trouver en présence d'une splénomégalie leucémique et non paludique.

A. Treille (2) a également signalé des splénomégalies consécutives à des troubles gastro-intestinaux chez des paludéens : « c'est une infection gastro-intestinale. Lorsque la rate est encore réductible, on peut obtenir par le simple régime lacté des diminutions très notables. » Avant de porter le diagnostic de splénomégalie d'origine paludéenne, il sera donc indispensable d'examiner soigneusement le malade pour éviter les causes d'erreur que nous venons d'énumérer ; puis il sera indispensable de rechercher dans le sang soit la présence d'hématozoaires, soit celle de leucocytes mélanifères.

Les *Leishmanioses* s'accompagnent constamment d'une hypertrophie splénique souvent considérable. La Leishmaniose la mieux connue est le kala-azar indien, puis vient le kala-azar infantile ; quant à l'histoplasmose, cette affection est très rare. Nous rattacherons également aux leishmanioses le *ponos*, dont l'agent spécifique n'est pas encore connu, et que nombre d'auteurs rattachent au kala-azar infantile.

Splénomégalies dues à des infections diverses. — Dans la catégorie des splénomégalies dues à des infections diverses, nous classerons les *abcès de la rate* et les splénomégalies consécutives aux *pyléphlébites*. Les abcès de la rate sont rares ; ils succèdent à un traumatisme, à une infection voisine (abcès du cou), à une infection générale (fièvre récurrente, paludisme) ; dans ce cas, il s'agit souvent d'infections secondaires.

Les pyléphlébites s'accompagnent constamment de splénomégalie, sauf dans le cas de phlébite limitée à la mésaraïque. Les pyléphlébites sont radiculaires ou tronculaires et peuvent être thrombosantes ou suppurées. Les pyléphlébites sont dues à des causes multiples et succèdent fréquemment aux cirrhoses et aux

(1) Lereboullet, *Thèse de Paris*, 1902.
(2) A. Treille, *Bulletins de l'Assoc. franç. pour l'avanc. des sciences*, Carthage, 1896.

néoplasmes hépatiques, aux infections générales (syphilis), aux septicémies en particulier (surtout septicémies d'origine utérine), aux infections des voies biliaires, etc. La pyléphlébite thrombosante se caractérise par de l'ascite, une hypertrophie de la rate et du foie, des hémorragies (hématémèses); la pyléphlébite suppurée présente de la fièvre sans ascite. Dans la forme radiculaire, la thrombose splénique seule nous intéresse; elle s'accompagne d'ictère.

Splénomégalies au cours des affections hépatiques. — Les splénomégalies sont fréquentes au cours des affections hépatiques; c'est ainsi qu'elles existent dans la maladie de Hanot, la cirrhose biliaire hypersplénomégalique, l'ictère chronique simple à forme hépatosplénomégalique, l'ictère chronique avec splénomégalie, les splénomégalies méta-ictériques, la cirrhose de Laennec, la cirrhose hypertrophique veineuse simple.

Parmi ces diverses affections, les unes s'accompagnent d'ictère, les autres d'ascite.

L'angiocholite chronique anictérique, qui est une affection très rare, se traduit surtout par le syndrome splénique pur, ce qui rend très difficile son diagnostic.

Legrain (1) a observé un type particulier de splénomégalie chez les géophages, qu'il lui semble possible de rattacher à une infection banale des voies biliaires et de rapprocher du type de Gilbert et de la cirrhose de Hanot. Ces malades sont améliorés, et la splénomégalie diminue par le régime, les laxatifs et le repos.

Splénomégalies au cours des affections des appareils hématopoïétiques. — Les splénomégalies au cours des maladies du sang et des appareils hématopoïétiques sont fort nombreuses et des plus importantes à connaître.

Tout d'abord, nous mentionnerons celles qui coexistent avec des hypertrophies ganglionnaires, réalisant le *syndrome splénoadénique* de Weil et Clerc; à savoir : la leucémie lymphatique, la lymphocytémie aleucémique; les lymphadénies avec polynucléose (tuberculeuses ou sarcomateuses).

Dans la leucémie, myéloïde ou lymphoïde, la splénomégalie est constante et souvent volumineuse; il en est de même dans la leucémie myéloïde fruste.

(1) Legrain, cité par R. Treille, *Thèse de Paris*, 1908.

Dans les lésions subleucémiques du sang, anémie pseudo-leucémique, splénomégalie avec anémie et lymphocytémie, la splénomégalie existe également.

Dans la polyglobulie, on observe de la splénomégalie qui s'accompagne de cyanose; nous avons vu que, dans certains cas, il s'agissait de tuberculose.

Splénomégalies consécutives à une tumeur. — Les kystes de la rate (séreux, dermoïdes), les tumeurs fibro-kystiques, les kystes hydatiques, les sarcomes de la rate, la maladie de Gaucher (1), les angiomes de la rate, déterminent une augmentation de volume de l'organe parfois considérable.

Splénomégalies indéterminées. — A côté de toutes ces splénomégalies que nous venons de passer en revue, il existe un certain nombre d'hypertrophies spléniques, mal connues d'ailleurs, que certains auteurs ont groupées sous le nom d'hypertrophies idiopathiques; dans ce groupe disparate, qui n'est d'ailleurs que provisoire, on a classé : la maladie de Debove et Bruhl (2); les cas de splénomégalie signalés par Bovaird (3), Brill (4), Weichselbaum (5), Haushalter, Gross, Gonnet, etc. Certaines de ces splénomégalies peuvent être rattachées à la maladie de Gaucher, d'autres sont probablement des tuberculoses spléniques, mais jusqu'à présent l'accord est loin d'être fait entre les auteurs.

Il existe une variété d'hypertrophie de la rate décrite par Banti et désignée depuis sous le nom de *maladie de Banti*, ne pouvant être rattachée ni à l'alcoolisme, ni au paludisme, ni à la syphilis, probablement d'origine infectieuse et déterminant ultérieurement une cirrhose hépatique. L'évolution se fait en trois périodes : la première, préascitique ou mieux précirrhotique, est caractérisée par une splénomégalie considérable, avec signes d'anémie et lymphocytémie; cette période dure des années; la deuxième période se caractérise par de l'ictère plus ou moins franc et de la congestion hépatique; elle ne dure que quelques

(1) Gaucher, *Thèse*, 1882, Paris.
(2) Debove et Bruhl, *Bulletins et mémoires de la Soc. méd. des hôp. de Paris*, 1892.
(3) Bovaird, *The american Journ. of the med. science*, 1900.
(4) Brill, *ibid.*, 1901.
(5) Weichselbaum, *Virchow's Archiv*, 1881.

mois et mérite le nom de période intermédiaire ; à la troisième période, dite ascitique, le foie s'atrophie, l'ascite fait son apparition.

L'existence de la maladie de Banti, admise par certains auteurs [Chauffard, OEttinger et Marie (1)], est niée par d'autres, qui la rattachent soit au paludisme [Suleiman Noumon Bey (2)], soit à une altération primitive du foie (Gilbert et Lereboullet), soit aux anémies spléniques (Maragliano, Lang, Senator), soit à une thrombose de la veine splénique (Dévé).

Nous n'aborderons pas la question de savoir si la maladie de Banti existe ou n'existe pas, ou même si elle n'est qu'un syndrome [Castaigne et Chiray (3)], mais nous conserverons cette dénomination pour indiquer un groupe de splénomégalies encore mal classées.

Signalons, mais sans insister à cause de sa rareté et de la facilité du diagnostic, l'*asystolie à forme splénique* d'Oulmont et Ramond.

Dans toute cette longue énumération, nous n'avons pas mentionné l'hypertrophie amyloïde de la rate : c'est, d'une part, que cette hypertrophie n'est jamais bien importante et que, de plus, les conditions dans lesquelles elle se produit (individus cachectiques, atteints de suppurations chroniques, etc.) et la coexistence de l'amylose d'autres viscères rendent le diagnostic facile s'il venait à se poser.

Diagnostic étiologique. — Pour arriver à établir le diagnostic étiologique d'une splénomégalie, il est nécessaire de procéder, comme nous l'avons vu, à l'examen complet du malade et à l'examen des urines et du sang. Ce dernier comprendra la recherche de la cholémie, l'examen des globules rouges et la recherche de leur valeur globulaire, leur numération ; la numération des globules blancs et l'étude de la formule leucocytaire ; la recherche des parasites dans le sang périphérique et même dans le sang retiré par ponction du foie et de la rate.

Pour simplifier les recherches, il est tout d'abord possible d'éliminer les splénomégalies avec ictère, puis celles avec ascite, en

---

(1) OEttinger et Marie, *Revue de médecine*, 1911.

(2) Suleiman Noumon Bey, *Presse médicale*, 1906.

(3) Castaigne et Chiray, *Manuel des maladies du foie* de Debove, Achard et Castaigne.

distinguant les splénomégalies avec ascite et foie atrophié et les splénomégalies avec ascite et foie hypertrophié.

L'examen du sang une fois pratiqué, on distinguera tout d'abord les cas où cet examen ne montre aucune modification sanguine (kystes, angiomes de la rate, maladie de Gaucher); puis ceux où les modifications sanguines n'ont rien de spécial, mais où il existe de la fièvre et des douleurs (abcès de la rate, pyléphlébite suppurée).

Les splénomégalies s'accompagnant d'hypertrophies ganglionnaires forment un groupe à part, où l'examen du sang permettra de distinguer les diverses variétés (leucémie lymphatique, lymphocytémie aleucémique, adénie de Trousseau, lymphadénie avec polynucléose).

Il restera alors un groupe très important de splénomégalies accompagnées de modifications sanguines très particulières, pour lequel nous adopterons en partie la classification proposée par Menetrier et Aubertin (1) : splénomégalies leucémiques (myéloïde et lymphoïde), splénomégalies subleucémiques (myélémiques et lymphémiques), splénomégalies avec polynucléose (neutrophile, éosinophile), rares ; enfin splénomégalies avec leucopénie polynucléaire.

Cette classification, comme toutes les classifications, est arbitraire, et les données de la clinique devront venir en aide aux résultats fournis par l'examen du sang ; c'est ainsi que, par exemple, le paludisme (laissant de côté la splénomégalie accompagnée d'hépatite) peut se caractériser par de la mononucléose, ou par de la polynucléose neutrophile (ce qui est le cas le plus fréquent) ; mais, dans l'un et l'autre cas, le diagnostic se basera alors sur les autres renseignements fournis par la clinique. Par contre, la clinique est le plus souvent impuissante, dans nombre de cas, à préciser le diagnostic de certaines splénomégalies leucémiques ou subleucémiques, dont seul l'examen du sang pourra permettre la distinction.

(1) Menetrier et Aubertin, *La leucémie myéloïde*, 1906.

Diagnostic des splénomégalies.

Splénomégalies avec ictère				Maladie de Hanot, — cirrhose biliaire hyperspléno-mégalique, — ictère chronique avec spléno-mégalie, — syphilis hyperspléno-mégalique avec ictère, — splénomégalies méta-ictériques, — thrombo phlébite splénique, — maladie de Banti (deuxième période).
Splénomégalies avec ascite	Foie atrophié			Cirrhose de Laennec, — maladie de Banti (troisième période), — hépatites atrophiques paludéennes.
	Foie hypertrophié			Hépatites hypertrophiques paludéennes, — py-léphlébite tronculaire thrombosante, — cir-rhose hypertrophique veineuse simple.
Splénomégalies sans modifications sanguines				Kystes, — kyste kydatique, — sarcome, — maladie de Gaucher, — angiome de la rate.
Splénomégalies avec fièvre et douleurs vives sans modifications sanguines spéciales				Abcès, — pyléphlébite tronculaire suppurée.
Splénomégalies avec hypertrophies ganglionnaires	Sans modifications sanguines			Adénie.
	Avec leucocytose		Lymphocytose	Leucémie lymphatique, — lymphadénie subleu-cémique.
			Polynucléose	Lymphadénie tuberculeuse ou sarcomateuse.
Splénomégalies avec modifications sanguines	Splénomégalies leucémiques		Myéloïdes	Leucémie myéloïde.
			Lymphoïdes	Leucémie lymphoïde à type splénique (*exception-nelle*).
	Splénomégalies subleucémiques	Myélémiques		Anémie splénique myéloïde. Leucémie myéloïde fruste.
		Lymphémiques		Splénomégalie avec lymphocytémie. Maladie de Banti (1re période). Splénomégalie paludique.
	Splénomégalies avec polynucléose	Neutrophile		Paludisme, — tuberculose. Splénomégalie avec polyglobulie.
		Éosinophile		(*Exceptionnelle.*)
	Splénomégalies avec leucopénie polynucléaire			Leishmanioses.
Splénomégalies indéterminées				Splénomégalie de Debove et Bruhl, etc.

Diagnostic des splénomégalies avec ictère. — Les splénomégalies avec ictère sont assez nombreuses ; le diagnostic clinique en est en général assez facile ; citons parmi ces splénomégalies : la *maladie de Hanot* et la *cirrhose biliaire hypersplénomégalique*, l'*ictère chronique simple à forme hépato-splénomégalique*, l'*ictère chronique avec splénomégalie*, la *syphilis hypersplénomégalique avec ictère*.

Nous y comprendrons également les *splénomégalies méta-ictériques*, la *thrombophlébite splénique*, la *maladie de Banti* (deuxième période), la *cirrhose paludéenne pigmentaire*.

Maladie de Hanot. — La *maladie de Hanot* ou *cirrhose biliaire avec ictère chronique*, s'accompagne parfois d'une splénomégalie considérable (500 à 1 200 gr.). La maladie débute par un embarras gastrique fébrile accompagné d'ictère ; ce dernier persiste après la disparition des signes gastriques ; ces crises d'embarras gastrique se répètent ; l'ictère s'accentue au moment des crises pour diminuer ensuite, mais à chaque crise il fonce davantage.

Le foie est gros, sa surface est régulière. La rate peut atteindre la crête iliaque ; sa palpation est souvent douloureuse à cause de la périsplénite dont elle est souvent le siège.

L'ascite est une rareté, et la circulation veineuse collatérale fait défaut. L'évolution se compte par années.

Cirrhose biliaire hypersplénomégalique. — Les symptômes de la *cirrhose biliaire hypersplénomégalique* sont ceux de la maladie de Hanot en grande partie ; cependant il s'agit de sujets jeunes, l'hypertrophie du foie est modérée ; il existe fréquemment des crises douloureuses d'arthropathies qui peuvent aboutir à des déformations articulaires ; on a signalé également très souvent l'existence concomitante d'adénopathies.

Ictère chronique simple à forme hépato-splénomégalique. — Cliniquement, l'*ictère chronique simple à forme hépato-splénomégalique* se rapproche beaucoup de la maladie de Hanot ; cependant le foie et la rate n'atteignent pas un volume aussi considérable, et l'ictère subit des variations, diminuant ou augmentant, tandis que, dans la maladie de Hanot, l'ictère s'accentue après chaque crise, en tout cas ne diminue jamais.

Ictère chronique avec splénomégalie. — Le diagnostic de *l'ictère chronique avec splénomégalie* est facile, car le foie est toujours très peu hypertrophié, souvent même pas du tout.

Splénomégalies méta-ictériques. — Les *splénomégalies méta-ictériques* de Lereboullet ne s'accompagnent pas d'ictère vrai, mais on y retrouve tous les signes de la cholémie simple (facies cholémique, signes de dyspepsie gastro-intestinale, fièvre survenant par poussées, tendance particulière aux hémorragies, troubles nerveux, etc., et parfois poussées passagères d'ictère franc.

Le diagnostic devra toujours être basé sur l'examen des urines, qui décelera la présence de l'urobiline, et sur celui du sérum sanguin, qui permettra d'y reconnaître la présence de pigments biliaires.

Syphilis hypersplénomégalique avec ictère. — La *syphilis hypersplénomégalique avec ictère* peut se rencontrer aussi bien dans la syphilis acquise que dans la syphilis héréditaire, précoce ou tardive.

L'hypertrophie de la rate est notable ; l'organe est toujours très accessible à la palpation ; l'augmentation de volume de cet organe peut être le premier symptôme observé.

Le foie est souvent énorme, dur, douloureux à la palpation; sa surface est à peu près lisse.

L'ictère est méta ou ortho-pigmentaire ; l'urine renferme souvent de l'albumine ; on y décèle assez fréquemment la présence de cylindres hyalins et épithéliaux.

Le diagnostic est facilité par la connaissance des antécédents spécifiques. On aura recours également à la réaction de Wassermann.

Thrombophlébite splénique. — La *thrombophlébite splénique* s'accompagne toujours d'un léger degré d'ictère. Au début, les symptômes sont un peu vagues, sensation de fatigue, de faiblesse, puis assez rapidement on voit apparaître le ballonnement du ventre ; la faiblesse s'accentue de plus en plus. On n'observe jamais d'ascite ; mais une circulation veineuse sous-cutanée abdominale s'établit toujours au bout d'un certain temps. Les hémorragies se limitent à des épistaxis ou des hémorragies gin-

givales ; on n'observe ni hématémèses, ni hémorragies intestinales, ni hématuries. L'examen du sang décèle une légère
leucocytose, une hypoglobulie accentuée, mais un accroissement
de la valeur globulaire. Quant à l'hypertrophie de la rate, elle
est énorme, cet organe pouvant égaler le foie comme dimensions.

Maladie de Banti. — La deuxième période de la *maladie de
Banti* est accompagnée d'ictère ; le foie est gros, il existe des
symptômes gastro-intestinaux ; les urines présentent des caractères particuliers : diminution de leur quantité, urobilinurie,
présence de pigments modifiés, élimination abondante d'urates.
Cette période, qui ne dure d'ailleurs que quelques mois, a été précédée d'une période fort longue caractérisée par la présence
d'une splénomégalie considérable accompagnée des signes d'une
anémie grave.

Cirrhose paludéenne pigmentaire. — Notons que, dans la
cirrhose paludéenne pigmentaire à sa deuxième période, on
observe absolument les mêmes symptômes, si ce n'est que
l'ictère a été précédé d'une période où la coloration bronzée de la
peau (ce qui est difficile à apprécier chez les individus de couleur)
tranchait avec la décoloration des muqueuses. Seuls les antécédents et la présence dans le sang de leucocytes mélanifères ou
d'hématozoaires permettront le diagnostic.

Diagnostic des splénomégalies avec ascite. — Les *splénomégalies avec ascite* peuvent être accompagnées soit d'un foie
atrophié (*cirrhose de Laennec, maladie de Banti*), soit d'un foie
hypertrophié (*hépatite parenchymateuse paludéenne, pyléphlébite tronculaire thrombosante, cirrhose hypertrophique veineuse
simple, cirrhose hypertrophique syphilitique avec splénomégalie sans ictère*).

1° LE FOIE EST ATROPHIÉ. — *Cirrhose de Laennec.* — Le diagnostic de
la *cirrhose de Laennec* est des plus facile : atrophie du foie,
circulation veineuse collatérale, signes d'insuffisance hépatique,
modification des urines (urobilinurie, acidité élevée, élimination
abondante d'urates et d'acide urique) sont des signes qui permettront rapidement de reconnaître l'origine de la splénomégalie,

parfois importante (1 200 à 1 500 grammes), présentée par le
malade. Certaines syphilis hépatiques revêtent le type de la
cirrhose de Laennec.

Maladie de Banti. — A la troisième période de la *maladie de
Banti*, il existe une atrophie du foie accompagnée d'ascite et
de splénomégalie, cette dernière pouvant être considérable. En
admettant que la maladie de Banti existe réellement, l'atrophie
du foie est l'aboutissant d'une affection assez longue dont la
connaissance des symptômes rapportés par le malade permettra
le diagnostic.

Cirrhose atrophique paludéenne. — La fréquence de cette
forme est variable d'après les auteurs ; Laveran la considère
comme fréquente. Le Dantec paraît douter de sonexistence. Le
diagnostic sera basé sur les antécédents et l'existence dans le sang
de leucocytes mélanifères ou d'hématozoaires.

2° LE FOIE EST HYPERTROPHIÉ. — *Hépatite parenchymateuse paludéenne.* — Chez un paludéen chronique, l'*hépatite parenchymateuse paludéenne* débute lentement par des troubles dyspeptiques
et souvent même intestinaux ; le foie devient douloureux par
crises congestives, puis augmente peu à peu de volume jusqu'à
devenir énorme. Le malade s'amaigrit de plus en plus ; le ballonnement du ventre dû à l'ascite, et aussi au météorisme, fait son
apparition. La marche de l'affection est assez lente et irrégulière.
Quant à la splénomégalie qui préexistait au développement de
l'hépatite, elle peut s'accroître au fur et à mesure que les lésions
du foie progressent. La connaissance des antécédents paludéens,
la possibilité d'accès fébriles avec présence d'hématozoaires dans
le sang, la présence de leucocytes mélanifères faciliteront le diagnostic. Il ne faudra pas oublier la possibilité de lésions surajoutées (alcoolisme).

Pyléphlébite tronculaire thrombosante. — La *pyléphlébite
tronculaire thrombosante* donne souvent naissance à une
hypertrophie splénique énorme. Le début est souvent obscur,
car cette affection se développe au cours d'une maladie antérieure
(affections hépatiques, tumeurs abdominales, infections) qui
masque les premiers symptômes.

Cependant le symptôme sur lequel les malades appellent tout
d'abord l'attention, c'est une douleur au niveau de l'hypocondre
droit, douleur pouvant s'irradier dans tout l'abdomen ; l'intensité de cette douleur est variable, mais ordinairement très vive.

Très rapidement le foie et la rate s'hypertrophient. Au bout
de quelques jours, une ascite souvent fort abondante fait son
apparition et s'accompagne d'une circulation veineuse collatérale
sous-cutanée et abdominale très développée. L'état du malade
devient rapidement grave, et l'on observe ordinairement des
hémorragies variées (hématémèses, hématuries, hémorragies
intestinales, etc.).

L'ictère est une rareté. Dans un certain nombre de cas, on rencontre une diarrhée dysentériforme.

Cirrhose hypertrophique veineuse simple. — La splénomé
galie dans la *cirrhose hypertrophique veineuse simple* est souvent peu considérable. Le diagnostic sera en général facile.
Le foie déborde les fausses côtes et descend souvent jusqu'au-
dessous de l'ombilic ; sa consistance est plus dure que normalement, et il est parfois possible de sentir à sa surface des granulations cirrhotiques. Il existe une circulation sous-cutanée
abdominale bien développée, et l'épanchement ascitique est notable.

Les troubles digestifs sont constants. On note une tendance
aux hémorragies diverses.

Les urines sont très acides, chargées d'urates et renferment
de l'urobiline.

*Cirrhose hypertrophique syphilitique sans ictère avec splé-
nomégalie.* —La *cirrhose hypertrophique syphilitique* est caractérisée par l'irrégularité souvent extraordinaire de la configuration
du foie. C'est ainsi qu'on pourra trouver l'un des lobes énorme
et l'autre petit, atrophié, souvent imperceptible. D'autres fois, la
palpation fait reconnaître une surface irrégulière, semée de saillies,
de nodosités (gommes, brides fibreuses), de consistance dure, à côté
de parties déprimées moins résistantes. Le bord libre présente de
même des saillies et des incisions irrégulières. Le foie, bridé par les
adhérences de périhépatite, ne suit généralement pas les mouvements respiratoires et semble comme immobilisé [A. Fournier (1)].

(1) A. Fournier, *Traité de la syphilis.*

Outre la connaissance d'une syphilis antérieure, une réaction de Wassermann plus intense avec le liquide d'ascite qu'avec le sang permettra le diagnostic [Esmein et Parvu (1)].

Diagnostic des splénomégalies ne s'accompagnant pas de modifications sanguines. — Les splénomégalies pures ne s'accompagnant pas de modifications sanguines appréciables sont : les kystes de la rate, les sarcomes de la rate, la maladie de Gaucher.

Kystes de la rate. — Les *kystes de la rate* sont des affections rares ; ils présentent des variétés nombreuses. Les *kystes miliaires* et les *kystes à cholestérine* ne donnent pas lieu à une hypertrophie bien notable de la rate ; seuls les *kystes dermoïdes* (très rares), les *kystes séreux*, les *kystes sanguins*, les *kystes lymphatiques*, les *tumeurs fibro-kystiques* et les *kystes hydatiques* donnent lieu à une splénomégalie importante.

L'histoire clinique de ces kystes est d'ailleurs assez vague ; ils peuvent évoluer suivant deux types : le *type ascendant* ou *thoracique* et le *type descendant* ou *abdominal*.

Dans le type ascendant, on observe des douleurs thoraciques, de la dyspnée, de la congestion pulmonaire, si le kyste est volumineux, de l'élargissement de la base gauche du thorax, de la déviation du cœur ; l'affection ressemble beaucoup à une pleurésie, dont un examen sérieux permet toujours de la distinguer, ou à un kyste hydatique de poumon, dont le diagnostic, en dehors de l'existence d'hémoptysies répétées, est impossible.

Dans le type descendant, les symptômes sont peu accusés, variables (gêne dans l'hypocondre gauche, sensation de pesanteur) ; si la tumeur est plus volumineuse, on peut observer des phénomènes d'irritation ou de compression (dyspnée, vomissements, constipation, névralgies). Cependant la rate est souvent bosselée, donnant une sensation de rénitence ; la fluctuation est exceptionnelle. D'une manière générale, la rate kystique ne descend jamais énormément ; elle n'atteint jamais la fosse iliaque gauche, et sa forme est irrégulière (Villar).

Le diagnostic de ces divers kystes entre eux est dans la plupart

---

(1) Esmein et Parvu, *Soc. de biologie*, 1909.

des cas impossible, sauf en ce qui concerne le kyste hydatique.

Les kystes hydatiques de la rate s'accompagnent d'une éosinophilie, d'ailleurs inconstante ; on note parfois du frémissement hydatique ; la réaction de Bordet-Gengou permettra de fixer le diagnostic. Dans quelques cas, il peut exister d'autres localisations de l'échinococcose.

Les ponctions exploratrices peuvent donner lieu à des accidents en cas de kyste hydatique (urticaire, dyspnée, syncope) et même occasionner la mort subite. En cas de besoin, il vaudrait mieux pratiquer une laparotomie exploratrice.

Sarcome de la rate. — Le *sarcome de la rate* donne lieu à une hypertrophie souvent considérable (1 600 à 2 000 grammes), qui s'accompagne d'une cachexie rapide du malade ; l'amaigrissement permet de sentir facilement la tumeur, qui est douloureuse à la palpation et, en général, présente spontanément des bosselures inégales. Certains points de la tumeur peuvent être ramollis et faire penser à un kyste. Dans un cas de Baccelli (1), le diagnostic a pu être fait.

Cancer secondaire de la rate. — Les symptômes sont les mêmes que dans le cas précédent ; la connaissance d'un cancer primitif facilite le diagnostic.

Maladie de Gaucher. — La maladie décrite par Gaucher (1882), appelée encore *endothéliome de la rate,* a des caractères cliniques suffisamment particuliers pour que le diagnostic en soit possible dans la majorité des cas.

Cette affection débute dans l'enfance entre deux et sept ans et continue lentement et progressivement son évolution pendant cinq, dix, quinze, vingt ans et plus. La rate arrive à remplir toute la partie gauche de l'abdomen et même à envahir sa partie droite ; son poids peut atteindre 5 kilogrammes. Une telle splénomégalie s'accompagne de gêne, d'oppression, de phénomènes de compression. Le malade se plaint de douleurs osseuses plus ou moins intenses.

Au bout d'un certain temps, le foie s'hypertrophie à son tour,

____

(1) Baccelli, *cité* par Menetrier et Aubertin.

mais jamais d'une manière bien considérable ; dans quelques cas, dans les dernières périodes de la maladie, on a pu observer de l'ictère.

L'état général se maintient relativement bon pendant de longues années ; les téguments sont cependant pâles, et l'examen du sang dénote, comme seule modification, de l'hypoglobulie. Au cours de l'évolution de la maladie, on observe assez souvent des hémorragies (épistaxis, hémorragies gingivales, hémorragies péricardiques, pétéchies, etc.), parfois mortelles.

Enfin il n'est pas rare que plusieurs membres de la même famille (frères et sœurs) soient atteints.

Angiomes de la rate. — Les angiomes de la rate présentent parfois des symptômes assez particuliers qui peuvent appeler l'attention du médecin ; outre les troubles digestifs qui n'ont aucun caractère particulier, on peut noter des douleurs vives avec irradiations au pli de l'aine, au testicule ; parfois de l'œdème du scrotum, du pénis ; on a signalé également l'ascite (Kohler). Enfin, dans nombre de cas, on peut retrouver dans les commémoratifs l'existence d'un traumatisme antérieur au niveau de la région splénique.

Diagnostic des splénomégalies avec fièvre et douleurs, sans modifications sanguines spéciales. — Certaines splénomégalies s'accompagnent d'une fièvre plus ou moins élevée et de douleurs plus ou moins vives ; nous avons déjà vu que certaines formes de splénomégalies se présentaient avec ces symptômes (tuberculose de la rate par exemple) ; mais dans ces cas il existe des lésions sanguines. Au contraire, dans les affections que nous allons examiner : l'*abcès de la rate* et la *pyléphlébite suppurée*, les altérations sanguines sont celles de toute suppuration sans caractères particuliers.

Les *abcès de la rate* sont extrêmement rares ; ils peuvent succéder à un traumatisme ou plus souvent à une infection (suppuration de voisinage, abcès du foie, pyohémie, fièvre typhoïde) ; ils seraient plus communs à la suite du paludisme, de la fièvre récurrente, de la dysenterie amibienne ; mais, dans ces cas, il s'agit d'infections secondaires. Notons que certains abcès peuvent être de nature tuberculeuse (Quénu). On a décrit des abcès aseptiques après la dysenterie amibienne.

Des trois formes de suppuration splénique : diffuse, miliaire, collectée, nous ne retiendrons que cette dernière forme, qui peut donner lieu à des collections volumineuses (30 livres dans le cas de Lhermite). Le diagnostic n'est établi que dans 25 p. 100 des cas environ. Au point de vue clinique, on note une hypertrophie de l'organe, des douleurs vives dans la région splénique, de la scapulalgie gauche et une fièvre du type de suppuration.

La *pyléphlébite tronculaire suppurée* débute par un accès fébrile violent, qui revêt pendant quelques jours le type intermittent, puis la fièvre devient continue. Au bout de quelques jours, parfois très rapidement, le foie et la rate deviennent gros et douloureux. Un léger ictère est fréquent; par contre, l'ascite et la circulation abdominale sous-cutanée sont rares. On note fréquemment des vomissements bilieux et de la diarrhée séreuse ou sanguinolente. L'évolution de l'affection est rapide, et la mort arrive en quelques jours, plus rarement au bout de plusieurs semaines.

Diagnostic des splénomégalies s'accompagnant d'hypertrophie ganglionnaire. — La splénomégalie peut coïncider avec des hypertrophies ganglionnaires plus ou moins volumineuses et généralisées ; dans cette catégorie, on doit faire rentrer la *leucémie lymphatique*, la *lymphocytémie aleucémique*, l'*adénie de Trousseau*, la *lymphadénie avec polynucléose*, la *tuberculose spléno-hépato-ganglionnaire*. Toutes ces affections ont à peu près les mêmes manifestations cliniques : hypertrophie ganglionnaire parfois énorme, pouvant intéresser les ganglions thoraciques et abdominaux, hypertrophie splénique jamais énorme ; c'est à peu près uniquement en se basant sur l'examen du sang que le diagnostic pourra être fait.

Dans la *leucémie lymphatique*, la leucocytose varie de 100 000 à 600 000 et plus, avec une lymphocytose de 90 à 99 p. 100.

La *lymphocytémie aleucémique* de Vaquez et Ribierre, qui n'est que la *lymphadénie subleucémique* de Menetrier et Aubertin, peut ne pas présenter de leucocytose ; parfois même on trouve un chiffre de leucocytes inférieur à la normale ; le plus souvent la leucocytose existe, mais peu accusée (15 à 20 000), avec une mononucléose de 60 à 90 p. 100.

Quant à l'*adénie de Trousseau*, ou maladie de Hodgkin, qui ne s'accompagne d'ailleurs que rarement d'une splénomégalie notable, elle se caractérise par un chiffre et un pourcentage normaux des leucocytes ; c'est surtout une maladie infantile.

Les *lymphadénies avec polynucléose* sont ou *tuberculeuses* ou *sarcomateuses* ; mais ces affections s'accompagnent exceptionnellement d'une hypertrophie splénique notable et ont d'autre part des caractères suffisamment nets pour permettre d'éviter une erreur de diagnostic.

Dans la *tuberculose spléno-hépato-ganglionnaire*, les phénomènes généraux, et en particulier la dyspnée, sont plus intenses que dans les autres lymphadénies ; l'état général devient rapidement mauvais. Pour distinguer ces splénomégalies tuberculeuses, on aura recours à l'intradermo-réaction, au séro-diagnostic d'Arloing et Courmont, à l'inoculation et à l'ensemencement du sang.

Diagnostic des splénomégalies s'accompagnant de modifications sanguines. — Nous avons vu que les modifications sanguines que l'on peut observer au cours des splénomégalies permettaient de les classer en splénomégalies leucémiques, spénomégalies subleucémiques, splénomégalies avec polynucléose, splénomégalies avec leucopénie.

Splénomégalies leucémiques. — Les splénomégalies leucémiques comprennent la *leucémie myéloïde* et la *leucémie lymphoïde*. De cette dernière, il n'existe que quelques rares observations ; nous n'en parlerons pas. Par contre, la leucémie myéloïde est une affection relativement fréquente et que le chirurgien doit connaître.

La splénomégalie est souvent considérable ; les rates qui descendent jusqu'à l'épine iliaque antérieure ne sont pas rares ; souvent la rate bascule et se dirige vers la fosse iliaque droite ; la rate est ferme, mais sa consistance varie un peu suivant les cas ; sa surface est lisse. La palpation de l'organe est en général très peu douloureuse.

Le foie est hypertrophié ; sa surface est lisse. On n'observe ni ictère, ni ascite.

La fièvre est assez souvent notée ; elle est à type rémittent ; son maximum, qui est vespéral, oscille aux environs de 39°.

La dyspnée est fréquente et souvent très intense. Les troubles digestifs sont peu accentués. L'état général peut rester bon pendant très longtemps ; cependant, dans certains cas, il devient rapidement mauvais.

L'examen de l'œil à l'ophtalmoscope montre dans nombre de cas l'existence d'une rétinite leucémique caractérisée par une teinte pâle et orangée du fond de l'œil, une extravasation des globules blancs autour des vaisseaux, des hémorragies grisâtres ou blanchâtres autour de la macula. Comme conséquences de ces hémorragies, on observe des troubles plus ou moins accusés de la vision, suivant le siège de ces extravasations sanguines.

Les hémorragies sont rares ; seules les hémorragies rétiniennes sont graves.

Les urines sont abondantes, contiennent très souvent de l'albumine ; il y a souvent augmentation de l'excrétion de l'acide urique et des urates.

On note souvent de l'œdème périmalléolaire. Il n'existe pas d'adénopathies.

L'examen du sang fournit des renseignements importants. Les globules rouges sont diminués (1 500 000 à 3 000 000) ; leur valeur globulaire est voisine de la normale ; on peut noter de la poikilocytose et de l'anisocytose. Les globules rouges nucléés sont constants. Les hématoblastes sont fréquents. Le chiffre des leucocytes varie de 45 000 à 1 600 000, en moyenne 300 000. On observe en moyenne 40 à 60 p. 100 de polynucléaires et 30 à 50 p. 100 de myélocytes. Le plus souvent ce sont les leucocytes neutrophiles qui prédominent (80 p. 100 environ) ; l'éosinophilie atteint en moyenne de 6 à 7 p. 100.

Splénomégalies subleucémiques. — Les splénomégalies subleucémiques comprennent l'*anémie splénique myéloïde*, la *leucémie myéloïde fruste*, la *splénomégalie avec anémie et lymphocytémie*, la *maladie de Banti*.

L'*anémie splénique* se rencontre chez l'enfant et chez l'adulte. Chez l'enfant, c'est l'anémie *pseudo-leucémique* ou *maladie de von Jaksch-Luzet* ; chez l'adulte, l'affection est plus rare. Ce qui caractérise cette affection au point de vue hématologique, c'est la présence d'un grand nombre de globules nucléés, une leucocytose modérée et une myélémie légère. Quant aux symptômes cliniques, outre les signes d'anémie plus ou moins accusés et la présence d'une hypertrophie splénique le plus souvent notable, on note des troubles gastro-intestinaux variables et une faiblesse plus ou moins accusée. Ces signes, à eux seuls, ne permettent pas de poser le diagnostic sans un examen du sang. Ce type d'anémie splénique est assez souvent réalisé par la syphilis héréditaire de l'enfant, et, comme le dit Marfan, on doit toujours penser à la syphilis quand on trouve une splénomégalie chez un enfant.

La *leucémie myéloïde fruste* se caractérise au point de vue hématologique par une leucocytose assez forte (20 000 à 50 000), un chiffre de myélocytes élevé (10 à 20 p. 100), un nombre faible de globules nucléés (1 p. 100 globules blancs) et une légère éosinophilie.

Le diagnostic entre les deux affections est souvent difficile et parfois impossible, et, comme le font fort bien remarquer Menetrier et Aubertin, l'important est d'affirmer que la rate est atteinte dans son tissu hématopoiétique, et « qu'en tout cas une splénectomie pratiquée chez un malade atteint de cette affection sera probablement suivie d'une mort rapide, comme s'il s'agissait d'une véritable leucémie ».

La *splénomégalie avec anémie et lymphocytémie* se rencontre chez le nourrisson, mais aussi chez l'adulte. Nous n'envisagerons que la splénomégalie de l'adulte, qui peut se produire soit à la suite du *paludisme*, soit indépendamment de lui. La rate paludique est souvent volumineuse ; elle peut descendre jusque dans la fosse iliaque gauche ; on a dit qu'elle se développait surtout en largeur, ce qui permettrait d'en faire le diagnostic d'avec les autres splénomégalies ; cette distinction est loin d'être fondée ; nous avons extirpé nombre de rates paludéennes qui étaient fort bien hypertrophiées dans le sens de la hauteur ; de plus, d'autres splénomégalies peuvent se développer transversalement (dans la leucémie par exemple). Les rates paludéennes sont souvent très indurées ; elles ont assez fréquemment la forme dite en « pain de munition ». On recherchera avec soin l'existence de leucocytes mélanifères et d'hématozoaires ; mais malheureusement, dans la très grande majorité des cas, cette recherche sera vaine. On interrogera avec soin le malade sur ses antécédents paludéens, l'existence de signes de paludisme larvé ou fruste ; on examinera ses divers organes ; on recherchera l'urobilinurie. Mais il ne faudra jamais faire le diagnostic de rate paludique sur les antécédents seuls, sans avoir pratiqué un examen du sang, car le paludisme peut fort bien être une cause prédisposante à l'éclosion d'une leucémie.

Dans la splénomégalie paludique avec anémie et lymphocytémie, l'examen du sang montrera l'existence d'une anémie
accusée, avec lymphocytémie (40 à 70 p. 100) et la présence
de quelques globules rouges nucléés ; jamais de myélocytes.

La *maladie de Banti* à son stade précirrhotique ou première
période est caractérisée par une hypertrophie considérable de la
rate, des troubles gastro-intestinaux et un état général grave :
faiblesse croissante, pâleur des téguments, décoloration des
muqueuses. Au point de vue hématologique, on note de la leucopénie, de la lymphocytémie et de l'hypoglobulie ; dans quelques
cas il existe un petit nombre de globules nucléés.

Splénomégalies avec polynucléose. — Les splénomégalies
avec polynucléose se rencontrent dans le *paludisme*, la *tuberculose de la rate*, la *polyglobulie*.

La splénomégalie avec polynucléose s'observe encore assez
souvent dans le *paludisme*, qui, comme nous l'avons vu,
peut donner naissance également à une splénomégalie avec
lymphocytémie. Les caractères cliniques que nous avons donnés
à propos de cette dernière forme nous dispenseront d'y revenir ;
nous dirons seulement que la polynucléose peut être assez forte,
et qu'en cas d'anémie intense on peut observer des globules
nucléés peu abondants et quelques myélocytes.

La *tuberculose de la rate*, si nous laissons de côté la splénomégalie prétuberculeuse, qui est toujours faible, est ou secondaire
ou primitive. Secondaire, elle est facile à reconnaître à cause des
antécédents morbides des malades (tuberculose pulmonaire,
tuberculose articulaire, adénites tuberculeuses, etc.); primitive,
son diagnostic est souvent difficile ; c'est le seul que nous envisagerons.

La splénomégalie peut être considérable, de 1 à 3 kilos et
plus [3 ᵏᵍ, 780 dans le cas de Rendu et Widal (1)] ; la rate est
souvent bosselée, et ces bosselures sont perceptibles à la palpation.

Le développement de la splénomégalie s'accompagne de douleurs parfois très vives au niveau de l'hypocondre gauche; on
note en outre une fièvre irrégulière. L'état général devient assez
rapidement mauvais ; le malade maigrit, perd ses forces et se

(1) Rendu et Widal, *Soc. méd. des hôp. de Paris*, 1899.

cachectise. L'affection frappe surtout les adultes de trente à
cinquante ans. L'examen du sang fournit les renseignements
suivants : hypoglobulie, leucocytose de 12 000 à 36 000 et polynucléose de 85 p. 100 environ ; on ne rencontre qu'exceptionnellement des globules nucléés, des éosinophiles ou des myélocytes.
Dans le cas de Quénu et Baudet, l'examen d'un ganglion douteux
prélevé permit de poser le diagnostic de tuberculose. On aura
recours à l'intradermo-réaction et au séro-diagnostic. Dans
quelques cas, il existe de la polyglobulie (6 000 000 à
8 500 000), qui s'accompagne fréquemment de cyanose plus ou
moins nette.

Dans la *splénomégalie avec polyglobulie*, ce qui frappe surtout, c'est la cyanose survenant chez des individus de trente-cinq
à cinquante ans ; la splénomégalie est importante, mais la rate
ne présente pas de bosselures, et il n'existe pas de douleurs dans
la région splénique. Il existe de la torpeur cérébrale, des éblouis-
sements, de la céphalée. A l'ophtalmoscope, on constate une dilatation des vaisseaux rétiniens.

Au niveau des régions cyanosées, la peau est froide. On note
dans quelques cas des hémorragies gingivales. La maladie
évolue encore assez rapidement (deux à cinq ans).

Le chiffre des globules rouges atteint de 6 000 000 à 12 000 000
(la mort survient en général à 9 000 000); les globules blancs
atteignent de 25 000 à 30 000. Il y a polynucléose abondante (75 à
85 p. 100) et éosinophilie légère (3 à 5 p. 100).

Leucopénie polynucléaire. — La leucopénie polynucléaire,
accompagnée d'hypertrophie de la rate, se rencontre dans les
Leishmaniose : kala-azar indien et *kala-azar infantile*.

Le *kala-azar indien*, ou *leishmaniose splénique tropicale*,
dû au *Leishmania Donovani*, débute par une fièvre absolument
irrégulière, présentant au début deux ou trois rémissions quoti-
diennes et qui disparaît au bout de deux à six semaines ; parfois
la fièvre est continue, mais elle présente une rémission quoti-
dienne. L'hypertrophie de la rate commence dès les premières
manifestations fébriles et s'accroît à chaque nouvelle poussée.
La fièvre, en effet, ne tarde pas à revêtir un caractère ondu-
lant, chaque accès durant plusieurs semaines ou plusieurs
mois ; elle affecte le type simple ou intermittent. Vers les périodes
terminales, elle prend le type hectique.

L'hypertrophie du foie avec ascite a été notée un certain mbre de fois.

Les troubles gastro-intestinaux sont assez tardifs, mais, à la période d'état, on observe très fréquemment de la diarrhée, souvent même dysentériforme. On rencontre encore assez souvent des ulcérations cutanées et muqueuses. Au fur et à mesure de l'évolution de l'affection, l'état général s'altère, le malade s'anémie, maigrit, se cachectise et finalement tombe dans le marasme. Les hémorragies (épistaxis, hématémèses, melæna, pétéchies) ne se montrent guère qu'à une période avancée.

La leucopénie est très accusée, de 625 leucocytes par millimètre cube à 3 000. Le rapport des leucocytes aux globules rouges baisse de 1 p. 1 500 à 1 p. 4 000 au lieu de 1 p. 625. Il n'y a pas mononucléose, mais diminution des polynucléaires (20 p. 100 et même moins). On constate fréquemment la présence de grands mononucléaires à noyaux découpés et même bilobés du type de transition. Si les altérations sanguines sont suffisamment caractéristiques pour permettre, avec les signes cliniques, de faire le diagnostic, celui-ci devra toujours être confirmé par la recherche du parasite. Cette recherche se fera dans des frottis de sang coloré, par l'examen de la sérosité d'un vésicatoire, par l'examen du produit du raclage des ulcérations s'il en existe, par l'examen du sang retiré par ponction du foie, de préférence à celle de la rate.

Le *kala-azar infantile*, dû à la *Leishmania infantum*, frappe exclusivement les enfants, et surtout les enfants en bas âge.

Les symptômes sont très voisins de ceux du kala-azar indien ; on note fréquemment des accès de dyspnée subite, parfois mortels. Le *ponos*, qui est une affection fébrile à début brusque s'accompagnant d'hypertrophie de la rate, spéciale aux îles de de Spezia et de Hydra (Archipel grec), atteint les jeunes enfants. Rapidement l'état général devient mauvais ; des œdèmes se montrent sur les membres inférieurs ; des hémorragies font leur apparition, et la mort est la terminaison ordinaire, au bout de plusieurs mois à un an et plus. Il s'agit d'une affection probablement due à une *Leishmania*.

Quant à l'*histoplasmose* décrite par Darling à Panama et qui est une affection à *Leishmania*, nous ne la mentionnons que pour mémoire, étant donnée sa rareté.

Diagnostic des splénomégalies de nature indéterminée. — Les *splénomégalies de nature indéterminée* sont des affections, plus fréquentes chez les enfants que chez les adultes, qui peuvent succéder au rachitisme (Carrière), à des troubles intestinaux chroniques, à des infections chroniques, ou apparaître sans cause connue. Le diagnostic de ces hypertrophies spléniques ne pourra se faire que par exclusion.

CHAPITRE XI

TRAITEMENT DE L'HYPERTROPHIE SPLÉNIQUE D'ORIGINE PALUDÉENNE

Traitement médical. — Traitement chirurgical. — Laparotomie simple. — Splénopexie. — Exosplénopexie. — Splénectomie : objections élevées contre la splénectomie. — Résultats de la splénectomie pour splénomégalie palustre. — Contre-
indications de la splénectomie. — V. Ligatures vasculaires. — Choix de l'intervention. — Splénectomie : traitement préliminaire. — Anesthésie, position du
malade et du chirurgien. — Voie d'accès. — Manuel opératoire. — Difficultés
et accidents. — Soins consécutifs. — Complications post-opératoires. —
Traitement des complications de la splénomégalie palustre : ectopie, rupture
traumatique. — Abcès de la rate.

Le traitement de la splénomégalie palustre est médical et chirurgical.

Traitement médical. — Nous ne parlerons pas du traitement général de l'anémie palustre, qui s'adresse également à
l'hypersplénie et l'améliore parfois considérablement; ce traitement
consistera : dans le séjour en des régions non impaludées ; s'il
s'agit d'Européens, dans le retour dans la mère patrie, et dans l'administration de quinquina, d'amers, d'arsenicaux, de ferrugineux ;
dans des cures dans des stations thermales arsenicales telles que
La Bourboule. Si, malgré ce traitement médical général suffisamment prolongé, l'hypertrophie ne régresse pas, on est autorisé à
essayer un traitement dirigé particulièrement contre l'hypersplénie.
Mais il est un facteur qui est trop souvent négligé dans l'appréciation de la valeur des diverses médicamentations employées
contre la splénomégalie, c'est justement le rôle joué par le traitement médical général. C'est ainsi que tel auteur vante tel
médicament, qui lui a donné des régressions considérables de
l'hypertrophie; mais il oublie de dire qu'il a commencé le traitement dès que le malade arrivait d'une région très impaludée

dans un endroit où les conditions hygiéniques étaient meilleures, où il était mieux alimenté et mis au repos ; tel autre auteur administrera, en même temps que le médicament qu'il considère comme spécifique, de l'arsenic, du quinquina, etc., si bien qu'il est impossible de savoir quelle a été la médication vraiment efficace.

Localement on a employé la révulsion : pointes de feu, teinture d'iode, vésicatoires, le refroidissement par des pulvérisations d'éther [Moscucci (1), Vallerani (2)], les applications de glace, les douches froides en jet, mais sans force, sur l'abdomen. On a eu recours aux injections intraspléniques de liqueur de Fowler (1ᶜᶜ à 1/10), d'acide phénique en solution à 1/200 [Mossler (3)], de quinine (Fazio), d'eau stérilisée [Murri et Boari (4)], d'ergotine et d'ergotinine [Messerer (5), Brancaccio et Solaro (6)].

L'ergotine et l'ergotinine ont été employées dans le but de favoriser la contraction de la rate ; aussi certains auteurs ont utilisé également ces médicaments soit par la voie buccale, soit par la voie hypodermique. Jacobi (7), qui est partisan de l'administration de l'ergot de seigle par la voie buccale, recommande d'en administrer par jour plusieurs grammes d'extrait fluide.

L'électricité a surtout été préconisée par Botkin (8), Kelsch (9), Wassiljew (10).

En Italie et en Grèce, on a utilisé le chlorhydrate de berberine (Lascarato) (11), ce médicament étant pris seul ou associé à la quinine.

Enfin on a préconisé l'administration d'alcalins, de bromure de potassium, d'iodure de potassium; Parona (12) a utilisé les injections hypodermiques de liqueur iodo-iodurée.

Quant à l'opothérapie splénique ou médullaire, elle n'a pas tenu les promesses que ses promoteurs en espéraient; personnelle-

(1) A. Moscucci, *La Riforma med.*, 1898.
(2) Vallerani, *Supplemento al Policlinico*, 1900.
(3) Mossler, *Deutsches Archiv*, 1875.
(4) Murri et Boari, *Bulletin méd.*, 1888.
(5) Messerer, *Thèse de Paris*, 1886.
(6) F. Brancaccio et Solaro, *Gl. incurabili*, 1892, et *Revue Hayem*, 1893.
(7) Jacobi, *Medical News*, 1898.
(8) Botkin, *Die Contractibilität der Milz*, Berlin, 1874.
(9) Kelsch, *Arch. de physiologie*, Paris, 1876.
(10) Wassiljew, *Petersb. med. Woch.*, 1878.
(11) Lascarato, *Journal des praticiens*, 1899.
(12) Parona, *Policlinico*, 1898.

menl, nous avons constaté que les malades auxquels nous avons donné ce traitement n'ont jamais été améliorés d'une manière notable.

L'hydrothérapie est certainement la médication qui donne les meilleurs résultats, en l'associant bien entendu au traitement général quinique, pour éviter l'éclosion d'accès fébriles, comme le cas a été constaté. Le chlorhydrate de berberine, associé ou non à la quinine, nous a donné quelques succès. Quant aux injections intraparenchymateuses, elles doivent être rejetées comme dangereuses et inefficaces. Les autres médicaments se sont montrés toujours insuffisants.

Si, après un traitement général continué pendant un laps de temps suffisant ; si, après des séances d'hydrothérapie bien faites et l'administration de berberine, la rate reste encore volumineuse et gênante, la seule ressource est de s'adresser au traitement chirurgical.

Traitement chirurgical. — On a préconisé, comme traitement chirurgical de la splénomégalie palustre, la laparotomie simple, la splénopexie, l'exosplénopexie, la splénectomie.

Laparotomie simple. — La laparotomie simple a donné parfois des résultats surprenants ; des rates paludiques énormes sont revenues à leur volume normal en quelques mois [Raymond (1), Vincent (2), Brault (3), Bragagnolo]. Cependant cette même intervention n'a pas toujours donné des guérisons définitives, et une splénectomie secondaire a parfois été nécessaire.

Splénopexie. — La splénopexie a été appliquée non seulement contre la rate paludéenne mobile, mais en vue de créer une circulation collatérale complémentaire (splénocleisis de Schiassi) (4). La splénopexie s'exécute par divers procédés : les uns fixent l'organe à la paroi à l'aide de fils passés dans son parenchyme ou la capsule ; les autres fixent la rate dans une poche extrapéritonéale.

(1) Raymond, *Bull. Soc. de chirurgie*, 1892.
(2) Vincent, *Revue de chirurgie*, 1893.
(3) Brault, *Soc. de biologie*, 1897.
(4) Schiassi, *Semaine médicale*, 1903. — Voir Pietro Citernesi et G. Ficai, *Archives de méd. expér.*, 1910.

Le premier procédé [Tuffier (1), Greiffenhagen (2), Pitzorno (3), Villar (4)] nous paraît peu applicable en cas de rate paludique, où le parenchyme est extrêmement friable et où l'organe, très hypertrophié, exercerait des tractions considérables sur ses fils de soutien.

Le procédé de Rydygier (5), qui crée une poche par incision transversale du péritoine postérieur et décollement de celui-ci en vue de loger l'extrémité inférieure de la rate, nous paraît difficilement applicable dans les cas d'une rate un peu volumineuse ; de plus, même en suturant le péritoine au niveau de la base de la poche et son bord libre au ligament gastro-splénique, la tumeur, par son poids, l'agrandit toujours, et l'on risque de créer des diverticules où l'intestin pourra s'étrangler.

Le procédé de Bardenheuer (6) consiste en une laparotomie sous-péritonéale par une incision en **T** ; l'incision verticale va sur la ligne axillaire du rebord costal à la crête iliaque, et l'incision transversale, perpendiculaire à la précédente, passe au-dessous de la dixième côte. Le péritoine décollé est incisé verticalement sur une longueur suffisante pour permettre la sortie de la rate ; puis cet orifice est rétréci par quelques points. L'organe est traversé par un fil qui le fixe à la dixième côte ; on suture ensuite tout autour de la rate le péritoine au fascia sous-péritonéal, pour bien fermer et consolider la poche sous-péritonéale ; puis la paroi est refermée.

De ces trois procédés opératoires, c'est encore à ce dernier que nous donnerions la préférence.

Le reproche que l'on peut faire à la splénopexie dans le paludisme, c'est qu'elle constitue une opération longue, qui ne peut s'employer qu'en cas de rate mobile et de volume peu considérable. Elle a l'avantage de conserver la rate, mais cet avantage n'en est peut-être pas un, car l'ablation de la rate paludique hypertrophiée paraît avoir, comme nous le verrons plus loin, une influence favorable sur la marche du paludisme.

Pour éviter la déchirure de la rate par les fils suspenseurs,

<hr>

(1) Tuffier, *Congrès français de chirurgie*, 1895.
(2) Greiffenhagen, *Central. für Chir.*, 1897.
(3) Pitzorno, *Clin. chir.*, 1896.
(4) Villar, *Traité de chir.* de Le Dentu et Delbet, 1899.
(5) Rydygier, *Arch. für klin. Chir.*, 1895.
(6) Bardenheuer, voir Plücker, *Centralbl. f. Chir.*, 1895.

Sykoff a préconisé de fixer cet organe par un filet de catgut
dans lequel il serait placé, filet qui serait ensuite solidement
assujetti à la paroi abdominale. Ce filet est du genre de celui qui
a été proposé dans le cas de déchirure du rein (1).

Exosplénopexie. — L'exosplénopexie a été préconisée par
Jaboulay (2), qui, après un échec en 1898, obtint un succès opératoire l'année suivante ; mais le malade mourut à la suite d'accidents infectieux.

Houzel (3) pratiqua avec succès cette intervention dans un cas
de rate adhérente inextirpable. Dans un cas de Villar (4) terminé
par la mort, suite d'hémorragie, il s'agissait d'une rate leucémique ; dans un autre cas du même auteur, l'intervention était
faite pour splénomégalie paludique, et la guérison fut obtenue. Cette
intervention comporte de nombreux dangers, tels que l'hémorragie et la gangrène avec accidents infectieux. Cependant, en prenant des précautions au moment des pansements, elle pourrait peut-
être rendre des services, lorsque le chirurgien se trouve en présence
de rates tellement adhérentes et à pédicule tellement court, ou tellement profond que l'extirpation est pratiquement impossible.
Mais, en tout cas, ce ne serait jamais qu'un pis aller, qui ne saurait
être érigé en méthode de traitement de la splénomégalie palustre.

Splénectomie. — La splénectomie est l'opération la plus anciennement tentée contre la splénomégalie palustre ; c'est à l'heure
actuelle celle qui est le plus couramment employée. Kuchler (5)
(1855) pratiqua le premier cette intervention ; son malade mourut
quelques heures après l'opération. Adelmann (6), en 1887, réunit
7 cas avec 5 morts. Wright (7) apporte une statistique de 7 cas
aves 5 guérisons (1888); Lieffring considère la splénectomie
comme indiquée dans les cas de rate paludique et mobile ;
Ogliati (8) réunit 47 observations avec 35 guérisons ; Ninni (9)

<hr>

(1) Sykoff, *Arch. für klin. Chir.*, 1896.
(2) Jaboulay, voir Lieffring, *Thèse de Paris*, 1894, et Thévenot, *Lyon médical*, 1897.
(3) Houzel, *Gaz. hebd. de médecine et de chirurgie*, 1897.
(4) Villar, *Journal de méd. de Bordeaux*, 1897. — Voir Dubourg, *Thèse de Bordeaux*, 1901.
(5) Kuchler, *Extirpation d'une rate hyppert.*, Darmstadt, 1855.
(6) Adelmann, *Arch. f. klin. Chir.*, 1887.
(7) Wright, *Med. chronicle*, Manchester, 1888.
(8) Ogliati, *Thèse de Paris*, 1895.
(9) Ninni, *Riforma medica*, 1895.

n'admet la splénectomie que dans la torsion du pédicule ou dans l'ectopie douloureuse, si la splénopexie n'est pas possible à cause du volume de l'organe.

Tricomi (1), Vanverts et surtout Jonnesco défendent la splénectomie dans le traitement chirurgical de la splénomégalie paludique et produisent des statistiques convaincantes. Citons encore, parmi les auteurs s'étant occupés de cette question, Lacetti (2), Stierlin (3), Hartley (4), Bragagnolo, Michaïlovsky, Février (5), etc. Cependant Jordon (1903) (6) ne se montre pas partisan de la splénectomie pour splénomégalie palustre.

Objections élevées contre la splénectomie. — On objecte à la splénectomie, dans le paludisme, de supprimer un organe important, dont les fonctions physiologiques ne sont d'ailleurs pas toutes entièrement connues. Cette objection est la même que celle formulée contre toute splénectomie en général ; d'ailleurs l'expérimentation et les faits cliniques ont fait justice de cette objection.

Certains auteurs ont estimé que les risques que fait courir une pareille intervention n'étaient pas en rapport avec le résultat obtenu et que « aucun des symptômes dont l'ensemble constitue l'appareil symptomatique des splénomégalies vraies ne semble devoir être influencé d'une façon décisive par l'ablation totale du parenchyme liénal » [Marchant (7)]. Or, dans nombre de cas, et même dans des cas que l'on considérait comme désespérés, la splénectomie non seulement a débarrassé le malade de sa tumeur, mais, comme nous le verrons plus loin, a amélioré considérablement l'état général du malade et atténué l'infection paludique.

La splénectomie, a-t-on dit également, expose à des hémorragies mortelles. Il est bien certain que ce sont elles qui occasionnent la mort dans les deux tiers des cas de décès après cette opération. Pour expliquer cette tendance aux hémorragies, on a invoqué l'hydrurie et la fragilité ou la perméabilité anormale des

(1) Tricomi, *ibid.*, 1892 : *Congrès int. sciences méd.*, Rome, 1894.
(2) Lacetti, *Giorn. internaz. delle Sc. medic.*, 1898.
(3) Stierlin, *Deutsche Zeitchr. f. Chir.*, Bd. XLV.
(4) Hartley, *Med. News*, 1898.
(5) Février, *Med. moderne*, 1901.
(6) Jordon, *Berlin. klin. Wochenschr.*, 1903.
(7) G. Marchant, *Bulletin Société de chirurgie de Paris*, 1892.

parois des petits vaisseaux [Kelsch et Kiener (1)]. Les paludéens
cachectiques ou atteints de lésions hépatiques présentent les
hémorragies les plus diverses ; rien d'étonnant à ce que leurs
vaisseaux sectionnés ou déchirés au moment de la destruction
des adhérences saignent plus que normalement. Mais, en tenant
compte de cette tendance hémophilique, en soignant particulièrement ses ligatures, en ne refermant jamais le ventre sans avoir
assuré une hémostase complète, on se met complètement à l'abri
de ces accidents ; et en lisant les observations de splénectomie
pour rate paludique, on constate que, dans nombre de cas, l'hémorragie a manqué ou a été insignifiante. D'ailleurs il sera toujours possible d'employer préventivement le chlorure de calcium
et le sérum gélatiné.

Résultats de la splénectomie pour splénomégalie palustre. —
Les résultats opératoires de la splénectomie pour hypertrophie
paludique se sont considérablement améliorés depuis que le
manuel opératoire en a été bien réglé et depuis que le chirurgien distingue les cas dans lesquels l'intervention n'est pas
justifiée.

Vanverts, en 1897, notait une mortalité de 20 p. 100 ; Jonnesco (2), en 1900, réunit 28 splénectomies pour hypertrophie de
la rate avec 8 morts ; Michaïlovsky (3) signale 15 splénectomies
pour paludisme avec un décès par pleuro-pneumonie. Bragagnolo (4) note une mortalité de 25 p. 100, c'est le chiffre auquel
arrive Johnson (5) ; mais ce chiffre doit être abaissé si l'on ne
tient compte que des cas postérieurs à 1900. Février (6), en 1901,
avait donné une statistique avec 17,4 p. 100 de mortalité.

A l'hôpital indigène de Hanoi, sur 37 cas (depuis 1906), nous
n'avons observé que 5 morts, soit une mortalité de 13,51
p. 100.

Les décès observés, sauf de rares exceptions, concernent des
individus dont l'état général laissait beaucoup à désirer ; la cause
la plus fréquente signalée par les auteurs est l'hémorragie, puis

(1) Kelsch et Kiener, *Traité des maladies des pays chauds*, Paris, 1889.
(2) Jonnesco, *Congrès international de médecine*, Paris, 1900.
(3) Michaïlovsky, *ibid.*
(4) Bragagnolo, *Revista Veneta*, 1899.
(5) Johnson, *Annales of Surgery*, 1908.
(6) Février, *Médecine moderne*, 1901.

viennent les complications pleuro-pulmonaires, et enfin la péritonite ou la septicémie péritonéale. La mort par syncope est rare. Dans presque tous les cas terminés par la mort, il s'agissait de rates volumineuses et très adhérentes.

Nous sommes persuadé que les résultats opératoires deviendront meilleurs encore, lorsque les chirurgiens non seulement amélioreront leur technique, mais surtout discerneront mieux les cas à opérer de ceux qu'il vaut mieux traiter médicalement. L'examen du sang rendra, à ce point de vue, de signalés services, car, jusqu'à l'heure actuelle, malgré quelques exceptions très rares, la leucémie constitue une sorte de *noli me tangere*; ces splénomégalies leucémiques sont d'ailleurs très favorablement influencées par la radiothérapie.

La guérison se maintient après la splénectomie; les malades, revus plusieurs années après, ont été trouvés non seulement améliorés mais bien portants. Nous avons eu l'occasion de revoir récemment une de nos opérées (depuis quatre ans) qui se porte très bien. Jamais on n'a signalé d'hypertrophie ganglionnaire après la splénectomie pour hypertrophie paludéenne.

Les modifications sanguines après la splénectomie pour paludisme sont constantes, mais de durée très variable; ce sont d'ailleurs celles que l'on rencontre après toute splénectomie et qui ont été bien étudiées par Hartmann et Vaquez (1) : diminution de l'hémoglobine et lenteur de son relèvement, leucocytose lymphocytique tardive, éosinophilie modérée et très tardive.

L'augmentation du nombre des leucocytes et des hématies est constante, mais parfois celle des hématies est énorme ; dans un cas observé par Jonnesco, le sang renfermait 2 100 000 hématies par millimètre cube; deux mois après, ce chiffre atteignait 4 100 000.

Quelle est l'influence de la splénectomie sur le paludisme? Si cet organe jouait un rôle de défense de l'organisme contre l'hématozoaire, à la suite de la splénectomie la fièvre devrait augmenter d'intensité et les accès se rapprocher.

Or, c'est le contraire qui a été observé constamment, et l'ablation de la rate a toujours un résultat favorable sur l'évolution du paludisme [Laveran (2)].

(1) Hartmann et Vaquez, *Soc. de biol.*, Paris, 1897.
(2) Laveran, *Bull. de l'Acad. de méd.*, 1897.

C'est en se basant sur cette constatation que Jonnesco a proposé la splénectomie comme traitement du paludisme.

Lorsque la rate, qui est « le repaire des hématozoaires », a été enlevée, ceux-ci paraissent se répandre dans certaines régions du corps : foie et moelle osseuse ; c'est ainsi que l'on peut expliquer la réapparition des accès paludéens malgré la splénectomie, dont plusieurs auteurs ont rapporté des exemples [Tizzoni (1), Manoput (2)], et dont nous-même avons observé des cas. D'ailleurs cette constatation n'a rien qui puisse surprendre, étant donné que Bousquet (1860) a publié l'histoire d'un homme sans rate qui avait eu la fièvre intermittente.

On peut donc conclure qu'au point de vue de l'infection paludéenne la splénectomie ne fera pas disparaître le paludisme, mais l'atténuera ; nombre de malades opérés cachectiques ont retrouvé peu à peu la santé ; cette affection atténuée sera alors beaucoup plus facilement combattue par un traitement médical approprié. De plus l'ablation de la rate hypertrophiée supprime pour le malade une cause de gêne et de douleurs et la crainte perpétuelle de la rupture de cet organe à la suite d'un traumatisme. En dernier lieu, la splénectomie met probablement à l'abri de certaines lésions hépatiques, car l'existence de l'hépatite d'origine splénique est actuellement bien démontrée (3).

Contre-indications de la splénectomie. — Les auteurs estiment que la cachexie, la leucémie, le trop grand volume de la tumeur, les adhérences trop étendues sont des contre-indications à la splénectomie.

La cachexie qui n'a pas été améliorée par un traitement médical bien fait et suffisamment prolongé ne s'améliorera plus ; même si ce traitement est prolongé pendant un laps de temps considérable, le malade est voué presque fatalement à la mort ; dans ces cas, le tout est de savoir s'il est en état de supporter l'opération ; si son état ne le lui permet pas, on s'abstiendra, ou l'on aura recours à une intervention palliative comme la laparotomie simple, quitte à recourir plus tard, si cela est nécessaire, à la splénectomie.

La splénectomie pouvant donner des guérisons, même dans

(1) Tizzoni, *Soc. med. chir. di Bologna*, 1891.
(2) Manoput, *Clinica chir.*, 1893.
(3) Lamare, *Thèse de Paris*, 1910.

les cas de cachexie avancée, nous estimons que le chirurgien n'a pas le droit de refuser au malade de courir les seules chances de guérison qu'il possède. Jonnesco est d'ailleurs de cet avis et ne considère pas un mauvais état général comme une contre-indication à l'intervention ; par contre il considère comme graves les interventions chez les individus présentant des lésions profondes du foie.

La grossesse ne constitue pas une contre-indication à la splénectomie (Michaïlovsky) ; nous avons nous-même opéré une femme enceinte de six mois pour rate ectopique, et la grossesse a suivi son cours sans incidents.

La leucémie myéloïde est pour nous une contre-indication absolue à l'intervention, qui, dans ces conditions, est désastreuse. Dans les quelques cas de guérison qui ont été rapportés, il s'agissait probablement de splénomégalie avec lymphocytémie, dans laquelle la splénectomie donne de bons résultats.

Le volume de la rate, malgré l'avis contraire de Péan (1), Vulpius (2) et Adelmann, qui n'admettaient pas l'intervention pour des rates de 3 à 4 kilos, n'a pas une importance considérable ; on a extirpé des rates de plus de 5 kilos sans gros inconvénients. Certes l'extirpation d'une telle glande vasculaire entraîne une perte de sang considérable (le sang contenu dans la rate) ; mais cette saignée sera combattue par les injections de sérum artificiel.

Les adhérences trop étendues constatées au cours de l'intervention peuvent être une contre-indication à la splénectomie ; personnellement nous n'avons pas encore rencontré de cas de ce genre, mais des chirurgiens consciencieux se sont trouvés dans l'obligation d'arrêter leur opération. On ne saurait considérer comme une contre-indication l'immobilité plus ou moins absolue constatée à la palpation avant l'ouverture de l'abdomen, car l'immobilité de la rate peut être due à son enclavement, à la contracture des parois abdominales, et plusieurs fois il nous est arrivé de penser rencontrer des adhérences, alors que la laparotomie montrait une rate parfaitement mobile ; nous avons d'ailleurs observé également le cas contraire.

(1) Péan, *Diagnostic et traitement des tumeurs de l'abdomen*, 1880.
(2) Vulpius, *Beiträge z. klin. Chir.*, 1894.

Ligature des vaisseaux spléniques. — La ligature des vaisseaux spléniques n'a pas donné de bons résultats dans les splénomégalies en général, et dans la splénomégalie palustre en particulier (Hal. C. Wyman) ; aussi n'en parlons-nous que pour mémoire. Carrière et Vanverts (1) pensent que ces mauvais résultats sont dus à la ligature totale du pédicule et conseillent la ligature de quelques branches et non du tronc de l'artère splénique.

Choix de l'intervention. — Nous avons vu que trois sortes d'interventions avaient donné des résultats dans le traitement de la splénomégalie palustre : la laparotomie simple, la splénectomie, l'exosplénopexie.

La laparotomie simple, à notre avis, doit être réservée aux individus cachectiques, chez lesquels l'état général est trop mauvais pour leur permettre de supporter une intervention sérieuse comme la splénectomie. Cette laparotomie, qui peut être exécutée avec une anesthésie générale de courte durée, ou même avec l'anesthésie locale, peut permettre une amélioration considérable de l'état du malade ; aussi sera-t-il toujours temps, ultérieurement, si la splénomégalie ne regressait pas suffisamment, d'avoir recours à la splénectomie.

La splénectomie doit être l'intervention de choix toutes les fois que le malade sera en état de la supporter, aussi bien s'il s'agit de rates en ectopie mobile que s'il s'agit de rates adhérentes. Dans le premier cas, l'intervention est en général des plus simple.

Si, après l'incision de l'abdomen, malgré toutes les tentatives faites pour obtenir le dégagement de la rate, la ligature première du pédicule et l'extirpation secondaire de la tumeur sont reconnues impossibles, on pourra se résoudre à abandonner la rate dans la plaie et à pratiquer l'exosplénopexie. Mais, à notre avis, cette dernière intervention ne doit être qu'un procédé d'exception, car, si elle présente des avantages des plus sérieux, la guérison, dans ce cas, ne se produit qu'au bout de plusieurs mois et exige un séjour prolongé au lit, ce qui n'est pas sans inconvénient chez des malades de ce genre.

En résumé, dans la très grande majorité des cas, c'est à la

____

(1) Carrière et Vanverts, *Revue de gynécologie et de chirurgie abdominale*, 1901.

splénectomie que le chirurgien aura recours ; c'est elle dont nous allons étudier maintenant le manuel opératoire.

Traitement préliminaire. — Avant de pratiquer sur un malade une splénectomie, il est absolument indispensable de préciser tout d'abord le diagnostic par un examen complet du sang ; on ne saurait conclure, de ce qu'un individu a été atteint de paludisme, 'que toute splénomégalie observée chez lui sera obligatoirement une splénomégalie paludéenne. La clinique nous apprend au contraire que la leucémie myéloïde est fréquente chez les anciens paludéens (Fernet, Menetrier et Aubertin) ; or, chez les leucémiques après la splénectomie, la mort dans les vingt-quatre heures est constante ou presque ; les guérisons sont exceptionnelles (100 p. 100 de décès pour Thernton et Wright ; 96 p. 100 pour Spanton), et encore dans les cas de guérison on peut se demander si le diagnostic hématologique avait été bien établi.

Le diagnostic de splénomégalie palustre étant confirmé, et l'examen général du malade ayant montré qu'il ne se trouve pas dans un état de cachexie trop avancée pour être opéré, le malade sera soumis au repos pendant un mois au moins et soumis à un traitement médical sérieux (quinquina, arsenic).

En vue de diminuer la solidité des adhérences, nous avons, ces derniers temps, pratiqué à ces malades, ainsi mis en observation, des injections de fibrolysine ; est-ce effet de ce médicament ou série heureuse, toujours est-il que, sur 8 cas ainsi traités, nous n'avons pas rencontré d'adhérences étendues, ni très solides.

Dans les trois ou quatre derniers jours qui précèdent l'opération, nous avons l'habitude d'administrer du chlorure de calcium à la dose de 2 à 3 grammes par jour, et le matin de l'intervention, quelques heures avant celle-ci, nous pratiquons une injection de sérum gélatiné de 1 litre.

Anesthésie. — Le chloroforme donné avec précaution est en général assez bien supporté ; et même chez les individus atteints d'hépatite paludéenne, nous n'avons jamais observé, soit immédiatement, soit les jours qui ont suivi l'intervention, d'accidents imputables à cet anesthésique.

Position du malade et du chirurgien. — Le malade est mis dans le décubitus dorsal avec un coussin un peu volumineux placé à la partie toute supérieure de la région lombaire ; de cette manière, la rate vient saillir à la partie antérieure de l'abdomen, et, une fois la tumeur extirpée, la face inférieure de diaphragme est bien exposée. Lorsqu'on opère par une incision médiane, il est avantageux de se placer à droite du malade ; le pédicule est plus visible.

Avec l'incision en S que nous préconisons, le chirurgien est mieux à gauche ; il lui est d'ailleurs facile, en cas de besoin, de changer de côté.

Voies d'accès. — Pour arriver sur la rate, plusieurs incisions ont été préconisées : incision médiane, incision para-médiane gauche sur le bord externe du droit, incision oblique le long du rebord costal gauche, incision oblique le long du rebord costal gauche avec résection du rebord thoracique par voie extrapleurale, incision oblique à distance du rebord costal se recourbant en bas vers la fosse iliaque.

Nous n'insisterons pas sur l'*incision médiane,* qui est à la fois sus et sous-ombilicale ; on ne devra jamais y avoir recours de parti pris pour aborder une rate atteinte d'hypertrophie paludéenne. En effet, en cas d'adhérences, ce qui est pour ainsi dire la règle, la rupture de ces adhérences est très difficile et l'extériorisation de la rate extrêmement pénible. On se trouve alors dans l'obligation d'avoir recours à une incision transversale greffée perpendiculairement sur la première, ce qui affaiblit considérablement la paroi.

Nous réservons cette incision médiane pour les cas où la rate est en ectopie médiane et très mobile, et ceux où, le diagnostic étant hésitant, une incision exploratrice s'impose.

L'*incision paramédiane gauche* ne présente aucun avantage appréciable sur l'incision médiane ; comme pour cette dernière, il est presque toujours nécessaire de l'agrandir par une incision transversale ; dans ce cas cependant, la paroi est moins affaiblie que lorsqu'il s'agit de l'incision médiane, à cause de la conservation de la sangle formée par les muscles droits.

L'*incision oblique le long du rebord costal gauche* est, pour beaucoup d'auteurs, l'incision de choix. Cette incision part du bord externe du muscle droit et va jusqu'à la masse sacro-lombaire, en ménageant le méso-côlon et en passant à un travers de doigt et demi environ au-dessous du rebord costal.

Cette incision, qui peut être bonne pour l'extirpation d'une rate normale, est absolument insuffisante en cas de splénomégalie un peu considérable.

L'incision oblique le long du rebord costal gauche avec résection du rebord [Vanverts (1), Monod, Auvray (2)] donne un assez large accès sur la rate, mais elle n'est pas suffisante non plus dans les grosses hypertrophies. Cette résection s'exécute de la manière suivante : incision de la peau à 2 centimètres au-dessous du rebord costal et parallèlement à lui ; dépouillement rapide des insertions musculaires de la face externe et du bord inférieur de ce rebord, section du neuvième cartilage ; les extrémités du cartilage sectionné étant relevées l'une après l'autre, désinsertion à leur face profonde du transverse et du diaphragme en procédant de bas en haut. En rasant soigneusement le squelette et en refoulant les parties molles au fur et à mesure, on évite la blessure de la plèvre. Ce procédé donne plus de jour que la section simple des cartilages costaux.

Quant à *l'incision oblique à distance du rebord costal gauche se recourbant en bas vers la fosse iliaque*, elle est, à notre avis, l'incision de choix.

MANUEL OPÉRATOIRE. — L'opération comprend cinq temps.

Premier temps : Incision de la paroi abdominale. — L'incision part à gauche au niveau du squelette, sur le bord externe du muscle droit, qu'elle suit sur une largeur de trois travers de doigt au maximum, mais jamais moins de deux ; puis elle se recourbe parallèlement au rebord costal gauche, qu'elle longe à distance de deux travers de doigt environ jusqu'au niveau de la ligne mamelonnaire, pour se recourber en bas à ce niveau et se diriger vers l'épine iliaque antérieure et supérieure. Cette dernière, partie de l'incision a une longeur variable suivant le volume de la rate à extirper. Nous conseillons de descendre à trois travers de doigt au-dessous de la limite inférieure de l'organe préalablement repérée ; mais cette incision ne devra jamais atteindre l'épine iliaque, dont elle devra rester séparée par une distance de trois travers de doigt. Si la rate descendait plus bas,

(1) Vanverts, *Bull. et mém. Soc. chirurgie*, 1903.
(2) Auvray, *ibid.*, 1904.

l'incision serait recourbée en avant parallèlement à l'arcade crurale.

La paroi abdominale étant très tendue, il faut inciser couche
par couche et prudemment pour éviter l'ouverture inopinée du
péritoine et la saillie de la rate, qui peut venir s'offrir au bistouri.

Deuxième temps : Dégagement de la rate. — Ce temps,
facile à exécuter si le pédicule est long et si la rate est mobile,
peut présenter des difficultés considérables si le pédicule est
court ou si l'organe est adhérent.

Des compresses de gaze très larges sont glissées sous les lèvres
de l'incision pour garantir le péritoine et pour éviter la sortie
de l'intestin ; celle-ci a surtout tendance à se faire à la partie
inférieure de la plaie ; quant à l'estomac sa sortie est fréquente
et son maintien dans l'abdomen souvent assez difficile à obtenir.

La main est alors introduite dans l'abdomen pour explorer
l'extrémité supérieure, l'extrémité inférieure, et la face convexe
de la tumeur ; du côté du hile, l'exploration a moins d'importance,
car, s'il existe des adhérences, elles ont lieu avec des organes
mobiles ou légèrement mobiles, et elles ne gênent pas l'extériorisation de la rate.

Toutes les adhérences reconnues seront sectionnées et une
ligature immédiatement posée, pour ne pas encombrer le champ
opératoire de pinces et pour ne pas risquer d'en laisser une
dans l'abdomen. Les adhérences du pôle supérieur sont les plus
difficiles à détruire ; elles seront détruites avec la main armée
d'une compresse.

Troisième temps : Ligature et section du pédicule. — La
masse étant bien libérée de toutes parts est attirée hors de
l'abdomen, ce qui expose le pédicule à la vue du chirurgien.
Cette extériorisation de la rate sera faite sans brusquerie ; on
dégagera le pôle inférieur d'abord et en dernier lieu le pôle supérieur. L'aide maintenant le pédicule tendu verticalement par une
traction légère sur la rate, le chirurgien appliquera un ou deux
grands clamps au ras du hile de la rate. Au-dessous de ces
clamps, on en appliquera deux autres, ou un seul afin de pouvoir
sectionner entre deux séries de clamps. En appliquant les derniers clamps, on prendra bien soin de ne pas pincer l'estomac ou

l'intestin, qui sont quelquefois presque en contact avec la tumeur. Le pédicule sera alors sectionné.

La ligature de ce pédicule sera, de la part du chirurgien, l'objet de soins tout particuliers. Tout d'abord, il faut rejeter complètement les pinces à demeure, même si le sujet est très affaibli, car la ligature peut être exécutée très rapidement, même si elle est faite soigneusement, et il est inutile de laisser courir au malade les risques d'un dérâpage de la pince ou d'un arrachement. Mieux vaudrait, en cas d'urgence absolue, faire une ligature en masse du pédicule et fixer le moignon de celui-ci à la partie supérieure de la plaie par un ou deux points lâches ; il serait ainsi loisible de le surveiller et de parer immédiatement aux accidents si la ligature venait à se desserrer ou à glisser. Donc jamais de pinces à demeure, toujours des ligatures.

Une seule ligature en chaîne posée avec grand soin peut suffire, mais il faut se rappeler que les tissus sont friables, se déchirent facilement ; aussi veillera-t-on à ne prendre que peu de tissus dans l'anse du fil. Ces ligatures seront faites au catgut n° 2, la soie exposant à des fistules interminables si elle vient à être infectée.

Malgré toutes les précautions observées dans la confection de la ligature en chaîne, on peut observer des accidents. Nous avons perdu un malade dans les conditions suivantes, le dix-huitième jour après l'intervention. Cet individu, qui avait subi une splénectomie pour rate d'environ 2500 grammes et avait présenté des suites opératoires normales, pas de fièvre, pas traces de pus (le drain avait été enlevé le quatrième jour et les fils le dixième), fut pris, à la suite d'un mouvement un peu brusque pour s'asseoir sur son lit, de douleurs abdominales, de nausées, de lipothymies, de pâleur de la face, de petitesse du pouls, bref de tous les signes d'une hémorragie interne à laquelle il succomba en une dizaine de minutes avant qu'une intervention ne fût possible. A l'autopsie il existait une hémorragie intrapéritonéale extrêmement abondante ; le péritoine était sain ; le pédicule avait bon aspect, mais on voyait l'artère splénique ouverte, présentant simplement un étranglement au niveau où avait porté la ligature. Le catgut de cette ligature en chaîne fut retrouvé en grande partie résorbé et cassé par places. En examinant de plus près l'artère splénique, on put constater que la ligature avait porté au ras d'un rameau efférent allant au pancréas et resté perméable,

ce qui avait dû gêner l'oblitération de la plaie artérielle, qui n'avait
pas eu le temps de s'effectuer solidement avant la résorption du
catgut. Aussi avons-nous recours maintenant à une double ligature; une première ligature en chaîne est posée au-dessous des
clamps, qui sont enlevés une fois cette ligature effectuée; puis,
dans cette extrémité libre du pédicule, chaque vaisseau important est lié séparément. Cette double ligature est un peu plus
longue, mais donne une sécurité absolue.

Quant à la ligature isolée simple de tous les vaisseaux du
pédicule, elle nous paraît insuffisante, car seuls les vaisseaux un
peu volumineux sont facilement visibles; les petits vaisseaux qui
ont été provisoirement oblitérés par la pression des clamps
passent facilement inaperçus et peuvent, dans la suite, donner lieu
à un écoulement sanguin.

On pratiquera la péritonisation du pédicule, ce qui ne présente
aucune difficulté. Si le pancréas a été déchiré ou dénudé, après
en avoir pratiqué soigneusement l'hémostase en passant au
besoin les fils avec des aiguilles très fines, on le recouvrira de
péritoine. Mais cette péritonisation de la glande ne sera faite
qu'une fois l'hémostase bien assurée, car, le pancréas saignant
facilement, on s'exposerait à la production d'hématomes.

Quatrième temps : Revision de la loge splénique. — Avant
de pratiquer la suture de la paroi, il est absolument indispensable
de vérifier la loge dans laquelle se trouvait antérieurement la
rate. Pour cela, l'aide, après avoir enfoncé une large compresse
dépliée le long de la paroi abdominale gauche, recouvrant ainsi
l'estomac et l'intestin avec les mains placées à la surface de cette
compresse écartera toute la masse intestinale. Le chirurgien, après
avoir soigneusement épongé le sang et les caillots qui s'accumulent toujours dans cette loge, écartera fortement en dehors le
rebord thoracique, soit avec la main, soit avec une large valve,
et inspectera soigneusement le diaphragme et la paroi abdominale postérieure. Jonnesco a insisté avec raison sur les hémorragies qui se produisent au niveau du pilier gauche du diaphragme,
à l'endroit où s'insère le ligament phréno-splénique. On examinera donc avec beaucoup de soin cette partie de la loge splénique. Si les vaisseaux saignent, une pince arrêtera l'hémorragie
et sera ensuite remplacée par un fil ; si l'écoulement se fait en
nappe, un léger attouchement au thermocautère suffira ; ce n'est

que très exceptionnellement que le chirurgien aura recours au
tamponnement de la région.

Cinquième temps : Fermeture de la paroi abdominale. —
Cette fermeture ne présente rien de bien spécial ; elle devra être
faite très soigneusement. Nous avons toujours recours à la fer-

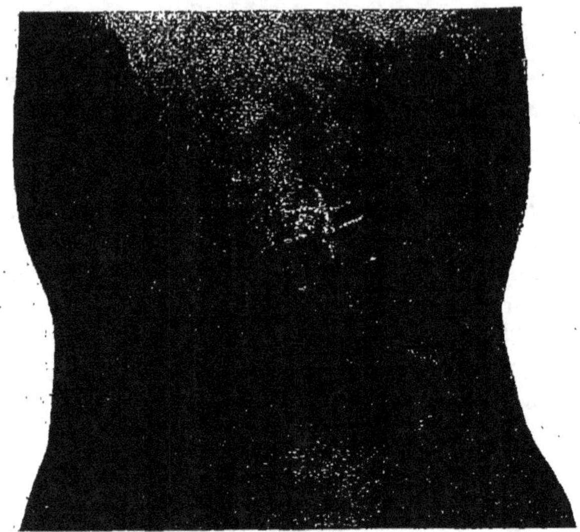

Fig. 13. — Cicatrice d'une splénectomie par incision en S allongée.

meture en plusieurs plans, reconstituant autant que possible la
configuration anatomique de la région.

Nombre de chirurgiens n'emploient pas le drainage ; à notre
avis, il est toujours nécessaire de drainer lorsqu'il s'agit de rates
adhérentes, car il se produit, à la suite de la déchirure des adhérences, un suintement séro-sanguin pendant les premiers jours
qui suivent l'intervention. Si l'opération a été parfaitement aseptique, cet épanchement est susceptible de se résorber sans incidents ; mais la moindre faute dans l'asepsie peut produire des
désastres. De plus, il faut tenir compte de la possibilité pour cet
épanchement de pouvoir s'infecter secondairement par suite de
la proximité d'un intestin, dont on a pu déchirer les adhérences,
endommager plus ou moins le revêtement péritonéal, et dont la

paroi ainsi traumatisée peut se laisser facilement traverser par
les microbes.

Enfin il ne faut pas perdre de vue qu'il s'agit, dans la plupart
des cas, d'individus plus ou moins cachectiques, chez qui l'infection trouve un terrain excellent pour son évolution.

Pour toutes ces raisons, sauf dans les cas très simples, nous
drainons toujours, et nous drainons largement, à l'aide d'un gros
drain en caoutchouc entouré d'une compresse, poussé jusqu'au
fond de la loge splénique en contact avec le pilier gauche du
diaphragme et ressortant, suivant le cas, à la partie supérieure,
à la partie moyenne ou à la partie inférieure de l'incision.

Difficultés et accidents. — La splénectomie pour rate palustre,
est une intervention fertile en incidents variés; mais ce sont
surtout les hémorragies qui constituent les complications les plus
graves. Le tissu de la rate hypertrophiée est friable, se déchire à
la moindre traction ; le doigt qui cherche à dégager l'organe s'y
enfonce, occasionnant un suintement contre lequel le chirurgien
est à peu près désarmé. Le pédicule de la rate contient des vaisseaux volumineux ; les veines surtout sont énormes, nous en
avons rencontré du volume du pouce, à parois tendues, minces,
prêtes à éclater ; la moindre traction sur le pédicule peut les
déchirer. Enfin les adhérences elles-mêmes peuvent devenir la
source d'hémorragies en nappe parfois mortelles. Dans ces conditions, il est facile de comprendre que la splénectomie pour rate
palustre est une des opérations abdominales qu'il est nécessaire
d'avoir pratiquée nombre de fois avant d'arriver à l'exécuter
convenablement et rapidement.

Car là encore il est indispensable d'opérer vite ; il s'agit d'individus déprimés, à foie plus ou moins altéré, chez lesquels il est
nécessaire de réduire le traumatisme et l'anesthésie au minimum.
Il est facile de comprendre que la rapidité de l'intervention et
l'absence presque complète d'hémorragie soient les deux causes
principales du succès.

De plus, les interventions de ce genre sont loin de se ressembler; les cas particuliers abondent; ce n'est donc que par la pratique qu'il sera possible d'exécuter rapidement et bien cette intervention, qui peut, dans certaines circonstances, être une des plus
dramatiques de la chirurgie abdominale.

Nous étudierons ces difficultés et accidents temps par temps.

Premier temps. — La paroi saigne parfois abondamment, mais avec quelques pinces on arrive aisément à bout de cette hémorragie, qui est le plus souvent en rapport avec une lésion hépatique plutôt qu'avec des adhérences de la rate à la paroi abdominale antérieure, qui ne sont qu'exceptionnellement étendues.

Au moment où le péritoine est incisé, si le malade dort mal, ou s'il est pris de quintes de toux, on peut observer une sortie en masse de la rate, si elle n'est pas adhérente, ou de l'intestin. Cette issue des organes hors de l'abdomen est facilitée par la position donnée au malade. Si l'incision n'est pas faite prudemment et couche par couche, une anse intestinale ou la rate peuvent venir s'offrir au bistouri, qui doit être déposé dès que toutes les fibres musculaires ont été sectionnées et remplacé par les ciseaux.

La sortie de l'intestin, si le champ opératoire a été bien désinfecté et protégé, ne présente pas d'inconvénients, sauf le temps perdu à en effectuer la réintégration ; quant à la sortie de la rate, elle peut s'accompagner de rupture du pédicule et d'hémorragie. Aussi ne devra-t-on commencer l'incision qu'une fois le malade profondément endormi, et si, au moment d'ouvrir le péritoine, on s'apercevait que le sommeil n'était pas profond, il vaudrait mieux retarder de quelques minutes cette incision que de s'exposer à une perte de temps plus considérable par suite de la production des accidents que nous venons de signaler.

Deuxième et troisième temps. — Les difficultés des second et troisième temps sont assez nombreuses ; nous envisagerons successivement celles qui sont dues aux adhérences, aux déchirures de la rate et des vaisseaux spléniques, aux difficultés d'extraction. Enfin nous signalerons également la syncope, qui a été observée particulièrement à ce temps opératoire.

Adhérences. — Les adhérences peuvent exister avec la paroi abdominale, le diaphragme, les organes voisins (intestin, estomac, pancréas, foie, rein gauche, épiploon).

Les adhérences avec la paroi abdominale ne sont qu'exceptionnellement abondantes et serrées, et on arrive presque toujours très facilement à les détruire avec la main recouverte d'une compresse. Ces adhérences nous ont paru plus fréquentes dans

les cas traités par la révulsion (pointes de feu). Faut-il voir dans
ce fait une action spéciale à la révulsion, ce que nous serions
assez tenté d'admettre, ou bien ces rates ont-elles été traitées par
la révulsion parce qu'elles étaient douloureuses à cause justement d'une périsplénite ? Il y a là un point d'étiologie qu'il serait
intéressant d'éclaircir.

Les adhérences avec le diaphragme sont ordinairement les plus
tenaces et les plus gênantes à libérer ; les tractions que l'on est
obligé de pratiquer sur ces adhérences pour les détruire gênent
considérablement la respiration du malade. Si l'on ne fait pas très
attention, le parenchyme splénique se laisse déchirer ; pour
éviter cet accident, Jonnesco (1) dit qu'il vaut mieux déchirer le
diaphragme et même la plèvre que de léser la rate. Avec
Vanverts (2), nous trouvons cette opinion exagérée et préférons
de beaucoup laisser un fragment de la capsule splénique. Mais, en
vue de limiter l'hémorragie, nous faisons comprimer le pédicule
par l'aide et même, dans les cas où les adhérences sont trop
nombreuses et que nous prévoyons de grosses difficultés pour
l'extirpation du pôle supérieur, nous avons recours à la ligature
du pédicule première, suivant l'avis de Tricomi (3) et de
Spanton (4). Mais il ne faut pas se le dissimuler, cette ligature est
souvent très difficile dans ces conditions.

Nous n'avons jamais rencontré de rate tellement adhérente que
nous nous soyons trouvé dans l'obligation de refermer le ventre
sans terminer l'opération.

Les adhérences avec l'intestin et l'estomac sont en général très
lâches, et il est facile de les détruire. En cas d'adhérences très
étendues, Caillaud (5) propose d'ouvrir l'épiploon gastro-colique
près de la queue du pancréas, de pénétrer ainsi dans l'arrière-
cavité des épiploons, de reconnaître la queue, de saisir le ligament pancréatico-splénique qui en part et de pincer alors artère
et veine spléniques, puis d'enlever la rate ; un tel procédé est loin
d'être toujours facile à exécuter.

Les adhérences avec le pancréas sont fréquentes et saignent
très facilement ; si elles sont peu étendues, on peut ne pas s'en

(1) Jonnesco, *Congrès de Moscou*, 1897.
(2) Vanverts, *Thèse Paris*, 1897.
(3) Tricomi, *Rif. med.*, 1892.
(4) Spanton, *Brit med. Journ.*, 1895.
(5) Caillaud, *Congrès international des sciences med. de Lisbonne*, 1906.

inquiéter et les lier avec le pédicule ; mais, dans le cas contraire, il est indispensable de séparer la glande, sinon la ligature risque de déchirer le parenchyme pancréatique et de donner lieu à un hématome ou de glisser.

Les adhérences au foie sont peu fréquentes ; mais, quand elles existent, elles sont parfois très serrées.

Les adhérences au rein gauche sont rares ; dans un cas, nous avons déchiré le parenchyme rénal en détruisant une adhérence, et nous avons été dans l'obligation de passer un point de catgut dans la substance rénale pour arrêter l'hémorragie.

Les adhérences à l'épiploon ne présentent aucune particularité.

On a noté la possibilité d'adhérences à l'utérus en cas de rate mobile.

Toutes les adhérences seront liées avec un catgut, afin d'éviter un suintement sanguin ; lorsque cette ligature sera impossible, on examinera soigneusement, avant de refermer le ventre, si ces adhérences ne donnent lieu à aucun écoulement ; dans le cas contraire, un attouchement au thermocautère chauffé au rouge sombre arrêtera presque toujours l'hémorragie. En cas de besoin, on assurera la solidité de la ligature en passant le point avec une aiguille. Nous ne laissons jamais de pince à demeure ; avec de la patience, en faisant bien écarter la masse intestinale par un aide et en s'aidant au besoin d'un réflecteur électrique, on arrive toujours à poser les ligatures, même les plus profondes.

Les difficultés d'extraction sont très rares, si toutes les adhérences sont détruites ; dans le cas de rate enclavée dans le petit bassin, avec des incisions insuffisantes, cette extraction pourrait être pénible ; mais, en employant l'incision que nous préconisons et en la prolongeant conformément aux règles que nous avons indiquées, cette extraction sera toujours relativement facile.

Ligature du pédicule. — La ligature du pédicule ne présente pas de difficultés lorsque celui-ci est long, comme cela se rencontre dans les rates très mobiles ou en ectopie. Si le pédicule est court, il est parfois difficile de poser les deux rangées de clamps ; le chirurgien, dans ce cas, se contentera de la mise en place d'un ou deux clamps placés à quelque distance de la rate (un demi-travers de doigt), clamps étreignant toute la largeur du pédicule, et sectionnera ce dernier au ras du tissu splénique. Si la section du pédicule était faite trop près des clamps, le pédicule pourrait glisser.

Dans le cas où le pédicule est très large (quelquefois 30 centimètres), il est difficile de l'étreindre dans toute sa longueur avec
deux clamps placés l'un d'un côté et le deuxième de l'autre.
Dans ce cas, on sectionnera entre deux pinces de Kocher les
parties les plus périphériques du pédicule, de manière à le réduire
un peu ; puis les clamps seront appliqués.

A part ce cas tout à fait particulier, et celui où le pédicule
n'existe pour ainsi dire pas (ce qui est rare), nous n'employons
jamais la section du pédicule par incisions successives limitées
chaque fois par des pinces de Kocher ; ce procédé expose à des
déchirures du pédicule et à des hémorragies, ce qui n'arrive
jamais avec des clamps bien serrés.

Avant d'enfouir le pédicule sous un morceau d'épiploon, on
vérifiera toujours si la ligature en chaîne est bien posée et si les
ligatures de sûreté destinées à être placées sur les vaisseaux volumineux sectionnés n'ont pas été oubliées.

Déchirures de la rate. — Ces déchirures, en dehors de celles
volontairement faites par le chirurgien au moment de la
destruction des adhérences, seront relativement rares, si l'on
prend soin de n'exercer que le moins possible de tractions sur
l'organe, et de tendre celui-ci lors de la ligature, mais de ne pas
opérer de tractions. En cas de splénomégalie palustre, le parenchyme hépatique et les vaisseaux sont extrêmement friables, et
les tractions devront être extrêmement légères.

Syncope. — La syncope se produit quelquefois au moment
de la ligature du pédicule ou de la destruction d'adhérences
diaphragmatiques serrées ; cette syncope peut être mortelle. On
pourrait, dans ces cas, avoir recours au massage du cœur, qui se
trouve sous la main, ce qui, d'ailleurs, dans un cas de syncope
que nous avons observé, n'a ramené que quelques vagues et
passagères contractions.

Pour Spanton, cette syncope est due aux tiraillements exercés
sur le pédicule à cause des connexions intimes de la rate et du
plexus solaire. Nous avons remarqué que les rates à pédicule
court, à adhérences étendues avec le pancréas, entraînaient
souvent après leur ablation un état de choc plus accentué que
dans les cas d'adhérences, même étendues, au diaphragme dans
sa partie périphérique.

Quatrième temps. — La revision de la loge splénique est absolument nécessaire, et elle est d'autant plus facile que l'incision abdominale est longue. Dans cette revision, c'est l'aide qui est tout ; s'il maintient l'estomac et l'intestin bien écartés, le chirurgien n'a même pas besoin, le plus souvent, d'écarter le rebord inférieur du thorax.

Si, à cause de la situation profonde d'un point qui saigne, le chirurgien se trouvait gêné pour y placer une ligature, il pourrait toujours se donner plus de jour, en opérant la résection du rebord thoracique inférieur gauche par la voie extrapleurale ; mais, à part ces cas exceptionnels, la réduction du rebord thoracique est inutile dans la splénectomie pour hypertrophie paludéenne de la rate.

Cinquième temps. — Le cinquième temps ne présente aucune difficulté ; la réintégration de l'intestin et de l'épiploon se fait facilement, une fois le coussin dorsal enlevé.

Soins consécutifs. — Le pansement et les soins consécutifs seront ceux de mise dans toute laparotomie ; mais, comme il s'agit de malades auxquels l'ablation de la rate et l'hémorragie opératoire ont parfois fait perdre beaucoup de sang, il faudra avoir recours aux injections de sérum artificiel.

Le pansement est souvent traversé dès les premières heures : il n'y a pas lieu de s'en inquiéter ; on enlèvera les couches superficielles du coton souillé et on les remplacera. Le pansement ne sera pas changé avant le cinquième jour (quatre jours pleins) ; le drain et la compresse qui l'entoure seront alors retirés ; si tout suintement important est arrêté, le drainage ne sera pas rétabli ; sinon, et pour quelques jours seulement, on placera un drain de la même grosseur que celui dont on vient de pratiquer l'ablation, mais de longueur moitié moindre.

Étant donné que nous pratiquons une suture à plusieurs plans, nous enlevons, suivant le cas, les fils du septième au dixième jour.

Les malades se lèvent, dans notre service, du quinzième au vingtième jour.

Complications post-opératoires. — Les complications post-opératoires sont en général celles qui ont été observées après toutes les laparotomies. Nous signalerons cependant les hémorragies comme une complication particulièrement grave et assez souvent notée; nous avons déjà longuement exposé les conditions qui semblent favoriser ces hémorragies ; nous n'y reviendrons pas ; nous ne parlerons que de leur traitement.

Presque constamment, après la splénectomie il se fait un écoulement séro-sanguinolent traversant le pansement dans les premières heures, mais s'arrêtant assez rapidement. Cet écoulement ne s'accompagne d'ailleurs pas des signes d'une hémorragie grave. Par contre, dans certains cas, il se produit une véritable hémorragie, avec écoulement d'un liquide sanguin et non séro-sanguinolent comme précédemment; le malade présente alors tous les signes d'une hémorragie grave : pâleur de la face, petitesse du pouls, tendances syncopales, etc. Dans ces conditions, la seule conduite à tenir est de faire sauter les sutures et d'aller à la recherche du vaisseau qui saigne. Le chirurgien examinera d'abord le pédicule pour se rendre compte si aucune ligature n'a glissé ou ne s'est desserrée ; puis il explorera la loge splénique, et en particulier la région du diaphragme avoisinant le pilier gauche. Le vaisseau qui donne naissance à l'hémorragie sera lié, et la paroi abdominale refermée en un seul plan pour ne pas prolonger trop longtemps les manœuvres chez un malade affaibli.

On a signalé, à la suite de la splénectomie, des ʼcomplications qui paraissent un peu spéciales à cette intervention, à savoir : la fièvre, les hémorragies gastro-intestinales et l'œdème avec sphacèle du gros intestin ; mais la fièvre seule, jusqu'à présent, a été notée dans les splénectomies pour rates paludiques.

En dehors de toute infection d'origine péritonéale ou de toute complication pulmonaire, on peut observer, après la splénectomie pour hypertrophie paludéenne, des accès de fièvre se produisant dans des conditions bien différentes.

Tout d'abord l'existence d'accès paludéens avec présence d'hématozoaires dans le sang est absolument démontrée; nous en avons parlé, nous n'y reviendrons pas ; von Herczel (1) a appelé l'attention sur une cause un peu spéciale qu'il incrimine dans l'apparition de certaines manifestations fébriles, à savoir une lésion du pancréas. Cette lésion serait produite par la ligature de

_____

(1) Von Herczel, *Wiener klin. Wochenschr.*, 1907.

la queue du pancréas au sein du pédicule; cette ligature déter-
minerait un hématome intrapancréatique suivi de stéato-nécrose
du tissu cellulo-adipeux sous l'action des ferments pancréatiques.
Cet accident, qui ne présente pas de gravité, cesse quand l'écoulement du liquide pancréatique est tari. Cette stéato-nécrose
pourrait être soupçonnée par l'existence d'une tuméfaction plus
ou moins diffuse et douloureuse dans la zone pancréatico-
splénique. La fièvre, d'ailleurs, est le plus souvent peu élevée et
se présente sous l'aspect rémittent ou intermittent. Cette complication sera facilement évitée si, comme nous le recommandons,
le chirurgien s'applique à ne pas déchirer le pancréas et à ne pas
le comprendre partiellement dans la ligature du pédicule.

Reinhardt (1) a signalé la difficulté avec laquelle se cicatrisent,
après la splénectomie, les plus petites plaies dans les premières
semaines qui suivent l'intervention, et il attribue ce fait à la
suppression de la rate, qui, suppléée insuffisamment encore par
les ganglions et la moelle osseuse, rend la défense de l'organisme moins active. Nous n'avons jamais, en ce qui concerne du
moins les rates paludiques, les seules dont nous ayons quelque
expérience, observé de fait de ce genre. Par contre, malgré les
données de l'expérimentation et en particulier les recherches
récentes de Biagi, nous admettrions volontiers que, dans certains
cas et pour certaines affections, la splénectomie diminue, pendant
les premiers jours au moins, la résistance du sujet. Chez une
fille splénectomisée pour une hypertrophie paludéenne (plus de
3 kilos), nous constatons le deuxième jour un accès fébrile violent,
40o,5 ; un examen du sang décèle la présence de spirilles de la
fièvre récurrente ; la mort survient dans les trente-six heures. Il
s'agissait d'un cas de contagion hospitalière, ainsi que le montra
l'enquête faite à ce sujet; mais ce qui est le plus curieux, c'est
qu'aucun autre décès ne se produisit à cette époque dans le service
des individus atteints de fièvre récurrente et que, d'autre part,
cette mort extrèmement rapide est le seul cas de ce genre qu'il
nous ait été permis de constater sur près de 150 cas que nous
avons personnellement observés. Il semblerait donc que les
expériences de Soudakewitch (2), sur la spirillose chez les

<hr>

(1) Reinhardt, *Soc. de méd. de Bâle*, 1907.
(2) Soudakewitch, *Annales de l'Institut Pasteur*, 1891.

animaux splénectomisés, conservent une partie de leur valeur, malgré l'avis de Tiktine (1).

Traitement des complications de la splénomégalie palustre. — La splénomégalie palustre peut s'accompagner de diverses complications, dont la plus fréquente est l'ectopie ; puis viennent les ruptures traumatiques et les abcès de la rate.

Ectopie. — La rate paludique ectopiée peut être mobile, flottante ou adhérente. L'ectopie de la rate donne lieu à des symptômes divers et à des complications parfois fort graves (torsion du pédicule, obstruction intestinale) ou à des complications simplement douloureuses (douleurs dues à des adhérences utérines par exemple) ; nous n'étudierons pas ces diverses complications, qui rentrent dans l'étude des ectopies en général, mais nous dirons cependant qu'elles ne sont justiciables que du seul traitement chirurgical.

Contre l'ectopie de la rate, on a préconisé la splénopexie ; cette opération nous paraît peu recommandable ; c'est, comme nous l'avons vu, une intervention assez délicate et non applicable aux rates d'un certain volume. La splénectomie, par contre, a donné des résultats remarquables et, pendant longtemps, la rate mobile a été considérée comme la seule indication de la splénectomie pour rate paludique, opération qui est d'ailleurs remarquablement facile dans ces conditions. Si la rate en ectopie a contracté des adhérences, l'intervention est un peu plus pénible, mais, dans la très grande majorité des cas, elle peut être menée à bien rapidement ; jamais, d'ailleurs, les adhérences avec les organes ne présentent, au point de vue opératoire, les difficultés et les dangers qui se rencontrent avec les adhérences diaphragmatiques étendues et résistantes.

Les complications qui peuvent se rencontrer dans la rate paludique ectopiée seront une indication de plus pour pratiquer la splénectomie ; on ne saurait en effet, dans les torsions du pédicule, conseiller la détorsion, qui a été suivie de récidives.

Rupture traumatique. — Malgré un succès de Ferrier et Huber dans un cas de rupture traumatique de la rate chez un paludéen,

(1) Tiktine, *Rev. med. de Moscou*, 1894.

obtenu par le seul traitement médical, il n'existe dans ce cas qu'une seule ligne de conduite pour le chirurgien, c'est la splénectomie pratiquée dans le plus bref délai possible. Les succès de cette intervention, pratiquée dans ces conditions, sont assez nombreux ; personnellement nous en avons publié un exemple (1).

Abcès de la rate. — Les abcès de la rate ne sont susceptibles que d'une seule intervention, l'incision, faite en prenant toutes les précautions nécessaires pour éviter la contamination du péritoine. Plus tard, si la suppuration persistait et si la guérison était longue à obtenir, on pourrait songer, ainsi que le dit Tédenat (2), à la splénectomie.

(1) Le Roy des Barres, *Revue médicale de l'Indo-Chine française*, 1909.
(2) Tédenat, *Revue de gynécologie et de chirurgie abdominale*, 1901.

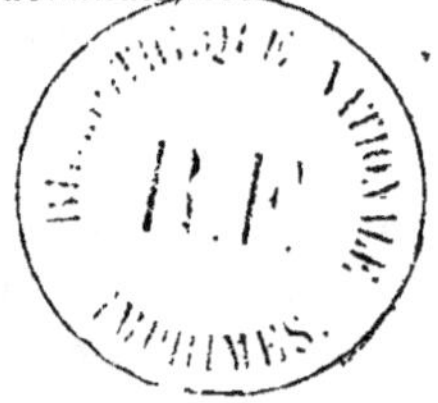

TABLE DES MATIÈRES